U0325273

让马王堆医学文化活起来丛书

总主编　何清湖　副总主编　陈小平

马王堆方剂

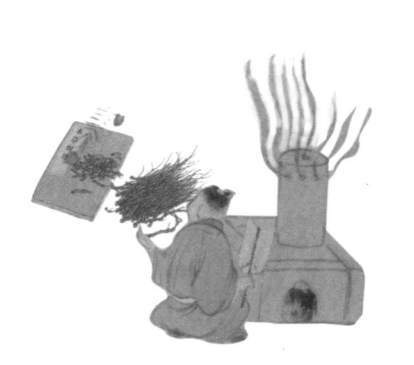

主编　肖碧跃　何宜荣

CS K 湖南科学技术出版社 · 长沙

国家一级出版社　全国百佳图书出版单位

《让马王堆医学文化活起来丛书》

编委会

总 主 编 何清湖

副总主编 陈小平

编　　委　王　磊　邓婧溪　申志华　冯　雪　朱明芳　孙相如

　　　　　　孙贵香　阳吉长　李　点　李　玲　李迎秋　李波男

　　　　　　肖碧跃　何宜荣　何清湖　沈　菁　沈敬国　张文安

　　　　　　张冀东　陈小平　陈　洪　罗　健　罗红财　周　兴

　　　　　　周　青　周春国　胡宗仁　骆　敏　彭　亮　葛晓舒

　　　　　　喻燕姣　蓝　兵　魏一苇

学术秘书　陈　洪　魏一苇

《让马王堆医学文化活起来丛书·马王堆方剂》

编委会

主　　编　肖碧跃　何宜荣

副主编　曾序求　胡以仁　梅　明　易亚乔

编　　委　马祺鑫　王浩宇　田家璇　龙　飘　何宜荣　刘　萍

　　　　　　李木兰　花　袁　肖颖馥　肖碧跃　劳燕媛　欧慧心

　　　　　　易亚乔　胡以仁　梅　明　曾序求

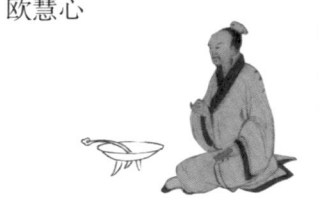

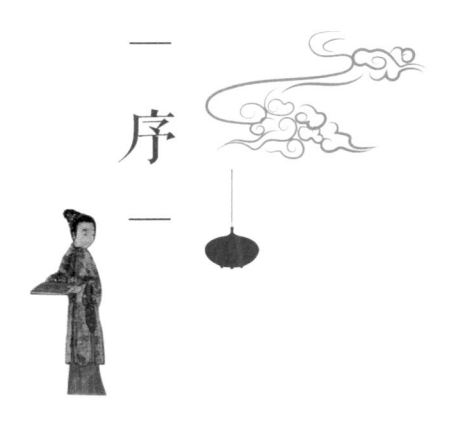

一 序 一

　　文化是事业赓续的根脉，更是开创新局的源泉。习近平总书记在党的二十大报告中明确提出，要"推进文化自信自强，铸就社会主义文化新辉煌"。这是因为文化自信是推进一个国家、一个民族持续发展的最基本、最深沉、最强大的力量。随着"两个结合"重要论断的提出，习近平文化思想为我们担负起新时代文化使命、建设中华民族现代文明提供了根本遵循和行动指南。

　　湖南是中华文明的重要发祥地之一，湖湘文化是中华优秀传统文化的重要组成部分，具有文源深、文脉广、文气足的独特优势。近年来，湖南立足新的文化使命，加强文化强省建设力度，着力推动湖湘文化创造性转化、创新性发展，成为推进中国特色社会主义文化建设、中华民族现代文明建设的生力军。"惟楚有材，于斯为盛"的湖南文化产业享有"文化湘军"的盛誉；湖南中医药列入全国"第一方阵"，可以用"三高""四新"予以概括，即具有高深的渊源、高精的人才、高坚的基础和战略思想新、总体部署新、发展形势新、主攻策略新的特色与优势。加快推进湖湘中医药事业的高质量发展，首先就要以高度的文化自信凝聚湖湘中医药传承创新发展"三高""四新"的新动能。

湖湘中医药文化底蕴深厚，古今名医辈出，名药荟萃。长沙马王堆汉墓出土医书、长沙太守医圣张仲景坐堂行医遗址，可以说是全世界独一无二的、永远光辉璀璨的中医药文化宝藏。因此，进一步坚定湖湘文化自信，不仅要立足中华传统文化视野审视湖湘中医药文化，更要站在建设中华民族现代文明的高度，挖掘好、发挥好湖湘中医药文化的时代价值。

马王堆汉墓出土医书是目前保留和显示我国古代早期医学发展水平的最真实、最直接的证据，具有重要的传统文化思想和珍贵的医学学术价值。作为我国地域中医药文化的典型代表和湖湘中医药文化的宝藏，马王堆医书文化具有跨越时空、超越国界、服务当代的永恒魅力，值得大力传承、弘扬和创新发展。

长期以来，湖湘中医药文化在立足湖南、辐射全国、放眼世界的道路上，先贤后杰前赴后继走出了坚实的"湘军"步伐。近年来，何清湖教授积极倡导湖湘中医文化研究，其团队长期深耕于马王堆汉墓出土医书的挖掘、整理和提炼，坚持追根溯源、与时俱进，形成了一系列具有聚焦性、时代性和影响力的学术成果，充分彰显了坚定文化自信、勇担文化使命的新时代中医人风采。

2024 年，正值马王堆汉墓文物出土 50 周年，何清湖教授及其团队编著、出版《让马王堆医学文化活起来丛书》。伏案读罢，深为振奋，尤感欣慰，这是湖湘中医药传承传播与创新发展的又一力作。慨叹"桐花万里丹山路，雏凤清于老凤声"——丛书分为 10 册，既基于精气神总体阐释马王堆医学文化的核心内涵和独特理念，又围绕食疗、酒疗、足疗、导引术、方剂、经络、房室养生等多方面深研马王堆医书的学术理念与临床方术，不仅做到了"探源中医，不忘本来"，而且坚持了"创新发展，面向未来"。每一个分册既有学术理论的整理和发掘，又有学术脉络的梳理和传承，更有当代转化的创新和发展，呈现出该研究团队多年来对马王堆医学文化的深度挖掘、深入思考、深广实践的丰硕成果，堪称具有深厚的理论积淀、开阔的学术视野、丰富的临床实践的一套兼具科学性、传承性和创新性的学术著作。

我希望并深信，本套丛书必将进一步擦亮"马王堆医学文化"这张古代中医药学的金牌，让马王堆医学文化活起来，展现其历久弥新的生命力，从而赓续湖湘医脉，在传承创新中促进中医人坚定文化自信，推动中医药传承创新发展。

孙光荣

2024 年 5 月 8 日

孙光荣，第二届国医大师，第五届中央保健专家组成员，首届全国中医药杰出奖获得者，中国中医药科学院学部执行委员，北京中医药大学远程教育学院主要创始人、中医药文化研究院院长。

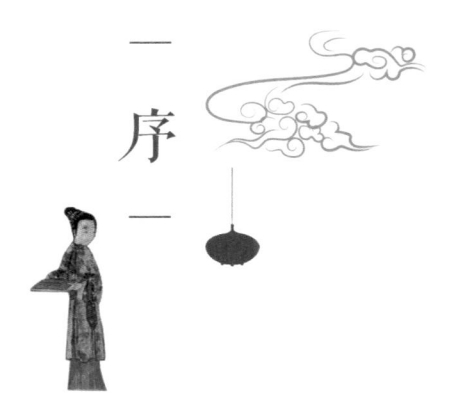

序

习近平总书记指出，中华文明源远流长、博大精深，是中华民族独特的精神标识，要从传承文化根脉、弘扬民族之魂的高度做好中华文明起源的研究和阐释，让更多文物和文化遗产活起来。这些精辟论述，内涵深刻、思想精深，为研究和发展中华优秀传统文化提供了根本遵循。

1972—1974 年，湖南长沙东郊的马王堆汉墓惊艳了世界。其中出土的医学文献及与中医药相关的文物，为我们揭示和重现了我国古代早期医学发展的真实面貌。它们是最直接、最珍贵的历史、医学和文化价值的体现，堪称湖湘文化乃至中华文明的瑰宝。2024 年是马王堆汉墓文物发掘 50 周年，以此为契机，我和我的团队坚持在习近平文化思想指引下，以发掘、传承、弘扬和转化为主线，对马王堆医学文化进行了重新梳理和深入挖掘，《让马王堆医学文化活起来丛书》由此应运而生。

本丛书共分 10 册，系湖南省社科基金重大项目"湖南中医药强省研究"、湖南省社科基金重大委托项目"马王堆中医药文化当代价值研究"与湖南省中医科研重点项目"健康湖南视域下马王堆医学文化的创造性转化与创新性发展研究"的重要成果。本丛书系统攫取了马王堆医学文化的精粹：从精气神学说到运用方药防病治病，从经络针砭到导引术，从房室养生到胎产生殖健康再到香文化、酒疗、食疗、足疗。每一分册都立足理论基础、学术传承及创新发展三个层面，从不同角度展示马王堆医学文化的博大精深。

其中，精气神学说作为中医学的重要范畴，其理论的阐释和实践的指导对于理解中医养生文化至关重要。因此，《马王堆精气神学说》一书不仅追溯了精气神概念的源流，更结合现代医学的视角，探讨了其在健康管理、生活方式以及心理健康等领域的应用与发展。《马王堆方剂》则试图挖掘马王堆医书《养生方》《杂禁方》《疗射工毒方》《五十二病方》中的方剂学相关内容，这些古老的药方蕴含了丰富的本草知识与医学智慧，为古人防病治病提供了重要支撑，也为后世医学研究提供了宝贵资料。《马王堆经络与针砭》通过剖析马王堆汉墓出土的医书对于经络及针灸砭术的记载，进而讨论分析马王堆医学对于中医经络学说及针灸技术形成发展中的贡献及其在现代的应用与创新发展。《马王堆导引术》聚焦于古代医学家对人体生命和健康的深刻认识。导引术是一种调理人体阴阳平衡、促进气血畅通的运动养生方法，马王堆医学中对于导引术的记载与实践不仅为我们了解古人的养生之道提供了有效途径，同时也为现代人提供了一种古老而有效的健康运动方式。《马王堆房室养生》重点关注性医学领域，系统总结了马王堆医书中关于房室养生的理论知识，为现代性医学研究提供了历史依据和参考。本书不仅传承了古代房室养生文化，更将促进社会对现代性医学的关注与认识。《马王堆胎产生殖健康》一书深入解读了《胎产书》，挖掘了古代胎产生殖健康方面的知识和经验。本书还结合现代生殖医学理论和技术对这一古老记载进行了探讨，以期为现代生殖医学研究和实践提供借鉴和启示。《马王堆香文化》带领读者走进中国古代香文化的瑰丽世界，从香料的使用到香具的制作，从祭祀到医疗，全面展示了秦汉时期楚地用香的特色和文化特质，为香文化研究提供了宝贵的第一手资料。《马王堆酒疗》研究了马王堆医学中酒疗的精髓，将促进酒疗理论在当代的传承发展和守正创新，本书不仅系统阐述了酒疗学说的内涵以及价值，更科普了酒的相关知识，让公众得以更科学地认识酒与健康的关系。《马王堆食疗》和《马王堆足疗》则系统梳理了马王堆系列医书与文物中与食疗、足疗有关的内容，为深刻理解秦汉生活和古代文化观念增添了更加鲜明生动的资料，也为现代药膳食疗和足疗理论与技术的发展提供了重要理论支持和实践借鉴。

总之，在研究古老的马王堆医学文化的过程中，我们发现了无尽的医学与哲学智慧。完全有理由相信，本套丛书的编纂和出版一定能够重新唤起人们对马王堆医书的广泛关注和深刻认识，古老的马王堆医学文化一定能够焕发出新的生机与活力。同时，我们更希望通过对这一古代医学文化开展深入研究，能够为当代医学理论和实践的发展，尤其是为当代人们的健康生活提供更多有益的启示和借鉴。

在建设中华民族现代文明的征途上，我们迎来了一个风正好扬帆的时代。我和我的团队将坚定文化自信，毅然承担起历史赋予的使命，与各界人士携手合作、共同奋斗，在湖湘这片承载着厚重历史的土地上，共同谱写出健康与幸福的华美乐章！

本套丛书在编撰过程中，得到了国医大师孙光荣的指导，以及湖南省中医药文化研究基地、湖南医药学院马王堆医学研究院、互联网（中西协同）健康服务湖南省工程研究中心、湖南教育电视台、湖南博物院、启迪药业集团股份公司、珠海尚古杏林健康产业投资管理有限公司、湖南省岐黄中医学研究院有限公司、湖南东健药业有限公司、谷医堂（湖南）健康科技有限公司、颐而康健康产业集团股份有限公司、湖南健康堂生物技术集团有限公司、柔嘉药业股份有限公司、国药控股湖南有限公司等单位的大力支持，在此一并感谢。

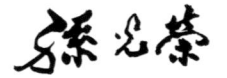

2024 年 5 月 8 日

孙光荣，第二届国医大师，第五届中央保健专家组成员，首届全国中医药杰出奖获得者，中国中医药科学院学部执行委员，北京中医药大学远程教育学院主要创始人、中医药文化研究院院长。

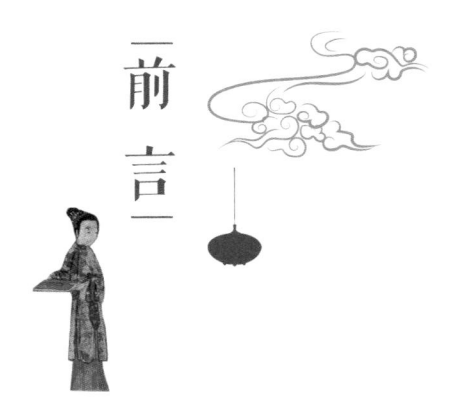

前　言

先秦两汉是中医方剂学奠基时期。在1972—1973年长沙马王堆三号汉墓出土的14种医书中，《五十二病方》《养生方》《杂禁方》《疗射工毒方》所载方剂学的内容较为丰富，尤其是《五十二病方》涉及52种疾病分类、方剂组成、制剂、煎服法、用法、禁忌、治法治则、复方配伍、辨证论治等，"理、法、方、药"主轴线已初具雏形。其收载医方近300首，现存283首；用药247种，包括动物、植物、矿物、金石四大类，所用剂型达十数种；使用病名约103个，涉及内、外、妇产、小儿、五官科等方面。《养生方》以养生、服食、吐纳、房中为主，而尤以"房中"最为详细，是研究气功养生的宝贵资料。《杂禁方》中涉及的方药不多，多为符咒之法，大致可归为两类，一类是祈祷法：土涂于窗户、门、床、井等处，以缓和生活中紧张的关系。一类是在木简中提及的方法：雌性短尾鸟的尾巴、指甲、左爪、狗头、眉毛之类，多以燔烧研末，送水服用。《疗射工毒方》涉及疾病以单味药论治，却依旧体现了中医内治法、外治法、食疗法等。主要部分为外治法。《疗射工毒方》中除服用植物药外，服用部分动物药亦可看作食疗法的一种。如治蛾、蜂射伤方中有3则，据后世考证此3则皆属于蒸熨法。这种操作方法通过特定加热方式，多为火法或水火共制法，主要是蒸、炙烤、熬等来实现。部分内容还涉及祝由方术，虽有残存，但是大多可以理解其意，部分内容经释义后，与后世所记载或应用某些方法具有相似性。

本书作为《让马王堆医学文化活起来丛书》之一，由理论基础、学术传承、创新发展三部分构成，试图挖掘《养生方》《杂禁方》《疗射工毒方》《五十二病方》4部医书中方剂学相关内容，理清马王堆医学文献方剂学的发展脉络，梳理其中方剂的配伍、功效、用药方法等内容，以及历代医家在临床各科的应用，探讨其中蕴藏的巨大学术价值和应用价值。本书编写团队皆为湖南中医药大学的中青年教授、副教授等教师，以及从事中医文化、中医文献、中医经典和临床研究的博士、硕士。第一章由胡以仁、王浩宇、刘萍撰写，第二章何宜荣、马祺鑫、李木兰撰写，第三章由劳燕媛撰写，第四章由欧慧心撰写，第五章、第九章由梅明撰写，第六章由田家璇撰写，第七章由龙飘撰写，第八章由花衮撰写，第十章由肖颖馥撰写，肖碧跃、易亚乔进行文献核对和统理全书学术问题。本书的整理将为系统挖掘梳理湖湘中医文化中马王堆医书方剂内容提供思路，也进一步丰富了湖湘中医文化成果。

因编写时间、水平和参考资料有限，编写中存在的不足之处，恳敬请同道、读者朋友们提出宝贵意见，共同为马王堆医学传承和发展贡献力量！

肖碧跃　何宜荣

2024 年 4 月

目录

第一篇　理论基础　　　　　　　　　　　　　　　　　　一

第一章　方剂的基本知识　　　　　　　　　　　　二
第一节　方剂的起源与发展　　　　　　　　　　二
第二节　方剂的治法　　　　　　　　　　　　　七
第三节　方剂的配伍　　　　　　　　　　　　　一〇
第四节　方剂的剂型　　　　　　　　　　　　　一六
第五节　方剂配伍的目的　　　　　　　　　　　二〇

第二章　马王堆方剂相关医书及文物　　　　　　二四
第一节　《养生方》　　　　　　　　　　　　　二四
第二节　《杂禁方》　　　　　　　　　　　　　三一
第三节　《疗射工毒方》　　　　　　　　　　　三七
第四节　《五十二病方》　　　　　　　　　　　四三

第二篇　学术传承　　　　　　　　　　　　　　　　　五三

第三章　养生方药学术传承与发展　　　　　　　五四
第四章　内科方药学术传承与发展　　　　　　　七一
第五章　外科方药学术传承与发展　　　　　　　一〇六
第六章　儿科方药学术传承与发展　　　　　　　一四四

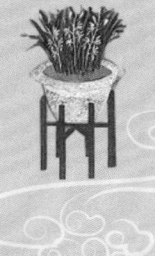

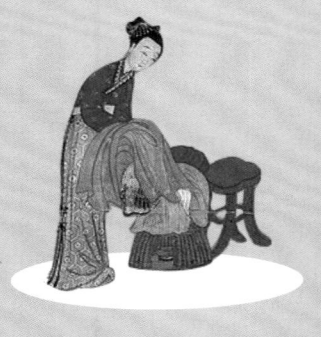

第七章　产科方药学术传承与发展　　一六〇

第八章　眼科方药学术传承与发展　　一八四

第三篇　创新发展　　二〇九

第九章　方药的创新性发展　　二一〇

第十章　马王堆部分方药的创新性应用　　二一四

第
一
篇

理论基础

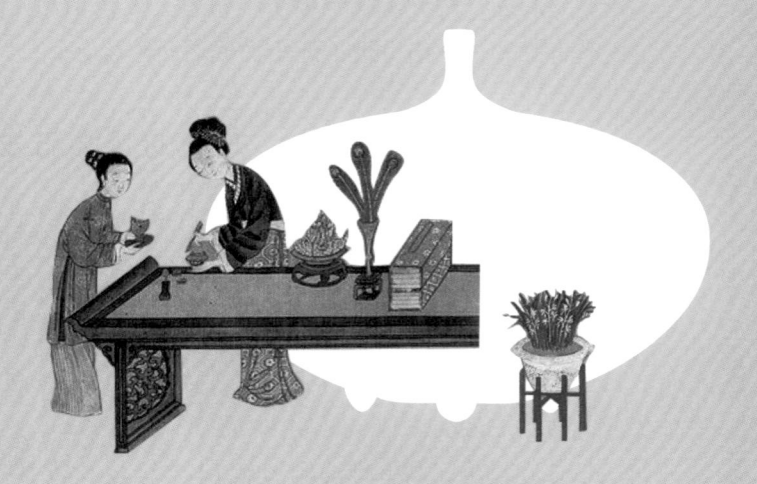

第一章　方剂的基本知识

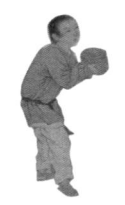

　　方剂，是在辨证审因、确定治法后，依据组方理论，选择适宜的药物，明确用量，并酌定剂型、用法而成的药物配伍组合。方，即医方、药方、处方。汉·王充《论衡·定贤》："譬医之治病也……方施而药行。"《庄子·逍遥游》："宋人有善为不龟手之药者……客闻之，请买其方百金。"方，又有规矩之意。《周礼·考工记》："圆者中规，方者中矩。"《孟子·离娄上》："不以规矩，不能成方圆。"剂，古与"齐"通，即整齐之意，又作"调和"解。《汉书·艺文志·方技略》："调百药齐，和之所宜。""方剂"一词，首见于唐·姚思廉所著的《梁书·陆襄传》："襄母卒病心痛，医方须三升粟浆……忽有老人诣门货浆，量如方剂。"简言之，方剂即依据组方理论配伍而成之药物组合。

第一节　方剂的起源与发展

　　原始社会时期，我们的祖先就在生活实践中逐渐发现了药物。最初只是用单味药治病，经过长期的经验积累，认识到对于多数病证而言，几味药配合应用的疗效优于单味药，于是便逐渐形成了方剂。晋·皇甫谧《针灸甲乙经·序》："伊尹以亚圣之才，撰用神农本草以为汤液。"后世多以此为方剂之始萌。

　　现存最早记载方剂的医书是 1973 年长沙马王堆汉墓中出土的《五十二病方》。该书原无书名，因其将所载之 283 首方剂分列于五十二类疾病之下，且有"凡五十二（病）"的字样，因此后取名其为《五十二病方》。从其内容和字义分析，该书成书年代似早于《黄帝内经》和《神农本草经》。从《五十二病方》治疽方与《灵枢》药熨方、豕膏方与《灵枢》豕膏方等内容的渊源关系可以看出，《五十二病方》是我国方剂学发展史的源头。

先秦时期已经久远，一些书籍或亡佚或不见于史书记载。《黄帝内经》为我国现存较早，内容较完整的医书，成书于战国至秦汉之间。《汉书》最早著录了《黄帝内经》。包括《素问》和《灵枢》各9卷，81篇。《素问》之名最早见于《伤寒杂病论·序》。所论包括有人的生理、心理、病理、诊断、治疗及疾病预防等。具体理论有阴阳五行、脏腑、经络、精、气、血、神、津液、病因、病机、辨证、诊法、治则及预防养生等。《灵枢》又称《九卷》《针经》《九灵》《九墟》。除了论述脏腑功能、病因、病机之外，还着重介绍了经络、腧穴、针具、刺法及治疗原则等。全书虽只13首方剂，但在剂型上已有汤、丸、散、丹、膏、酒之分，并总结出辨证、治法与组方原则、组方体例等相关理论，为方剂学的形成和发展奠定了理论基础。

时至秦汉，虽然出现了诸如《伤寒杂病论》这样的高水平医书，但多为经验性知识，尚未上升到理性总结的高度，大部分书籍属于资料汇编性质。《汉书·艺文志》收录医书实为36部833卷20篇。曾记载"经方十一家"，其中有《五脏六腑痹十二病方》《五脏六腑疝十六病方》《五脏六腑瘅十二病方》《风寒热十六病方》《秦始皇帝扁鹊俞拊方》《五脏伤中十一病方》《客疾五脏癫狂病方》《金疮瘲方》《妇人婴儿方》《汤液经法》《神农黄帝食禁》等。这些方书现虽已亡佚，但在汉代曾广泛流传。

《伤寒杂病论》由东汉·张仲景所著，成书约于公元205年，后经晋·王叔和整理编次，宋·林亿等校正刊印，分为《伤寒论》与《金匮要略》。全书创造性地融理、法、方、药一体，系统论述了外感与内伤的病因、病机、病证、诊治、方剂，前者载方113首，后者载方262首，去其重者，共载方314首。其中绝大多数方剂配伍严谨，用药精当，疗效卓著，被后世誉为"方书之祖"，其所载方剂被称为"经方"。

东晋·葛洪所著的《肘后备急方》约成书于公元3世纪末，书中所辑

三

之方，多为价廉、易得、简便、有效的单方、验方，反映了晋以前的医药成就和民间疗法水平。东晋·陈延之所撰《小品方》，亦是晋代的一部重要方书，全书理、法、方、药俱备，对临床确有指导意义，但原书已于北宋末年亡佚，现有后人辑校本刊行。由晋末刘涓子所传，南齐·龚庆宣整理而成的《刘涓子鬼遗方》，总结了晋以前外科方面的经验和成就，颇具临床实际应用，是中国现存最早的外科专著，对后世用于治疗金疮、痈疽、疥癣、烫火伤等外科疾病的方剂的发展有很大影响。

唐代孙思邈编撰的《备急千金要方》成书于公元652年，孙氏在序中云："人命至重，有贵千金；一方济之，德逾于此。"故以"千金"名之。全书共30卷，凡232门，合方、论5 300余首。孙氏尤其注重医德，"若有疾厄来求救者，不得问其贵贱贫富，长幼妍媸，怨亲善友，华夷愚智，普同一等，皆如至亲之想，亦不得瞻前顾后，自虑吉凶……一赴救"。公元682年，孙氏鉴于《备急千金要方》有诸多遗漏，"犹恐岱山临目，必昧秋毫之端，雷霆在耳，或遗玉石之响"，又撰《千金翼方》以辅之。全书共30卷，包括妇人、伤寒、小儿、养性、补益、杂病、疮痈、针灸等，凡189门，合方、论、法2 900余首。唐代另一著名方书《外台秘要》是王焘取其数十年搜集且视为"秘密枢要"的医方编著而成（撰于公元752年），全书共40卷，论述内、外、妇、儿、五官各科病证，收载医方6 800余首。该书保存了《深师》《集验》《小品方》等众多方书的部分内容，是研究唐以前医学成就的重要文献。

宋代王怀隐等编著的《太平圣惠方》是中国历史上由政府组织编写的第一部方书（成书于公元992年）。全书共100卷，分1 670门，载方16 834首。本书是宋以前各家验方及医论的汇编，既继承了前代医学成就，又总结了当代医学经验，是一部临床实用的方书。《圣济总录》是继《太平圣惠方》之后，由政府组织编写的又一方书巨著（成书于公元1117年）。全书共200卷，载方近20 000首，系征集当时民间及医家所献医方和"内府"所藏秘方，经整理汇编而成。《太平惠民和剂局方》是宋代官府药局——和剂局的成药配本（初刊于公元1078—1085年），载方297首。至大观年间（公元1107—1110年），经当时名医陈承、裴宗元、陈师文等校正，内容有所增订。至淳祐年间（公元1241—1252年），历经160

余年的多次重修，增补至 788 首方剂。这是中国历史上第一部由政府编制颁行的成药药典，其中许多方剂至今仍在临床中广泛应用。此外，宋代尚有诸多著名方书，如钱乙所著之《小儿药证直诀》（成书于公元 1119 年）、王赐所著之《全生指迷方》（成书于公元 1125 年）、许叔微所著之《普济本事方》（约刊于公元 1132 年）、陈言所著之《三因极一病证方论》（成书于公元 1174 年）、王璆所著之《是斋百一选方》（刊于公元 1196 年）、陈自明所著之《妇人大全良方》（成书于公元 1237 年）、严用和所著之《济生方》（成书于公元 1253 年）等。

金元时期，成无己著《伤寒明理药方论》（成书于公元 1156 年），是历史上首次依据君臣佐使理论剖析组方原理的专著，虽然只分析了《伤寒论》中的 20 首方剂，但开方论之先河，使方剂学组方理论得到了新的提升。张元素著《医学启源》（刊于公元 1186 年），全书共 3 卷，其善于化裁古方，自制新方，师古而不泥古。刘完素著《黄帝素问宣明论方》（简称《宣明论方》，刊于公元 1172 年）及《素问玄机原病式》《素问病机气宜保命集》（均刊于公元 1186 年），提出"六气皆从火化"，倡导辛凉解表和泻热养阴为治疗热病的治则，充分体现了偏重寒凉的治疗大法，后世称为"寒凉派"。张从正著《儒门事亲》（刊于公元 1228 年），全书共 15 卷，详细记述汗、吐、下三法的应用，主张"治病应着重在祛邪，邪去则正安，不可畏攻而养病"，因其用药偏攻慎补，自成"攻下派"。李东垣著《内外伤辨惑论》（刊于公元 1247 年）、《脾胃论》（刊于公元 1249 年）等，重点论述了由于饮食劳倦所致的脾胃疾病，强调"人以胃气为本"及"内伤脾胃，百病由生"，主张补脾胃、升阳气等，被后世称为"补土派"。朱震亨著《格致余论》（刊于公元 1347 年）、《丹溪心法》（刊于公元 1381 年），主要论述"阳常有余，阴常不足"之说，独重滋阴降火，故后人称为"滋阴派"。

迨至明代，朱棣编纂《普济方》（刊于公元 1406 年），全书共 426 卷，载方 61 739 首，是中国现存古医籍中载方量最多的方书。李时珍著《本草纲目》（刊于公元 1578 年），为本草学之大成，亦附方 11 096 首。此间，阐发方剂组方原理的专著亦不断问世。赵以德著《金匮要略方论衍义》（刊于公元 1368 年），对《金匮要略》方剂进行了较为深入的分析。

许宏著《金镜内台方议》（约撰于公元 1422 年），对《伤寒论》113 方均详为释义，是继《伤寒明理药方论》之后的又一方论专著。吴昆著《医方考》（成书于公元 1584 年），选历代良方 700 余首，按病证分为 44 类，每类集同类方若干首，"考其方药，考其见证，考其名义，考其事迹，考其变通，考其得失，考其所以然之故"，是较有影响力的方剂学专著。张介宾著《景岳全书》（刊于公元 1624 年），其中"古方八阵"收录历代方剂 1 516 首，而"新方八阵"则收载张氏自制方剂 186 首。"八阵"对方剂的功用分类影响颇深。施沛著《祖剂》（成书于公元 1640 年），收载主方 70 余首、附方 700 余首，以仲景方为祖，将后世方剂同类相附，推衍每类方剂之组方源流，对后世方剂按主方分类及相关学术研究影响重大。

清代，温病学派崛起。叶天士著《温热论》（刊于公元 1746 年），分析了温邪的传变规律，创立了卫、气、营、血的辨证体系。杨璿著《伤寒温疫条辨》（刊于公元 1784 年），全书共 6 卷，详细辨析伤寒与温病，分列脉证与治法，载方 180 首，附方 34 首。余霖著《疫疹一得》（撰于公元 1794 年），虽只有 2 卷，但对疫疹的治疗研究颇具独到之处。吴鞠通著《温病条辨》（撰于公元 1798 年），创立了三焦辨证，全书共 6 卷，载方 198 首，外附 3 方。此间，尚有许多阐发方剂理论的专著相继问世。如罗美著《古今名医方论》（刊于公元 1675 年），选辑历代名方 150 余首，方论 200 余则，既详述其药性配伍，又对类似方加以鉴别比较。汪昂著《医方集解》（刊于公元 1682 年），选录临床常用方剂，"正方三百有奇，附方之数过之"，按功用分类为 21 门（另附救急良方），每方均说明组成、主治、方义及附方加减等，颇具实用价值。因其内容较多，汪氏又著《汤头歌诀》（刊于公元 1694 年），以功用分类为纲，将临证常用之 300 余首方剂以七言歌诀形式编纂，对后世影响颇深。王子接著《绛雪园古方选注》（刊于公元 1732 年），全书共 3 卷，载方 345 首。上卷以祖方归类，独明仲景 113 方；中、下二卷分科列方，方后均附以注言。张秉成著《成方便读》（刊于公元 1904 年），全书共 4 卷，汇集古今成方 290 余首，编成歌诀并加以方义注释。

晚清至民国是历史上中医学发展的最艰难时期，但是由于社会需要和中医的实际疗效，中医学是禁止不了的，尽管艰难，还是有所成就。因此，中医学在中医学术革新和抗争运动相互交织的极其困难条件下按其自身规律继续缓慢地发展，"改良医学"成为这一时期中医学变迁的总基调。如：鲍相傲所著的《验方新编》。原书分为 16 卷，这是一部以医方为主，方论合参的验方著作。书中内容丰富收载了大量民间流行的单方、验方、偏方及各种治疗方法，涵括了医疗、预防、康复、保健等各方面。后梅启照于光绪四年重刊此书时，又增入部分民间验方，成《梅氏验方新编》。此外，有些主张中西医汇通的医家编写出一些汇集中西医验方的著作。如丁福保编著的《中西医方汇通》共收 1 525 方，其中外国方 721 个，编为 10 章，对汇通中西医学进行了探索。

新中国成立之后，政府重视中医学的继承与发展，积极建立专门的各级中医药管理机构，设立了一定数量的各级各类中医药科研、教育、医疗机构，大力发展中医学教育，在全国兴办中医医院，成立中医药学术团体，大规模校勘整理出版中医古籍，出版发行中医药报刊等，支持中西医结合的发展，培养了大批高素质的中医药人才，拥有一支相当水平的中医药专业队伍，在中医药管理、科研、教育、医疗诸方面取得了举世瞩目的成就，尤其是《中医方剂大辞典》的问世，集古今方剂之大成，收方数量达到近万首，其收集广博，内容丰富，考订严谨，均堪称古今方书之最。

第二节　方剂的治法

一、方剂与治法的关系

方剂与治法皆为中医学理、法、方、药体系的重要组成部分。治法是在审明病因、辨清证候的基础上所制定的治疗方法。方剂则是在治法的指导下，按照组方理论配伍而成的药物组合，即"法随证立""方从法出""以法统方"。如患者症见恶寒发热，头痛身痛，无汗而喘，舌苔薄白，脉浮而紧，辨证属风寒表证，根据"治寒以热"的治疗原则，确立"其在皮者，汗而发之"的辛温发汗解表法，选择相应的药物，组成辛温解表之方（麻黄汤等），使汗出表解，邪去人安。概而言之，治法是用方或组方的依据，方剂是体现治法的主要手段。方与法二者之间是相互依存，密不可分的。

二、常用治法

《五十二病方》的治法主要有汗法、温法、清法、补法、消法，且有温汗同用，消补兼施，清消并用，体现了"法中有法"的精神。《五十二病方》开创了治则学形成和应用发展的先河，奠定了其在先秦两汉时期治则学文献研究中重要的地位。

《黄帝内经》中有关治法的记载较丰富。《素问·阴阳应象大论》："形不足者，温之以气；精不足者，补之以味。其高者，因而越之；其下者，引而竭之；中满者，泻之于内。其有邪者，渍形以为汗；其在皮者，汗而发之。"《素问．至真要大论》："寒者热之，热者寒之，微者逆之，甚者从之，坚者削之，客者除之，劳者温之，结者散之，留者攻之，燥者濡之，急者缓之，散者收之，损者温之，逸者行之，惊者平之，上之下之，摩之浴之，薄之劫之，开之发之，适事为故。"《黄帝内经》奠定了中医学治法理论基础，后世医家依据个人临床经验对《黄帝内经》治法理论不断发展完善，创制了众多治法理论，其中以清·程钟龄提出的"八法"理论最具代表性和概括性。程钟龄《医学心悟·医门八法》："论病之原，以内伤、外感四字括之。论病之情，则以寒、热、虚、实、表、里、阴、阳八字统之。而论治病之方，则又以汗、和、下、消、吐、清、温、补八法尽之。"

（一）汗法

汗法是通过开泄腠理、调畅营卫、宣发肺气等方法，使在表的六淫之邪随汗而解的一类治法。凡外感表证、疹出不透、疮疡初起，以及水肿、泄泻、咳嗽、疟疾而见恶寒热、头痛身疼等表证，均可用汗法治疗。然病情有寒热，邪气有兼夹，体质有强弱，故汗法有辛温、辛凉之别，且常与补法、下法、消法、温法、清法等合用。

（二）吐法

吐法是通过涌吐的方法，使停留在咽喉、胸膈、胃脘的痰涎、宿食、有毒物质等从口中吐出的一种治法。吐法主要适用于中风痰壅、宿食壅阻胃脘、毒物尚在胃中、痰涎壅盛之癫狂与喉痹、干霍乱吐泻不得等，属于病情急迫又急需吐出之证。因吐法易伤胃气，故体虚气弱、妇人新产、孕妇等均应慎用。

（三）下法

下法是通过荡涤肠胃、通泄大便的方法，使停留于肠胃的有形积滞从下窍排出的一种治法。下法适用于燥屎内结、冷积不化、瘀血内停、宿食不消、结痰停饮、虫积等病证。由于积滞有寒热，正气有盛衰，故下法又分为寒下、温下、润下、逐水、攻补兼施等法。临床依据病情需要，下法也可与汗法、消法、补法、清法、温法等其他治法配合运用。

（四）和法

和法是通过和解或调和的方法，使半表半里之邪，或脏腑、阴阳、表里失和之证得以解除的一种治法。其中，和解法，又称和解少阳法，主要适用于半表半里的少阳证。《伤寒明理方论》卷四："伤寒邪气在表者，必渍形以为汗；邪气在里者，必荡涤以为利；其于不内不外，半表半里，既非发汗之所宜，又非吐下之所对，是当和解则可矣。"至于调和法，其概念内涵比较广泛，戴天章《广温疫论》："寒热并用之谓和，补泻合剂之谓和，表里双解之谓和，平其亢厉之谓和。"凡邪在少阳、邪在募原、肝脾不和、肠寒胃热、气血失和、营卫失和、表里同病等均可使用和法治疗。

（五）清法

清法是通过清热、泻火、凉血、解毒等方法，以解除在里之热邪的一种治法。清法适用于热证、火证、热毒证及虚热证等。热邪在里，既有在气分、营分、血分之别，又有热壅成毒、脏腑蕴热及虚热之不同，因而清法又常分为清气分热、清营凉血、清热解毒、气血两清、清脏腑热、清虚热、清热祛暑等法。由于热邪容易耗气伤津，也易形成里热结实，因此清法有时需要与补法、下法等配合应用。

（六）温法

温法是通过温散里寒的方法，使在里的寒邪得以消散的一种治法。温法适用于寒邪在里之里寒证。里寒证，或因寒邪直中于里而成；或因失治误治或过食寒凉，损伤阳气而成；或因素体阳气虚弱，寒从内而成。在里之寒邪，又有在脏、在腑、在经络之不同，故温法又多分为温中祛寒、回阳救逆、温经散寒等。由于寒邪在里往往损伤阳气，使里寒与阳虚并存，所以温法又常与补法配合运用。

（七）消法

消法是通过消食导滞、行气活血、化痰利水、驱虫等方法，使气、血、痰、食、水、虫等有形之邪渐消缓散的一种治法。消法适用于饮食停滞、气滞血瘀、癥瘕积聚、水湿内停、痰饮不化、疳积虫积等病证。消法与下法均可治疗有形实邪，但在适应病证上有所不同。下法所治病证，大抵病势急迫，形证俱实，邪在肠胃，必须速除，且可从下窍而出者；消法所治病证，主要是邪在脏腑、经络、肌肉之间渐积而成，且多虚实夹杂，尤其是气血积聚而成之癥瘕痞块、痰核瘰疬等，难以迅即消除，必须渐消缓散。消法常与补法、下法、温法、清法等合用。

（八）补法

补法是通过滋养补益的方法，以恢复人体正气、治疗各种虚证的一种治法。由于虚证有气虚、血虚、阴虚、阳虚及脏腑虚损之分，故补法又有补气、补血、气血双补、补阴、补阳、阴阳并补，以及补心、补肝、补肺、补脾、补肾等。此外，因虚证有缓急寒热之别，脏腑有五行相生之理，尚有峻补、缓补、温补、清补及"虚则补其母"等法。补法一般是在无外邪时使用，但若邪气壅盛而又兼有正气亏虚，正虚无力祛邪时，则补法亦可与汗法、下法、消法等配合使用。

临证中，病情复杂多端，常需数法合用，即所谓"一法之中，八法备焉；八法之中，百法备焉"（《医学心悟》）。

第三节　方剂的配伍

《五十二病方》中方剂组成以一二味药物为多，从所载内容提示此期已是方剂学的萌芽时期；关于药物的配伍规律，除了增减药味来改变方剂的组成外，还采用了药量加减法，反映了先秦时期药物应用已从单味药发展成多味药，体现了中医早期辨证论治、随症加减的特征，此期方剂的应用不仅有对症治疗，而且有自觉运用多味药组成复方的能力与实例。清·

徐大椿在《医学源流论·方药离合论》中云："药有个性之专长，方有合群之妙用。"方剂是由药物组成的，药物通过配伍，增强或改变其自身功用，调其偏胜，制其毒性，消除或减缓其对人体的不良反应，发挥药物间相辅相成或相反相成等综合作用，使各具特性的药物组合成为一个整体，从而发挥更好的预防与治疗疾病的作用。此谓"方之既成，能使药各全其性，亦能使药各失其性，操纵之法，有大权焉，此方之妙也"。

一、组方原则

《黄帝内经》是中医学基础理论的奠基之作，初步奠定了方剂配伍的基本理论架构。《素问·至真要大论》："方制君臣何谓也？主病之谓君，佐君之谓臣，应臣之谓使……君一臣二，制之小也；君一臣三佐五，制之中也；君一臣三佐九，制之大也。"这可以看作是君臣佐使配伍理论的雏形。《黄帝内经》所载半夏秫米汤、四乌鲗骨一芦茹丸、小金丹等十三方，药物组成及配伍形式相对简单，初步体现了方剂的配伍理论。

制方之道，以效为先，方效之于法，异曲同工，其玄机于配伍，配伍之宗，焉可离乎药力，所谓"方以效论"。自金代张元素明确提出"力大者为君"以来，以"药力"大小为依据区分君臣佐使之理论逐渐被众医家所接受。药物在方剂中的作用是由药物自身在方中的药力大小所决定的。通过辨析方中药物之药力大小，进而夺定君、臣、佐、使，或领悟其主旨法则之配伍意义，方可充分把握其功用与主治病证。

（一）药力之大小

《素问·至真要大论》借喻当时国家体制君、臣、佐、使的不同设置，揭示药物在方剂中主次从属的不同关系："主病之谓君，佐君之谓臣，应臣之谓使。"另有"君一臣二""君一臣三佐五""君一臣三佐九"等记载。后世医家亦多有阐发。张元素云："力大者为君。"首次明确依据药力分辨君臣佐使。李杲《脾胃论》："君药分量最多，臣药次之，使药又次之，不可令臣过于君。"张介宾《类经·方剂君臣上下三品》："主病者，对证之要药也，故谓之君，君者味数少而分两重，赖之以为主也。佐君者谓之臣，味数稍多而分两稍轻，所以匡君之不逮也。应臣者谓之使，数可出入而分两更轻，所以备通行向导之使也。此则君臣佐使之义。"

1. 君药　一是针对主病或主证起主要治疗作用的药物，是方中不可或缺，且药力居首的药物。

2. 臣药　一是辅助君药加强治疗主病或主证作用的药物；二是针对兼病或兼证起治疗作用的药物。其在方中之药力小于君药。

3. 佐药　一是佐助药，即协助君、臣药以加强治疗作用，或直接治疗次要兼证的药物；二是佐制药，即制约君、臣药的峻烈之性，或减轻、消除君、臣药毒性的药物；三是反佐药，即根据某些病证之需，配伍少量与君药性味或作用相反而又能在治疗中起相成作用的药物。其在方中之药力小于臣药，一般用量较轻。

4. 使药　一是引经药，即能引方中诸药以达病所的药物；二是调和药，即具有调和诸药作用的药物。其在方中之药力较小，用量亦轻。

方剂中除君药外，臣、佐、使药均有两种或两种以上的意义，但在一首方中并非同时具有各种意义之臣、佐、使药，而一味药物在方中亦可同时具有臣佐、佐使等意义。每首方剂中的君、臣、佐、使药是否齐备及具体药味的多少，当视病情和治法的需要，以及所选药物的功效而定。一般而言，一首方剂中，君药是必备的，而臣、佐、使药并非齐备。有些方剂的君药或臣药本身就兼具佐药或使药的作用。在组方体例上，君药宜少，一般只用一味。《苏沈良方》："主病者，专在一物。"若病情较为复杂，亦可用至一味以上，但君药味数不宜过多，多则药力分散，影响疗效。臣药味数可多于君药，佐药常多于臣药，而使药多为一味。

综上所述，方中药物君、臣、佐、使之分以"药力"为依据。组方之核心原则是通过方中药物相互配伍，能最大限度地使每味药物与病证相宜之药力得以充分发挥。首先，必须明确方中"药力"最大者为君药，其在方中所能发挥出的作用，乃为该方之主要作用，然其又赖于臣、佐、使药之协助、制约。当然，决定方中以何药为君，还应从临床病证出发，选取针对主证及主要病机之药物，即"主病者"为君药。

（二）药力之影响因素

所谓药力，是指药物在方剂配伍中才能体现出的功用大小，即自身在方剂中的作用大小。药物在方中的药力是由多种因素决定的。影响药力的因素主要有"药性""药量""配伍"。此外，尚有剂型、服法、调护方法及体质等。概言之，通过"线性"的表达方式，即"药力 = 药性 + 药量 + 配伍 + 剂型 + 服法 + 调护 + 体质 + ……"，揭示方剂组方配伍的"非线性"开放式理念，所谓"医之道，悟也"。药性是指药物本身所具有的四气、五味、归经、升降浮沉、毒性等性能，即药物自身的属性。方中药性是制方者、医者在药物临证运用中悟得的理性认知。中药的性能决定了药物间在等量情况下自身作用的大小。

药量是药物在方中药力大小的直接决定因素。岳美中云："中医不传之妙，就是量。"揭示了药量在方剂中的重要地位。药量，即药物在方剂中的用量。药量与药力多成正比关系，即药物的药量越大，其在方中的药力就越大。

配伍是决定药物在方中作用趋向、药力大小的重要因素。配伍指根据病情需要和药性特点，选择性地将一味以上药物配合应用。配伍是解析方中药物药力大小最灵活的因素。药物经与他药配伍之后，其药力既能增强又能减弱，可谓"双向性"。再则，一味药物有多种功效，配伍直接影响其在方中表达何种功效及程度。由于配伍不同，其以何种功效为主所发挥的药力亦不相同。

此外，剂型、服法、调护、体质及药材质地等诸多因素均可影响方中药物之药力。遂有理中丸"然不及汤"、徐彬言桂枝汤"表证得之，为解肌和营卫；内证得之，为化气调阴阳"、银翘散"香气大出，即取服，勿过煮，肺药取轻清，过煮则味厚入中焦矣"、《备急千金要方》"用药必依州土"及徐灵胎之"天下有同此一病，而治此则效，治彼则不效……医者必细审其人之种种不同，而后轻重缓急、大小先后之法因之而定"等经典论诫。

"君臣佐使"之组方原则是基于《黄帝内经》之组方配伍理论，并总结众多方剂的配伍规律而来，有利于分析古方、创制新方，值得深入学习和研究。然而，不以君臣佐使之法所创之方，不可概以其法牵强释之。但仍可运用权衡影响药力的各项因素，明确各药之药力大小，阐述是方组方之法的主体效价及药物效能主旨，从而构建出"药力→组方"这一既具功能上灵活性，又不失结构严谨性之组方理论体系。

二、方剂的变化

方剂的组成是根据病情的需要及患者体质、性别、年龄之不同，并参照季节与气候的变化、地域的差异等因素而确定的。因此，运用成方，或遣药组方时，必须因病、因人、因时、因地制宜，将原则性和灵活性相结合，使方药与病证丝丝入扣，做到师其法而不拘其方。徐大椿在《医学源流论》中亦云："欲用古方，必先审病者所患之症，悉与古方前所陈列之症皆合，更检方中所用之药，无一不与所现之症相合，然后施用，否则必须加减，无可加减，则另择一方。"临证遣方，需根据病证的变化进行药物加减变化，以符合病证变化之需要，从而实现治疗的"个体化"主旨，即"方之用，变也"。方剂本身无优劣之分，只有疗效差异之别。正所谓"方无至方，以效论"。

（一）药味加减

方剂是由药物组成的，药物是通过与方中其他药物的配伍关系而体现自身之药性的，其体现的程度，即为该药在方中之"药力"。而药物间的配伍关系是决定药物在方中药力大小及如何发挥作用的重要因素之一，是决定方剂功用的主要因素。因此，当增加或减少方剂中的药物时，必然使方中药物间的配伍关系发生变化，进而使方剂之功用发生相应改变。大凡运用君臣佐使原则而组成的方剂，针对某一具体成方之药味加减的变化，是指在君药不变的前提下，加减方中其他药物，以适应病情变化的需要。药味加减变化一般有两种情况：一是佐使药的加减，因为佐使药在方中的药力较小，不至于引起该方功用的根本改变，故这种加减是在主症不变的情况下，对某些药物进行加减，以适应一些次要兼症的需要。以桂枝汤（桂枝、芍药、生姜、大枣、甘草）为例，本方主治太阳中风表虚证，症见发热头痛、汗出恶风、鼻鸣干呕、苔薄白、脉浮缓。若兼见咳喘者，可加厚朴、杏仁下气平喘（桂枝加厚朴杏子汤）。二是臣药的加减，这种变化改变了方剂的主要配伍关系，使方剂的功用发生较大变化。例如麻黄汤，适用于外感风寒表实证，具有发汗解表、宣肺平喘之功。若去桂枝，只用麻黄、杏仁、甘草三味，名三拗汤，解表之力减弱，功专宣肺散寒、止咳平喘，为治风寒犯肺之鼻塞声重、语音不出、咳嗽胸闷之方。又如麻黄加术汤，即麻黄汤原方加白术，且白术用量为四两，则成发汗解表、散寒祛湿之剂，适用于风寒湿痹、身体烦痛、无汗等症。

（二）药量加减

药量是药物在方中药力大小的重要标识之一。如两首方剂的组成药物相同，但用量不相同时，随着方中药物药力的相应变化，必然导致配伍关系相应变化，遂使功用、主治各有所异。主要体现在如下两个方面。

1. 改变功用主治 如小承气汤与厚朴三物汤虽均由大黄、厚朴、枳实三药组成，但小承气汤以大黄四两为君，枳实三枚为臣，厚朴二两为佐，其功用为攻下热结，主治阳明热结实证的潮热、谵语、大便秘结、胸腹痞满、舌苔老黄、脉沉数；而厚朴三物汤则以厚朴八两为君，枳实五枚为臣，大黄四两为佐使，其功用为行气消满，主治气滞腹满、大便不通。前者行气以助攻下，病机是因热结而浊气不行；后者泻下以助行气，病机是因气郁而大便不下。

2. 改变功用强弱 如四逆汤和通脉四逆汤，两方虽都以附子、干姜、炙甘草三味药物组成，但四逆汤中姜附用量较少，主治阳气衰微、阴寒内盛证。用于寒邪深入足少阴肾经，导致肾中阳气衰微之象。而通脉四逆汤加重了姜附的用量主治阳虚阴盛格阳证，用于治疗寒入足少阴肾经，肾阳不足的下利清谷、手足发凉、腹中疼痛等症可见，方剂中药物的用量十分重要。组成药物必须有量，无量则是"有药无方"，难以辨析药物在方中的药力，进而无法明确其确切功用及主治病证。

（三）剂型更换

方剂的剂型各有所长，同一方剂，尽管用药其用量完全相同，但剂型不同，其作用亦异。当然，这种差异往往只是药力大小和峻缓的区别，在主治病情上有轻重缓急之分而已。例如理中丸与人参汤，两方组成、用量完全相同。前者共为细末，炼蜜为丸，如鸡子黄大，治中焦虚寒之脘腹疼痛、自利不渴或病后喜唾；后者为汤剂，主治中、上二焦虚寒之胸痹，症见心胸痞闷、气从胁下上逆抢心。前者虚寒较轻，病势较缓，取丸以缓治；后者虚寒较重，病势较急，取汤以速治。

总之，方剂的药味加减、药量加减、剂型更换皆会使方中药物的药力发生变化，特别是主要药物及其用量的加减变化，将改变方中药物的配伍关系，使其功用与主治发生相应变化。

第四节　方剂的剂型

剂型是在方剂组成之后，根据病情的需要和药物的不同性能，加工制成的一定形态的制剂形式。《五十二病方》的剂型虽然多数较简单，制剂工艺相对粗糙，但其剂型多种多样，收载了15种剂型，包括饼剂、补牙剂、搽剂、丹剂、膏剂、胶剂、浸剂、散剂、食疗剂、汤剂、丸剂、洗剂、熏剂、浴剂和熨剂等；通过对其常见的8种剂型进行考释发现，汤剂、散剂应用最为广泛，书中大部分剂型一直沿用至今，在一定程度上反映出先秦时期的医药发展水平，为后世方剂剂型发展的基础。《养生方》载有剂型包括散剂、酒剂、酒浆剂、醋剂、丸剂、膏剂、药糊剂、肉脯剂、洗剂，以酒剂、散剂居。《杂疗方》除天然药物制剂外，共出现栓剂、药巾剂、散剂、丸剂、食疗剂、酒剂、洗剂、熨剂8种剂型。《胎产书》所涉剂型非常少，只有食疗剂和散剂，由于书中方剂多为孕妇服用，故以食疗剂为主，以保胎安胎，增强体质。

《黄帝内经》的13首方剂中，就已出现汤剂、丸剂、散剂、膏剂、酒剂、丹剂等剂型。后世医家多有发展，如锭剂、线剂、条剂、饼剂、露剂等剂型。随着制药工业的发展，又研制出片剂、冲剂、注射剂等。

一、液体剂型

（一）汤剂

汤剂又称煎剂，古称汤液，是将药物饮片加水或酒浸泡后，再煎煮一定时间，去渣取汁而制成的液体剂型。汤剂主要供内服，如麻黄汤等；外用的多作洗浴、熏蒸及含漱。汤剂是在临证中最能体现"方之用，变也"思维模式之常用剂型。其优点是吸收快、能迅速发挥药效，尤其是具有其他剂型所无法比拟的适应"个性化"治疗的优势。其根据病情变化而随症加减，能较全面、灵活地切合每位患者及其具体病证阶段的特殊性，尤宜于病证复杂或病情不稳定的患者。李杲曰："汤者荡也，去大病用之。"但汤剂的制备相对不便，服用口感欠佳，携带贮存受限。

（二）酒剂

酒剂又称药酒，古称酒醴，是将药物用白酒或黄酒浸泡，或加温隔水炖煮，去渣取液后供内服或外用的制剂。酒有活血通络、易于发散和助长药力的特性，故常于祛风通络和补益剂中使用。外用酒剂尚可祛风活血、止痛消肿。但酒剂使用时存在个体局限性。

（三）酊剂

酊剂是以不同浓度的乙醇为溶媒，经过不同的方法浸出中药的有效成分所得到的液体，多为外用。一般中草药酊剂的浓度为20％，有毒药物浓度则为10％。酊剂具有有效成分高、用量少、作用快、不易腐败等特点。

（四）露剂

露剂又称药露，选取新鲜并含有挥发性成分的药物，用蒸馏法制成的具芳香气味的澄明水溶液。一般作为饮料及清凉解暑剂，药露气味清淡，口感适宜。

（五）糖浆剂

糖浆剂是将药物煎煮、去渣取汁、浓缩后，加入适量蔗糖溶解后制成的浓蔗糖水溶液。糖浆剂具有味甜、量小、服用方便、吸收较快等特点，尤其适于儿童服用。

（六）口服液

口服液是将药物用水或其他溶剂提取，经精制而成的内服液体制剂。口服液具有剂量较小、吸收较快、服用方便、口感适宜等优点。

（七）注射液

注射液又称针剂，是将药物经过提取、精制、配制等步骤而制成的灭菌溶液、无菌混悬液或供配制成液体的无菌粉末，供皮下、肌内、静脉注射的一种制剂。

二、固体剂型

（一）散剂

散剂是将药物粉碎、混合均匀制成的粉末状制剂。散剂分为内服和外用两类。内服散剂一般是将药物研成细粉，以温开水冲服，量小者亦可直接吞服，如七厘散；亦有制成粗末，以水煎取汁服者，称为煮散，如银翘散。散剂的特点是制作简便、吸收较快、节省药材、便于服用与携带。李杲云："散者散也，去急病用之。"外用散剂一般用作外敷，掺撒疮面或患病部位；亦有作点眼、吹喉等。

（二）丸剂

丸剂是将药物研成细粉或使用药材提取物，加适宜的黏合剂所制成的球形固体剂型。丸剂与汤剂相比，吸收较慢、药效持久、节省药材、便于服用与携带。李杲云："丸者缓也，舒缓而治之也。"丸剂适用于慢性、虚弱性疾病，如六味地黄丸等；但也有些丸剂的药性比较峻猛，多为芳香类药物或毒性较大的药物，不宜作汤剂煎服，如安宫牛黄丸、三物备急丸等。常用的丸剂有蜜丸、水丸、糊丸、浓缩丸等。

1. 蜜丸　是将药物细粉用炼制的蜂蜜为黏合剂所制成的丸剂，分为大蜜丸和小蜜丸两种。蜜丸性质柔润，作用缓和持久，并有补益和矫味作用，常用于治疗慢性病和虚弱性疾病，多可长期服用，如补中益气丸、归脾丸等。

2. 水丸　俗称水泛丸，是将药物细粉用水（冷开水或蒸馏水）或酒、醋、蜜水、药汁等为黏合剂所制成的小丸。水丸较蜜丸的崩解、溶散、吸收、起效等速度均快，易于吞服，适用于多种疾病，如防风通圣丸等。

3. 糊丸　是将药物细粉用米糊、面糊、曲糊等为黏合剂所制成的小丸。糊丸黏合力强，质地坚硬，崩解、溶散迟缓。内服可延长药效，减轻某些毒性药的不良反应和对胃肠的刺激，如舟车丸等。

4. 浓缩丸　是将药物或方中部分药物煎汁浓缩成膏，再与其他药物细粉混合干燥、粉碎，用水或蜂蜜或药汁制成丸剂。因其体积小、有效成分含量高、服用剂量小，可用于治疗多种疾病。

（三）茶剂

茶剂是将药物经粉碎加工而制成的粗末状制品，或加入适宜黏合剂制成的方块状制剂。用时以沸水泡汁或煎汁，不定时饮用。大多用于治疗感冒、食积、腹泻等病证。

（四）条剂

条剂又称药捻，是用桑皮纸粘药后搓捻成细条，或将桑皮纸捻成细条再粘药粉而成的外用制剂。用时插入疮口或瘘管内，能化腐拔毒、生肌收口，常用的有红升丹药条等。或将艾叶和药研成粗末，用纸裹制成圆条，供灸治使用，又称"艾条"。

（五）线剂

线剂又称药线，是将丝线或棉线置于药液中浸煮，经干燥制成的外用制剂。线剂用于治疗瘘管、痔疮或赘生物，通过所含药物的轻度腐蚀作用和药线的机械紧扎作用，使其引流通畅或萎缩、脱落。

（六）丹剂

丹剂有内服和外用两种。内服丹剂没有固定剂型，有丸剂，也有散剂，每以药品贵重或药效显著而名之曰丹，如至宝丹、活络丹等。外用丹剂又称丹药，是以某些矿物类药经高温烧炼制成的不同结晶形状的制品，常研粉涂撒疮面，治疗疮疡痈疽；亦可制成药条、药线和外用膏剂应用。

（七）锭剂

锭剂是将药物研成细粉，加适当的黏合剂所制成规定形状的固体剂型，有纺锤形、圆柱形、条形等，可供外用与内服。内服以研末调服或磨汁服。外用则磨汁涂患处，常用的有紫金锭、万应锭等。

（八）片剂

片剂是将药物细粉或药材提取物与辅料混合压制而成的片状制剂。片剂用量准确，体积小，异味少，服用和携带方便。如需在肠道吸收的药物，则又可用包肠溶衣，使之在肠道中崩解。此外，尚有口含片、泡腾片等。

（九）冲剂

冲剂是将药材提取物加适量赋形剂或部分药物细粉制成的干燥颗粒状或块状制剂，用时以开水冲服。冲剂具有体积较小、服用方便等特点。

（十）栓剂

栓剂古称坐药或塞药，是将药物细粉与基质混合制成一定形状的固体制剂，用于腔道并在其间融化或溶解而发挥药效，有杀虫止痒、滑润、收敛等作用。《伤寒杂病论》中曾有蛇床子散坐药及蜜煎导法，即最早的阴道栓和肛门栓。栓剂便于婴幼儿直肠给药。

（十一）胶囊

胶囊剂分为硬胶囊剂和软胶囊剂（胶丸），大多供口服应用。

1. 硬胶囊剂　是将一定量的药材提取物与药粉或辅料制成均匀的粉末或颗粒，填充在空心胶囊中而成；或将药材粉末直接分装于空心胶囊中制成。胶囊剂亦可用于腔道给药。

2. 软胶囊剂　是将一定量的药材提取物密封于球形或椭圆形的软胶囊剂中，可用滴制法或压制法制备。软胶囊易于服用，可掩盖药物的不良气味。

三、半固体剂型

膏剂是将药物用水或植物油煎熬去渣而制成的剂型。有内服和外用两种，内服膏剂有流浸膏、浸膏、煎膏三种；外用膏剂分软膏、硬膏两种。其中流浸膏与浸膏多数用于调配其他制剂使用，如合剂、糖浆剂、冲剂、片剂等。现将煎膏与外用膏剂分述如下。

（一）煎膏

煎膏又称膏滋，是将药物加水反复煎煮，去渣浓缩后，加炼蜜或炼糖制成的半固体剂型。其特点是体积小、含量高、便于服用、口味甜美，有滋润补益的作用，一般用于慢性虚弱患者，有利于较长时间用药。

（二）软膏

软膏又称药膏，是将药物细粉与适宜的基质制成具有适当稠度的半固体外用制剂。其中用乳剂型基质的，又称乳膏剂。多用于皮肤表面、黏膜或创面。软膏具有一定的黏稠性，外涂后渐渐软化或溶化，使药物被慢慢吸收，持久发挥疗效，适用于外科疮疡痈肿、烧烫伤等。

（三）硬膏

硬膏又称膏药，古称薄贴，是以植物油将药物煎至一定程度后去渣，再煎至滴水成珠，加入黄丹等搅匀、冷却制成的硬膏。用时加温摊涂在布或纸上，软化后贴于患处或穴位上，可治疗局部疾病和全身性疾病，如疮疡肿毒、跌打损伤、风湿痹证以及腰痛、腹痛等。

此外，尚有滴丸剂、熨剂、灌肠剂、搽剂、气雾剂、海绵剂等。

第五节　方剂配伍的目的

药物的功用各有所长，也各有所短，只有通过合理的组织，调其偏性，制其毒性，增强或改变原有功能，消除或缓解其对人体的不良因素，发挥其相辅相成或相反相成的综合作用，使各具特性的群药组合成一个新的有机整体，才能符合辨证论治的要求。这种运用药物的组合过程，中医药学称之为"配伍"。"配"，有组织、搭配之义；"伍"，有队伍、序列之义。徐灵胎说："药有个性之专长，方有合群之妙用。"方之与药，似合而实离也，得天地之气，成一物之性，各有功能，可以变易气血，以除疾病，此药之力也。然草木之性与人殊体，入人肠胃，何以能如人所欲，以致其效。圣人为之制方，以调剂之，或用以专攻，或用以兼治，或以相辅者，或以相反者，或以相用者，或以相制者。故方之既成，能使药各全其性，亦能使药各失其性。操纵之法，有大权焉，以方之妙也。

我们知道，大多数单味中药都具有多功用的特点，在治疗疾病时往往需要发挥其中部分功用；况且，药物既有其治疗作用的一面，也有因其药性偏胜而致不同程度毒副作用的一面。这就要求我们熟悉并把握其药物功用（包括毒副作用）发挥方向的控制因素、控制方法及运用技巧。这些方法和技巧，在古今医家以小生产方式积累的理论和实践总结中有着丰富的内容。因此，正确、全面地学习和掌握有关配伍知识及技能，掌握历代名方中常用的配伍组合规律，对于今后正确地遣药组方、灵活运用成方、减少临床运用方药的随意性、提高临床动手能力、保证临床疗效等，均有着重要的意义。

运用配伍方法遣药组方，从总体而言，其目的不外增效、减毒两个方面。"用药有利有弊，用方有利无弊"，如何充分发挥药物对治疗疾病有"利"的一面，同时又能控制、减少甚至消除药物对人体有"弊"的一面，这就是方剂学在运用配伍手段时最根本的目的。一般来说，药物通过配伍，可以起到下述作用：

一、增强药力

功用相近的药物配伍，能增强治疗作用，这种配伍方法在组方运用中较为普遍。如荆芥、防风同用以疏风解表，薄荷、茶叶同用以清利头目，党参、黄芪同用以健脾益气，桃仁、红花同用以活血祛瘀等。

二、产生协同作用

药物之间在某些方面具有一定的协同作用，常相互需求而增强某种疗效。如麻黄和桂枝相配，通过"开腠"和"解肌"协同，比单用麻黄或桂枝方剂的发汗力量明显增强；附子和干姜相配，俗称"附子无姜不热"，体现了先后天脾肾阳气同温，"走而不守"和"守而不走"协同，大大提高温阳祛寒作用。

三、控制多功用单味中药的发挥方向

这是在方剂配伍中十分重要的一个方面。如桂枝具有解表散寒、调和营卫、温经止痛、温经活血、温阳化气、平冲降逆等多种功用，但其具体的功用发挥方向往往受复方中包括配伍环境在内的诸多因素所控制。如前所述，在发汗解表方面，多和麻黄相配；温经止痛方面，往往和细辛相配；调和营卫、阴阳方面，又须与芍药相配；平冲降逆功用，则多与茯苓、甘草相配；温经活血功用，常与牡丹皮、赤芍相配；温阳化气功用，常需与茯苓、白术相配。又如黄柏具有清热泻火、清热燥湿、清虚热、降虚火等作用，但往往以其分别配伍黄芩、黄连、苍术、知母为前提。川芎具有祛风止痛、活血行气的作用，但祛风止痛多与羌活、细辛、白芷等引经药相配，活血调经多与当归、芍药同用，而行气解郁则又多与香附、苍术相伍。再如柴胡有疏肝理气、升举阳气、发表退热的作用，但调肝多配芍药，升阳多伍升麻，和解少阳则须配黄芩。由此可见，通过配伍，可以控制药物功用的发挥方向，从而减少临床运用方药的随意性。

四、扩大治疗范围

适应复杂病情中医药学在长期的发展过程中，经历代医家反复实践总结，产生了不少针对基础病机的基础方剂，如四君子汤、四物汤、二陈汤、平胃散、四逆散等。在临床上通过随证配伍，可以使这些基础方剂不断扩大治疗范围。如四君子汤具有益气健脾的功用，是主治食少便溏、面色萎黄、声低息短、倦怠乏力、脉来虚软等脾胃气虚证的基础方。若由脾虚而生湿，阻滞气机，以致胸脘痞闷不舒，则可相应配伍陈皮，即异功散，功能益气健脾、行气化滞；若脾虚痰湿停滞，出现恶心呕吐、胸脘痞闷、咳嗽痰多稀白，则再配半夏入方，即六君子汤，功能重在健脾气、化痰湿；若在脾胃气虚基础上，因痰阻气滞较重而见纳呆、嗳气、脘腹胀满或疼痛、呕吐泄泻等，则可配伍木香、砂仁，即香砂六君子汤，功能益气健脾、行气化痰。由此可见，通过随证配伍，则可达到不断扩大治疗范围的目的。

五、控制药物的毒副作用

"是药三分毒"从中国医学史的相关资料表明，上古时期，人们对药物的毒副作用是十分畏惧的，从古代将中药统称为"毒药"，以及"神农尝百草，一日而遇七十毒"的传说，到"服药不瞑眩，则厥疾不瘳"的认识，以及臣子为国君试药、儿子为父亲试药的记载，反映了当时运用药物能产生毒副作用的普遍性。但随着中医学的发展和药物运用经验的积累，尤其是方剂学的发展，探索和掌握了控制毒副作用的方法，为后世方药的广泛运用和疗效的提高创造了条件。至西汉后期时，对中药的称谓，由"毒药"改称为"本草"，这本身就是中医药学划时代进步的标志。这与方剂学中运用配伍方法的成果是分不开的。

通过配伍控制毒副作用，主要反映在两个方面。一是"七情"中"相杀"和"相畏"关系的运用，即一种药物能减轻另一种药物的毒副作用，如生姜能减轻和消除半夏的毒性，砂仁能减轻熟地黄滋腻碍脾的副作用等；二是多味功用相近药物同时配伍的运用，这种方式既可利用相近功用药物的协同作用，又能有效减轻毒副作用的发生。这是因为功用相近的多味药物同用，可以减少单味药物的用量，而多味药物之间，其副作用的发挥方向往往不尽一致。根据同性毒力共振、异性毒力相制的原理，这就可以在保障治疗效果的基础上最大限度地控制和减轻毒副作用。如十枣汤中的甘遂、芫花、大戟，泻下逐水功用相近，且单味药习惯用量亦大致相似，在组成十枣汤时，以三味各等分为末，枣汤调服。其三味药合用总量相当于单味药的常用量。通过现代动物实验及临床观察证明，这样的配伍方法具有缓和或减轻毒副作用的效果。

第二章 马王堆方剂相关医书及文物

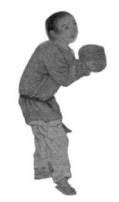

第一节 《养生方》

一、《养生方》概要

《养生方》是出土于长沙马王堆三号西汉古墓的养生著作。据考证，其写作时代约在秦昭王至文帝期间，但最晚不得晚于简书下葬的公元前168年。《养生方》单独抄在一卷24厘米的帛上，因其未记载标题与作者姓名，马王堆帛书整理小组根据该书所述内容定名为《养生方》（见图1-2-1）。简书出土时残缺严重，根据整理情况分析，估计原书大约有6 000字，现存文字中，可辨识者共有28篇目，仅3 000余字。从现存残本中可见，全书分为《十问》《合阴阳方》《杂禁方》《天下至道谈》四篇，内容以养生、服食、吐纳、房中为主，而尤以"房中"为详细，是研究气功养生的可贵资料。

《养生方》又可分为甲、乙两编，共200支。《养生方》甲编共133支，具体内容包括《十问》和《合阴阳方》。《十问》是托名黄帝和岐伯及夏商周以来帝王和名医的问答对话，来阐述养生、服食、呼吸、吐纳及房中方面的养生学理论。《合阴阳方》是论述男女性生活问题，提出一些具体的房中术式、房中导引等。房中术式丰富多样，房中导引多模仿各种生物动态。书中所提出的一些房中术式和性保健理论尚待研究。《养生方》

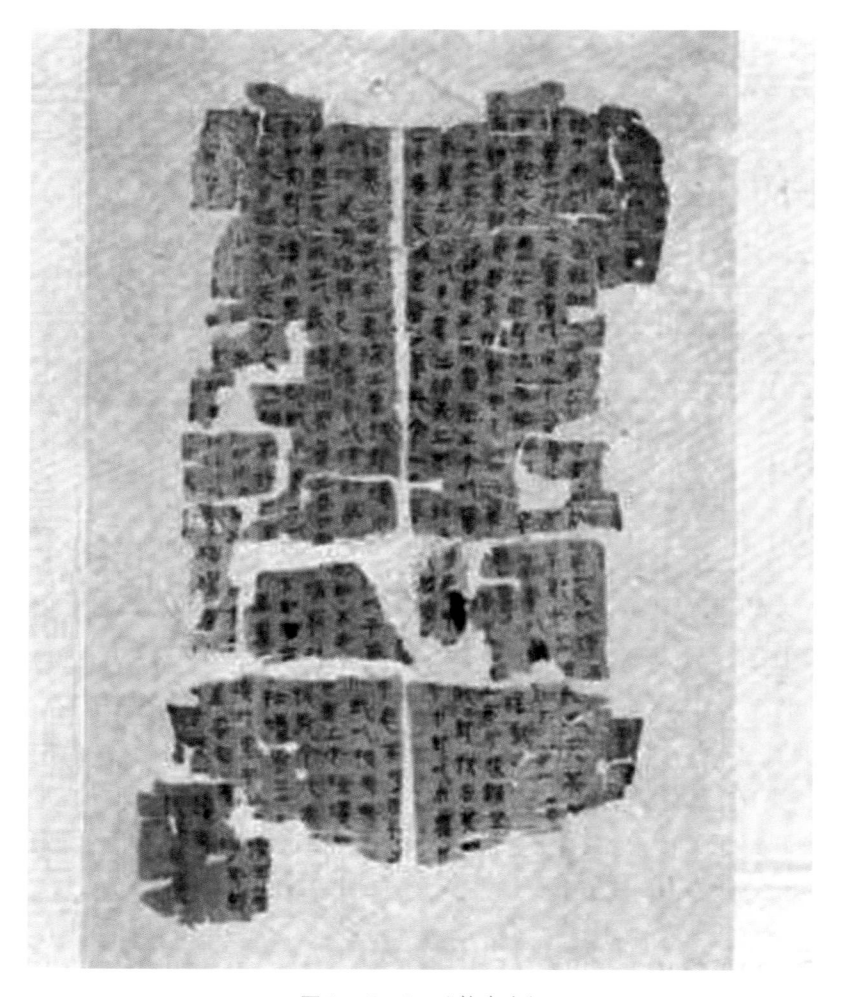

图 1 - 2 - 1 　《养生方》

乙编共 67 支，具体内容包括《杂禁方》《十问》《天下至道谈》。《杂禁方》记载上古时期禁咒法的一些具体方法。《十问》论述早衰的原因，并提出养生以防早衰的一些方法，《天下至道谈》则主要论述房中导引等性保健理论。

二、《养生方》中的方药

本书记载了 33 种疾病或事项的九十余个养生方，其中有食疗、食养方，有内治方，有外用、外治方。主要部分是房中养生方，即通过药物的摄养或治疗，以消除某些性功能障碍的方法。书中少量房中导引养生理论的内容附于全卷之末。文中最后几段描写了男女性生活，也有些残损，但大意还能理解，其认为人必须蓄积精气，有精气则生，无精气则死，男女交合时男子出现阳痿，或勃起而不坚，即精气虚弱之故。

《养生方》收录药物一百多种，主要分植物药和动物药，还有少量的矿物药。植物药有黍米、稻米、竹、菌桂、干姜、桂、蛇床、乌喙、兰、薙、冬葵种、苦瓠、防风、莉（青蒿）、牛膝、石韦、白茝、艾、茯苓、稻米、糵粮、麦𪌭、颠棘（天冬）、梓实、车践（前）、萆薢、桃可（桃实小时毛）、桃实、枣脂、酸枣、槐荚中实、泽舄（泻）、冤（紫菀），草英（藤）、细辛、秦标（椒）、藁本、白苻、红苻、桔梗、松脂、柳付、椅桐汁、漆茎（泽漆）、茈威（紫葳即凌霄花）、要苕（募苕）、方（防）葵、白根，龙慨（龙葵）、漆（生漆）等，动物药有戊厉（牡蛎）、黄蜂骀、雄鸡、鸡卵、鸡血、牛肉、脂膏、猪膏、黄蜂、蜂茬（蜂毒）、蜗牛、蜱蛸、蚯蚓、蜘蛛网、非廉（蜚蠊），牡蝼（蝼蛄）、天牡（天社虫）、盤蝐（斑蝥），杨思（杨癞子），赤蛾（蚁）、守宫、白膙蛇、苍梗蛇、牡鼠肾、乌卵、春乌卵、牡乌卵、鸡心脑、鸡胸、鹿肚、牛𩩲、牡兔肉、肥豯、犬肝肺、马脯、马膂肉，马脱、马酱、马骨等，矿物药有云母、骈石、石膏、潘石（矾石）等。这些药物很多都是属于食疗药物，如粮食类植物药，动物肉类药物等。体现了中医早期药食同源的思想。

如茯苓，“益甘：煮（煮豬）霝（苓）去滓，以汁肥豯，以食女子，令益甘中美”，条文中“霝苓”即为茯苓。《神农本草经》：“味甘，平。主胸胁逆气，忧恚，惊邪，恐悸，心下结痛，寒热烦满……久服安魂养神，不饥，延年。”

馬脯，即马脯，为马肉脱骨制成肉脯，《养生方》载“取刑馬脫脯之……服之六末强，益寿”，《本草纲目》：“马肉，味辛、苦，冷，有毒。主治伤中，除热下气……作脯，治寒热为痿证。”

与《五十二病方》相比，《养生方》的药物少有重样。一方面，缘于两书所治疗的疾病各有侧重，《五十二病方》主要以疡科方药为主，而《养生方》主要以补益方药为主。另一方面，《五十二病方》和《养生方》反映的是不同地域的疾病，所用方药也各有偏重。周一谋先生认为《五十二病方》着重反映荆楚地区的用方用药特点，《养生方》则反映的以北方为基础的全国性的用方用药特点。概而言之，《养生方》方药呈现出以下特点：首先，补益方药众多。《养生方》顾名思义，所载方剂以养生为主，全书收方凡八十八首，仅次于《五十二病方》。这些方剂以滋补为主，大抵可以分为两类：一是防止衰老的方剂，如收益寿方，云："□谷名有泰室、少室，其中有石，名曰駢石，取小者□□□□□□□□□□□□□□病益寿。"二是房中补益的方剂，譬如，治疗老年性痿的醴酒方："为醴，取黍米、稻米 □□□□□□□□□□□□□□□□□□□□ 稻醴熟，即每朝厌歡□□□□□□更□。"醴，为酒，《本草拾遗》说酒能"通血脉，厚肠胃，润皮肤，散湿气"，为补益佳品。此外，黍米和稻米不仅用作食物，亦是强健身体、健强脾胃之品。再者，中医认为，强身健体先要益胃，祛除水湿，保持脾胃之气充足，故《养生方》很多药物入胃经或脾经，比如稻米、黍米、干姜、乌喙、冬葵、青蒿、白苣、茯苓、稻米、颠棘、车前、秦椒、松脂、防葵、白茅根、生漆、戊厉、雄鸡、鸡子、牛肉、脂膏、猪膏、蚯蚓、蝥蝎、肥猭、马膂肉，马脱、马酱、马骨、云母、石膏、矾石等。又因方中补益多与肾相关，《养生方》用了许多归肾经的药物，譬如，蛇床、牛膝、梓实、泽泻、细辛、蜱蛸、赤蛾、牡鼠肾、鸟卵、春鸟卵、牡鸟卵、鹿朐等。这些方子中的用材，都是药物、食物同用。动物性药物多取鸡肉、牛肉、马肉、猪膏等。健脾益胃的药物本来就是补养身体的，故书中所用选材有药食两用的特点。

三、《养生方》中的内容特点

（一）《养生方》中的药物制剂

根据药物性能和病情需要，古代先贤常将方药加工成不同形态的制剂，古代传统制剂大致可分为液体剂型（如汤剂、酒剂、酊剂、露剂）、固体剂型（如散剂、丸剂、茶剂、丹剂等）、半固体剂型（如膏剂）。早在《黄帝内经》13 方中，就出现了汤、丸、散、膏、酒、丹等剂型。《养生方》与《五十二病方》所载的药物加工炮制基本相同。《养生方》中涉及的药物加工方法有干燥法、烹煮法。干燥法分为阴干、曝干、焙干。烹煮法包括水煮、酒煮、醋煮、油脂煮。阴干法在帛书中涉及多处，如"以

五月望取莱，简（兰），阴干治之，有（又）治白松脂之□□□□□□□
□□□□□□各半之，善裹以韦（苇），日一饮之，诲每饮，三指最
（撮）人酒中"。醋（酢）制法如"取赢四斗，以（酢）（戴）渍二日，
去赢，以其汁渍□肉动（撞）者，若犬脯□□，复渍汁，□□食脯一寸胜
一人，十寸胜十人"。

　　《养生方》中亦记载了特色的药物处理方式，如治阴方："取黄蜂百、
以美酱一梧杯渍，一日一夜而出，以汁渍疽疽糗九分升二。诲每食，以酒
饮三指最（撮）。"大意是黄蜂百即为蜂房，将蜂房浸泡于美酱中，经过
一昼夜，滤取其汁，再去浸泡炒锅的米麦粉，是药疗和食补结合的一种方
法。另有一药巾方，"取鸡鬼（纆）能卷者，产械，尽去毛，遗两翼之
末，而系县（悬）竿□□□□鸡靡（摩）（逢）蜂房大者，令蠡蜂萤之
厌，有又徙之，令以曝死。死，即悦去其□□□□其肌，善冶，以布丽
之，已，而以（邑）枣之脂弃之，而以辣涂布巾。即以布靡（摩）
足……此令人多气。"此方将刚会啼叫的公鸡生拔去毛，只余下两翅膀
末端的毛，将其悬挂在蜂房附近，蜜蜂将活鸡蜇死，留蜂毒于鸡肉内。
后将鸡肉冶碎，用布包裹曝晒，用枣脂拌和，涂于药布上，该药布具备
补益精气之效，用于摩擦两足，以治风湿性关节炎、类风湿关节炎等。
从这些特殊的制药方法来看，反映了当时医者善结合运用动物药和植物
药的特点。

　　在《养生方》中记载较多丸剂方药，制造丸药的赋形剂多样，在该书
中开始用到蜜或枣膏制丸的方药。蜜丸如"【一曰】：取乾（橿—姜），
桂、要苔、蛇床华（花）、□，皆冶之，各等，以蠠（蜜）若枣脂和丸"，
《养生方》中所称"枣脂"即为枣膏，以煮烂的大枣捣烂成泥状物，混
合方药成丸。在后世至汉代《伤寒杂病论》等成书中蜜丸渐成丸药的主
要药物赋形。除"枣脂"、蜜丸等赋形剂制丸，《养生方》中另有几种
特殊的方式：松脂："一曰：□饭者，其乐（药）以乌□、莫石、二泽
乌（泻）、蓬（术）、酸枣□等，冶，即以松脂和，以为完（丸），后饭，
少多自材（裁）。"动物血："男子用少而清，□【□□□□□□□□□
□□□□】□雄二之血和完（丸），大如□枣，以为后饭，治一即□。"
"男子用少而清雄二之血和丸，大如酸枣，以为后饭，冶一即□"（另种

表述）。乃"用少方"，用治于男子精液稀少症，以雄性动物之血和丸。鸟卵汁："八月取兔（菟）纕实阴干二（乾，乾）析取其米，冶，以韦裹。到春，以牡鸟卵汁畚（弁），完（丸）如鼠矢，阴干，□入八完（丸）叔（菽）酱中，以食。"以牡鸟卵汁掺和成丸。

周代以前我国酒的种类已是众多，周代已专设酒正一职负责掌管与酿酒相关事宜，见"五齐"（泛、醴、盎、缇、沈）、"三酒"（事酒、昔酒、清酒）、"四饮"（清、医、浆、酏）等酒名。"五齐"中的"醴酒"在《养生方》中亦有记载，原文言"为醴，取黍米、稻米"，乃为一种甜酒。后文中记载"以善酒三斗渍麦□□□□□□□□□□□□□成醪歙（饮）之"，"醪"同"醴"，同为药酒。书中去毛篇，有一方"以五月拔，而以称醴傅之"，欲拔出汗毛、口唇周围之毛，可直接用"称醴"（一种酒类）外敷于局部。其他记载，如"取黄蜂骀廿，[一]置一桮（杯）醴中，□到日中歙（饮）之"，以黄蜂骀和酒，酒作为溶媒以发挥药物更佳效果。书中关于"醴"还有一处记载，但缺失了标题与全条，只道"用石膏一斤少半，藁本、牛卻各一把置鬵□□□□□□□□□□□□□置蘗米二斗上，□其汁淳，反复簪□□中泰"，是以石膏、藁本、牛膝加上蘗米酿造成醴。《养生方·醪利中》所载药酒制作则是最古老的药酒酿造工艺。《养生方》记载酒作为药引或溶媒广泛应用于当时临床治疗及养生方面，早期社会对于酒的药理及养生作用有一定的经验积累，对后世医家应用酒剂产生深远影响。

（二）《养生方》中讲究的服药方式

方药根据内服、外用的不同，具有不同的服药方式，内服药常熬汤送服、酒服、醋服等，在《养生方》中有几处讲究的服药方式。如"日益一垸（丸），至十日；日後日捐一垸（丸），至十日，日□□□□□益损□□□□，令人寿不老"。药物制成丸剂后，每日服一丸，共十日，服药第一日只服一丸，从第二日起每日加服一丸，至第十日服十丸，但从第十一日起再由十丸开始递减至第二十日的一丸。如此服药，可"令人寿不老"。有一麦卵方"有恒以旦毁鸡卵入酒中，前饮。明饮二，明饮三有（又）更饮一，明饮二，明饮三，如此尽册二卵，令人强益色美"，此为一个营养滋补方，每日清晨餐前以酒服用鸡蛋，第一日一个鸡蛋，第二日两个，第三日三个，而到了第四日又变为一个鸡蛋第五日两个，第六日三个。以三日为一个周期，以七日为一个疗程。《养生方》中所载此类服药方式，是马王堆医书中时间医学观念的体现，是简帛医书时间医学思想中的择时施治的思想，但能否达到补益或增强疗效在书中尚未提及、有待考究，仅可反映出当时服用保健药物的习惯和特点。

（三）《养生方》中的养生之道

《养生方》中的方药主要具备防止衰老和房中补益功效，书中涉及防止衰老有"除中益气""走""疾行"等篇目。如"走"原文载"非廉、方葵、石韦、桔梗、茈葳各一小束，乌豪（喙）三果（颗），□□□□□□□□大□□后（厚）笞（朴）五寸，白螣蛇若苍梗蛇长三四寸，若□□□□□□□□□，各盅（冶），并以□若枣脂完（丸），大如羊矢，五十里一食。阴困出雒□□□□□□□□。"此条是用治于外出旅行时增加脚力的方药，用非廉、方葵、石韦、桔梗、茈葳等植物药配合白螣蛇、苍梗蛇等动物药和枣脂制成丸剂服用，可增加足力。书中还一处治疗"疾行"："取牛车枲暴（曝）带之，欲疾，一约之。一曰：行毋足痛者，南乡（向）禹步三，曰："何水不越，何道不枯，气（乞）我□□末。即取突墨□□□□□内（纳）履中。"文中道想疾走而足不痛，可用"突墨"，即为灶突墨，又称百草霜，烧杂草而成。书中主要以房中补益为主，如"老不起""不起""（洗）男""用少""勺"等。涉及老年男子阳痿、精液稀少、生殖器肿胀等疾病，从养生的角度探讨性机能知识，为最早论述性生活知识的文献。书中认为男女之交为人之天性、为人类繁衍后代的自然之道，虽男女之交为自然之道，然房中之事当有所节制，适当可养生，过则有损身心健康。书中亦提出书中男女之交的导引之法，即为性保健理论，提出了"七损八益"之说，并做出了详细论述。"七损"即为房中七种禁忌，"闭、泄、竭、勿、烦、绝、费"。"八益"为房事中有益健康的方法，"治气、致沫、智（知）时、畜（蓄）气、和沫、窃（积）气、寺（持）赢、定倾"，书中指出用八益以益气，衰老可复壮。善用"七损八益"，可有益身体，延年益寿。

概而言之，《养生方》中涉及的养生之道内容丰富，可归纳为：养生讲究顺乎自然，人当顺应自然，掌握自然规律，方可天人相应，达到延年益寿的效果。日常生活中饮食须有节，讲究重视据四时节令调节饮食，一年四时饮食当夏避温热、冬避寒凉，讲究饮食须重五味，"酒食五味，以志其气，目明耳葱（聪），被（皮）革有光，百脉充盈"，饮食五味乃气血津液化生之源，气血充足，百脉得养，方可延年益寿。延年益寿之法，提倡导引吐纳，导引为呼吸运动和躯体运动相结合的疗法、吐纳为吐故纳新，与现代运动方式相似、为后世养生学奠定一定的基础。

言而总之，中国古代早期社会已开始注重延年益寿及房中之事以养生，《养生方》为早期社会提供了相关知识，弥补了先秦时期该方面的空白，为早期社会人类健康长寿做出了一定贡献。

第二节 《杂禁方》

一、《杂禁方》概要

长沙马王堆三号汉墓出土的《养生方》竹木简，包括《合阴阳方》《十问》《天下至道谈》《杂禁方》四部医书，前三部为竹简，唯《杂禁方》是木简（见图 1-2-2）。《杂禁方》成书于春秋战国时期，内容与当时流行的道家医学养生观有关，以厌禁为主的方术之法。全书共 11 条，仅百余字。全书涉及祝由之事，因其与古医书同时抄录、出土于马王堆，故具备一定的史学价值，因其书名缺失，马王堆帛书小组根据其内容归于古禁方之列，命名为《杂禁方》。《养生方》书中主要为达到滋补强壮，增强体力目的，此外还有一些黑发方、健步方及治疗偏枯、阴部肿胀的医方，《十问》《天下至道谈》以房中术为主，《杂禁方》侧重以祝由法解决人际矛盾。

本书为木简，出土时候原与《天下至道谈》竹简合成一卷，本书在外，《天下至道谈》在内。书中前 11 条为主要内容，主要讨论怎样使用符咒等法来解决夫妻不和、婆媳不睦、婴儿啼哭及夜间多噩梦等问题。卷末佚文是出土后的原简编号为第 12—16 号简，因其出土时位置排列在内层紧邻，其下紧接第 17 号简乃《天下至道谈》的开首第 1 简。考虑内容和后书殊不衔接，故其文字仍应属《杂禁方》卷末所附，将其命名为《杂

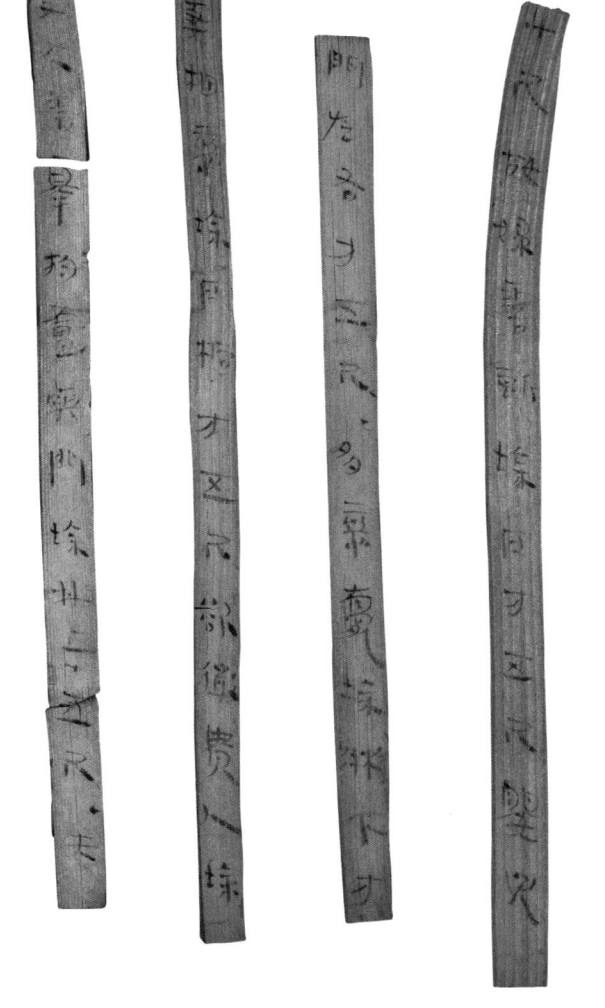

图1-2-2 《杂禁方》

禁方》卷末佚文，内容与房中事相关，条文内容亦可见于《十问》《天下至道谈》《养生方》等。

二、祝由科之名

《杂禁方》归为祝由科一列，祝，《说文解字》"祝，祭主祝词者。从示，从人、口。一曰从兑省。《易》曰'兑，为口，为巫'"。祝由术即是巫术。因在早期人类社会，人们尚不能客观认识疾病的发生，及无法解释生活中一些自然现象，往往将这些归结于鬼神作祟，欲通过祝祷为主的方法来驱赶鬼神说明无法解释的神秘现象。或兼用一些药物消灾治病的方法即为祝由术，是当时一种重要的治疗方法。早在战国时期便有许多通过卜筮诊治疾病的记载。《杂禁方》是马王堆出土医书中主要涉及祝由术之书，但书中的祝由之法多为将泥土涂抹在门、窗、床、井等处，用以调和夫妻关系、婆媳关系等人际关系。马王堆医书中同样记载了祝由术的《五十二病方》，书中禁咒疗法可用治于具体病症。一类是急症、重症、难症及方药效果不佳的病症，如外伤大出血、严重烧伤等，一类是病情不重但难愈，如体臭、体表肿块等，一类是病情较重且有精神神志症状的病症，如小儿神志异常的神昏等病症。由此可看出，当时的祝由之法不单是调和人际关系，亦可应用于疾病之中，涉及当时人们生活多个方面，故此治疗法古时人们日常生活占据重要地位，侧面说明早期巫术很大程度上是中医的早期形态。"祝由"一词最早见于《黄帝内经》，作为医疗手段存在，很多学者认为早于《黄帝内经》。祝由一意，大多认为是向上天或神明通过祈祷、祭祀等手段，解除身体疾病。还有部分人认为，如《五十二病方》中关于祝由法多联系"斩之……""杀之……"等词，理解为对致病因素予以诅咒，与其抗争以达到解除身体疾病。祝由一法，在《五十二病方》《黄帝内经》《抱朴子·内篇》《诸病源候论》《圣济总录》等中均有记载，在历代医事制度和医学教育体系中均有记录，隋代设有祝禁博士，唐代太医署中有咒禁博士、咒禁师、咒禁医、咒禁生之职，宋代太医局九科专设书噤（即祝由疗法）科，元代正式命名祝由科，至明代祝由十三科渐从官学体系中剔除，完全成为民间术法。从历代官方、医家对祝由术或多或少的记载，说明在古代社会祝由术在某种意义上是起效的。祝由术大致经历从民间走向官家再走向民间的阶段，起源于原始社会，在民间借助神秘力量发展后，同样与医学进入官学体系，这一过程不排除皇权需要借助神秘力量的目的。相比于医学，祝由术更具有神秘意味、神明色彩浓厚，进入官学体系时期，兼具有皇权色彩，服务于皇权。后期祝由术从官学体系被排除再次回归民间，谈及祝由术多关联"偏方""禁术"等词，效果参差不齐。

《杂禁方》中的祝由术大多未用到具体的方药，多是泥土或者符咒之法。在一些学者的认识中，祝由术是一种朴素的精神疗法，与现代心理学有相似之处。现代学者认为祝由治病尚需要三个前提，首先，"先知其病之所从生"，即需要掌握发病的病因。其次，"知百病之胜"，即掌握五行制胜的规律。再次，掌握以情制情的原则，如怒胜思，思胜恐。《杂禁方》中提及的术法，大多作用于门窗床井，更多像是一种心理暗示来调和夫妻、婆媳间等人际关系，知病之所生，以情制病情。

三、《杂禁方》中的方术

马王堆出土医书中，以《杂禁方》《五十二病方》为代表，主要涉及祝由方术。《五十二病方》大多借助药物完成祝由术，《杂禁方》中涉及到的方药不多，多为符咒之法，大致可归为两类，一类是祈祷法：土涂于窗户、门、床、井等处，以缓和生活中紧张的关系。一类是在木简中提及的：雌性短尾鸟的尾巴、指甲、左爪、狗头、眉毛之类，多以燔烧研末，送水服用。

祈祷法，如原文一"又（有）犬善皋（嗥）于亶（坛）与门，涂（塗）井上方五尺"，大意是有犬在庭院或者门口吠叫，这种情况下可以将地上五尺涂抹在井的上方来禁戒。在后世医书中记载了其他的禁犬吠的方法，如《千金翼方》"黄狗子……吾请黄帝、灶君、震宫灶土付与南山黄斑，北山黑虎……狼在汝前，虎在汝后，三家井底黄土塞汝口……吾出十里，汝亦莫起。急急如律令"，虽皆为禁止犬叫之祝由法，但前者为画符法，后者中多为咒法。如同为破解噩梦之法，《杂禁方》原文四"多恶薨（梦），口（涂）床下方七尺"，将泥土涂抹床下以破噩梦。在《千金翼方》以咒法破除噩梦，"天无梁，地无柱，魇蛊我者，还著本主，一更魇蛊不能行……魇蛊大小，驱将入镬汤。急急如律令"。

第二类用到了其他如鸟尾、指甲、爪子等生活常见物品，如鸟尾，《杂禁方》中记载：取两雌佳尾，燔治，自歓（饮）之，（微）媚矣。佳，《说文解字》中解释为短尾鸟"鸟之短尾总名也"。燔，烤之意，《孟子》"燔肉不至"。原意是将两只雌性的短尾鸟的尾巴用火烤，再研末，诉讼的当事人用水送服，则诉讼之事可以解决。眉，原文 11 "取其左麋（眉）直（置）酒中，歓（饮）之，必得之"。该句大意是夫妻关系不睦时，可将对方左侧的眉毛放在酒中喝下去，可促使夫妻和好。眉毛为发的一种，《五十二病方》记载"止血出者，燔发""燔发，以安（按）其痏"。"燔发"，即血余炭，具有止血作用。《杂禁方》中眉毛烧成灰放入酒中服用。在《五十二病方》亦有烧灰医治的方法，记载老鼠屎即五灵脂，解毒消肿，烧灰存性，外用疗毒疮，可治疗因过敏性因素所致的漆疮。古人认为发为人体重要组成部分，是精力的外在体现，《灵枢·经脉》"人始生，先成精，精成而脑髓生；骨为干，脉为营，筋为刚，肉为墙；皮肤坚而毛发长"。《素问·四气调神大论》"春三月，此谓发陈。天地俱生，万物以荣。夜卧早起，广步于庭。被发缓形，以使志生"，三月当披头散发，使得神志随着生发之气舒畅，头发接纳"天气"（即"阳气"），为给身体输入精气。古人将毛发、爪、须视作人体的组成极重部分，在巫术思维中，它们脱离身体后仍能与人有感应，并能代替本人。古人将毛发视作人身的精华，富有生命。头颅乃精存之地，发为精生之外在标志。毛发因此成为传统医学中观察疾病的一项衡量标准。中药与酒的结合，自古不少，在后世医家有不少以酒送服，如人参、枸杞子等泡酒，如炙甘草汤煎煮原文"上九味，以清酒七升，水八升，先煮八味，取三升，去滓，内胶烊消尽，温服一升，日三服"。皆为增强药效以助药力，而《杂禁方》中眉毛以酒送服产生何种医学效果尚待研究。

卷末记载两则为房中养生之说，如"黄神问于左神曰：'阴与九窍十二节俱生而独先死，何也？'左神曰：'力事弗使，哀乐弗以，饮食弗囷，其居甚阴而不见阳，猝而暴用，不待其壮，不忍两热，是故亟伤。讳其名，匿其体，至多暴事而无礼，是故与身俱生而独先死。'"。黄神，部分学者认为是假托黄帝之名，亦有学者认为是灶神。左神，有句芒氏或道教神名或史氏的解释。根据周一谋先生的见解，此处是灶神和史氏关于房事养生的对话。灶神问史氏："阴与九窍十二节俱生而独先死，何也。"与《十问》《天下至道谈》中有相似原文，而此两部书内容以房中术为主，故对于该段理解有学者认为是关于房室养生须节制，指出纵欲过度将导致人体衰老与功能丧失。另一"怒而不大者，肌不至也。大而不坚者，筋不至也。坚而不热者，气不至也。肌不至而用则痿，筋不至而用则□，气不至而用则避，三者皆至，此谓三诣"。虽然已经产生冲动，而没有挺拔生长，是因为肌肉尚未达到通达的缘故。虽然已挺拔生长，而未达到刚强的程度，是因为筋腱尚未通达的缘故。若已达到刚强的程度，而没有出现局部发热的情况，是因为体内的气尚未通达的缘故。肌肉未通达，则会萎缩。筋腱未通达，缺字。体内的气未通达，则一直气一直隐匿于内，无法流动在身。则气一直隐匿于内，无法流动在身，乃是房事养生的内容。

四、《杂禁方》中的内容特点

（一）立足民生视角，服务大众

《杂禁方》全书 11 条，文字内容简约、通俗易懂，文字直白，书中缺损较少，基本内容完整。涵盖民众的日常生活，不单单是对于疾病的诊治，还涉及日常的夫妻关系、婆媳关系的处理，虽然简书中所用方法为祝由术法、缺乏一定的科学依据，对于方药的使用不比《五十二病方》广泛，所用之物皆如泥土、女子指甲、眉毛等，是日常生活中容易获得的物品，但不乏看出当时医学工作者对于民生的关注。故《杂禁方》立书，不仅内容关乎当时民众的生活日常，破除之法也很贴近日常生活，很大程度上为大众服务。

（二）巫医混杂

春秋战国时期的医学，巫、医斗争激烈，巫医并称。南方荆楚地区巫风尤炽，巫师实际参与了医学体系。早期人们对于医学的认知尚未清晰，对于疾病的诊治既有偶然因素，也有经验累积，故医学体系尚未完全独立。对于难以解释的现象，因信仰神明，人们往往会将一些行为归结于神明之说，因此巫师在早期是兼任医师的职责，巫是早期社会医的起源。马王堆医书成书时期处在我国传统医学由巫医混杂走向医学独立化，其中《杂禁方》多是应用祝由术法，未用具体的方药，术法的施法对象也非人，所以很大程度上是假托神明、具有神秘色彩，称为巫；因能达到治疗效果，称为医。

（三）情志致病思想

先秦两汉对于疾病预防的措施主要包括医术（药物、针灸）、养生、祝由三方面。祝由法在古代医学中占据一定的地位，维持着生命力，离不开与情志致病的因素。情志因素是古代医学中病因病机重要一项，早在

《黄帝内经》对其详细的描述，提倡重视情志因素。"余知百病生于气，怒则气上，喜则气缓，悲则气消，恐则气下，寒则气收，炅则气泄，惊则气乱，劳则气耗，思则气结"，喜怒思悲恐五情五脏的气机运行。《杂禁方》是祝由术的代表书籍，书中记载非具体疾病，以祝由术法解决噩梦、婴儿啼哭等问题，后世医家从情志致病的角度认识，从现代心理学的角度解释书中祝由术法，在医学模式"生物–心理–社会医学模式"的背景下，发现心理疗法对治病具有积极意义，意味着祝由术在现代临床亦能发挥积极作用。取其精华，去其糟粕，以现代医学的角度科学认识古代医学典籍，古今合用，方可助力中医药焕发新的生命力。

第三节 《疗射工毒方》

一、《疗射工毒方》概要

《疗射工毒方》于 1973 年冬在湖南省长沙马王堆三号西汉古墓出土的医书，在整理初期《疗射工毒方》部分属于《杂疗方》内容，后经整理，将其分为两部分，其中一部分为《疗射工毒方》（见图 1 - 2 - 3），其余部分为谈房中术的《房内记》。单独整理的《疗射工毒方》以记载治疗蜮毒的药方为主。"蜮"在古代典籍中又名"射工""射弩""射影""抱枪""溪鬼虫""水狐""水弩""短狐"等。《备急千金要方》卷二十五"治三种射工虫毒方"下："江南有射工毒虫，一名短狐，一名蜮。其虫形如甲虫，有一长角在口前如弩。檐临其角端，曲如上弩。以气为矢，因水势以射人。"《诸病源候论·射工候》："江南有射工毒虫，一名短狐，一名蜮，常在山涧水内。""夏月在水内，人行水上，乃以水洗浴，或因大雨潦时，仍逐水便流入人家，或遇上牛马等迹即停住，其含沙射人影便病。"基于此种认识，故而《疗射工毒方》既有针对疾病具体的药方，又有祝由术。

二、《疗射工毒方》中的方药

本书有可释条文 14 条，对涉及疾病多以单味药论治，却依旧体现了中医内治法、外治法、食疗法等。主要以外治法为主，据《中医大辞典》

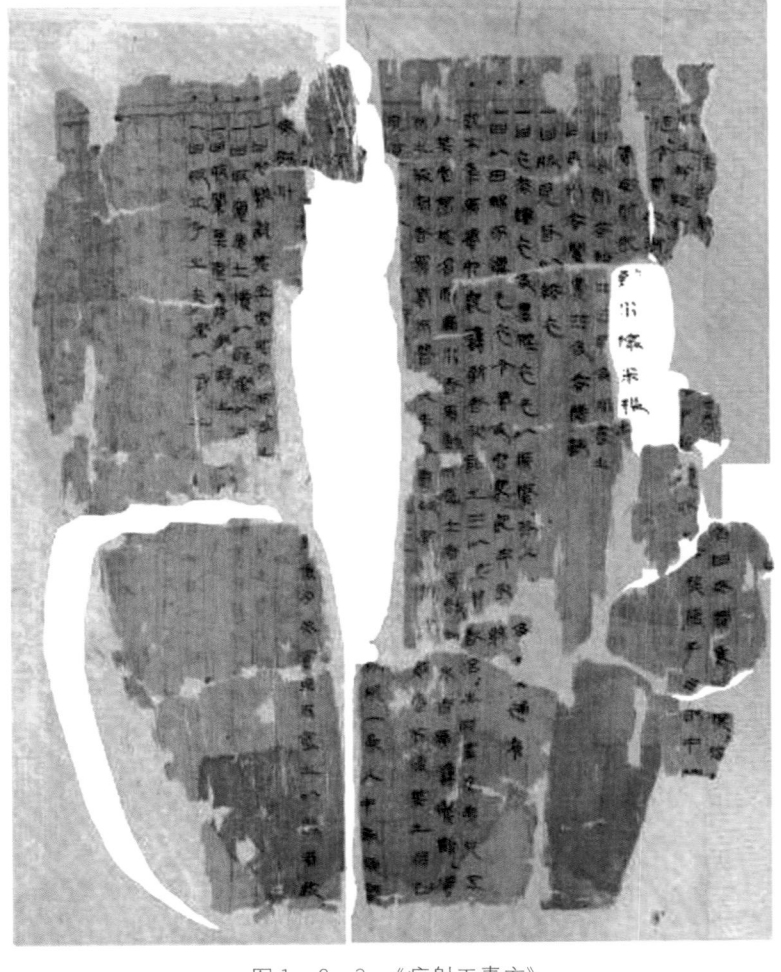

图1-2-3 《疗射工毒方》

释，外治法泛指除口服药物以外施于体表或从体外进行治疗的方法，《疗射工毒方》中的外治药物的使用均符合上述描述。《疗射工毒方》中除服用植物药外，服用的部分动物药亦可看作食疗法的一种。部分内容还涉及祝由方术，虽有残缺，但是大多可以理解其意，部分内容经释义后发现，与后世所记载或应用某些方法具有相似性。

《疗射工毒方》中涉及药物十余种，其中涉及植物药、动物药和矿物药。植物药：禁（蒜）、闌實（蓝实）、陵餃（菱角）。动物药：鼄（蜇）。矿物药：涅石（矾石）、竈黄土（伏龙肝）。还有一种动物排泄物，蚯蚓泥也属药物的一种。还有部分涉及的物品，如提到米、见（马齿苋），上述这些物品的使用，非单纯的药治法，还涉及祝由术。

概而言之，《疗射工毒方》呈现以下特点：一是涉及的疾病和药物甚少，有关其发病症状的描述，仅可与后世互间而认识。《外台秘要》载："初得时或如伤寒。或似中恶，或口不能语，或身体苦强，或恶寒壮热，四肢拘急头痛，旦可暮剧，困者三日则齿间血出，不疗则死。"《张氏医通蛊毒·射工溪毒诸中毒》载："有似伤寒。先恶寒。寒热筋急。亦如中风。便口噤不能语。朝苏暮剧。寒热闷乱。是其证也。"二是部分药物并不作药用，属于祝由术应用范畴。

（一）内治法药物

蒜，《疗射工毒方》："一曰：每朝嚃（嗫）蒜（蒜）二三果（颗）及服食之。"《本草纲目》："蒜字从（音蒜），谐声也。又象蒜根之形。中国初惟有此，后因汉人得胡蒜于西域，遂呼此为小蒜以别之。"故崔豹《古今注》云："蒜，茆蒜也，俗谓之小蒜。胡国有蒜，十子一株，名曰胡蒜，俗谓之大蒜是矣。"有关蒜可治射工毒的记载，《千金翼方》云："蒜，味辛温，有小毒，归脾胃，主霍乱，消固理胃温中，除邪痹毒气。盖蜮生南方，蒜乃云梦之荤菜，且具杀毒之功，故或可用于防蜮避毒。"有关其适用的治疗症状，在《肘后方》有记载："水毒中人：一名中溪，一名中湿，一名水病，似射工而无物。初得恶寒，头目微疼，旦醒暮剧，手足逆冷。三日则生虫，食人下部，肛中有疮，不痒不痛。过六七日虫食五脏，注下不禁：以小蒜三升，煮微热（大热即无力）以浴身。若身发赤斑纹者，毋以他病治之也。"

蓝实，在《疗射工毒方》中记载为："一曰：每朝嚃（嗫）阑（蘭）實三及嚃（嗫）陵（菱）餃（芰）。"本条中出现两味药物，服用后皆有解毒功效。蓝实，《神农本草经》载："味苦寒。主解诸毒，杀蛊蚑，注鬼，螫毒。久服，头不白，轻身。生平泽。"据《本草纲目》记载，因其杀虫解毒之性，食用蓝实或可预防蜮伤。

菱芰，俗名菱角，一名芰，《本草备要》载："甘寒。安中消暑，止渴解酒。有两角、三角、四角、老嫩之殊（《武陵记》以三角、四角者为芰，两角者为菱。菱花随月而转，犹葵花之向日）。"《本草纲目》载：

"菱可'解酒毒，射罔毒'。"

（二）外治法药物

《疗射工毒方》所涉及的外治法皆为尉（熨）法，尉（熨）者，"熨"的核心义是用手持火从上向下按，使事物平展。"尉"作为官职名，有镇抚百姓，使天下太平之意，如县尉；作为加热器物可使衣物平展，如《通俗文》"火斗曰尉"，火斗即熨斗。应用于中医，就是"熨法"，作用于人体肌表，蠲除病痛，使人平安无患。作火斗、熨治之法讲，"尉""熨"为古今字，古韵于胃切或纡物切，今读 yùn。

《疗射工毒方》治蛕、蜂射伤方中有 3 则，具体为"一曰：取竈黄土，渍以醯，蒸，以熨之""一曰：取蘭葉，產（生）壽（擣）（捣），蒸，熨之""一曰：取蚯蚓之矢，蒸，以熨之"。据后世考证此 3 则皆属于蒸熨法。这种操作方法通过特定加热方式，多为火法或水火共制法，主要是蒸、炙烤、熬等来实现。"熬"是先秦两汉时期较为常用的药物炮制方法，《伤寒论》中多次使用该方法，如"加莞花（如一鸡子，熬令赤色）""瓜蒂（一分，熬黄）"等。金代刘完素《黄帝素问宣明论方》中云"仲景乡俗异语云炒作熬，下凡言熬者，皆干炒也"，指出"熬"即后世"炒"，这种炮制方法的特点之一就是不掺加溶剂而使富含汁液的药物水分减少。前文提到的治"伤痉"方中有"（熬）盐令黄"，一可提高纯度，去除杂质；二可增强药效，《证类本草》载"食盐"条亦载煎盐外用可治金疮中风。

竈黄土（伏龙肝），《本草纲目》云："释名灶心土，弘景曰：此灶中对釜月下黄土也。以灶有神，故号为伏龙肝。"《证类本草》云："取捣筛，合葫涂痈，甚效。"

蚯蚓矢，《本草经集注》中白颈蚯蚓条下载："其屎，呼为蚓蝼，食细土无沙石，入合丹泥釜用。"《本草纲目》中名"蚯蚓泥"，又称"六一泥"，可治蜈蚣蜇伤，解射罔毒。

蓝，"蘭：《神农本草经》称蘭草，味辛，平。主利水道，杀虫毒，辟不祥。"后世认为，亦可看作蓝实叶，蓝实，《神农本草经》云："蓝实，味苦，寒。主解诸毒，杀蛊，注鬼螫毒。久服，头不白轻身。生平泽。"后有关蓝叶的认识仅见于《名医别录》，"蓝叶，无毒。其叶汁，杀百药毒，解野狼毒、射罔毒。其茎叶，可以染青。生河内。"

上述这些药物的特点是随取随用，方便快捷，尤其是在紧急情况的处理中具有优势，且皆与熨法相结合，表明先秦两汉时期，人们在生产、生活劳动中发现加热泥土、树叶或包裹药物置于体表可以缓解病痛，熨法便由此发源。由于对火的崇拜，认为火可以驱邪禳灾，多种火疗法应运而生，而熨法作为其中之一，亦有其特点。由于操作时人体与火源不直接接触，且药物多通过蒸、烤的方式加热，体感干燥，温度柔和，又可与刺法、按摩相结合，故而温通经脉的效果更佳。

（三）祝由术中所涉及的药物

"祝由"一词在帛书《五十二病方》未出土前，最早见于《黄帝内经》。《黄帝内经·素问·移精变气论》："黄帝问曰：'余闻古之治病，惟其移精变气，可祝由而已。今世治病，毒药治其内，针石治其外，或愈或不愈，何也？'岐伯对曰：'往古人居禽兽之闲，动作以避寒，阴居以避暑，内无眷慕之累，外无伸宦之形，此恬憺之世，邪不能深入也。故毒药不能治其内，针石不能治其外，故可移精祝由而已。'"前人据《黄帝内经》或训为"祝说病由"，或训为"联绵词"，然后世总觉有牵强附会之意，直至帛书《五十二病方》出土，后世有更多语料依据研究，从而提出"祝由"是述补结构，在汉代以前表示向鬼神祈祷以禳除疾病。"祝由"术能禳除的疾病主要是外伤外疮类，诸如蜂蛰伤、蝎蛰伤、蛇咬伤、蛞蝓咬伤，或瘊子、痈疽、漆疮等，而最常用的禳除法是：祈祷法、行为法、祈祷与行为配合疗法；祈祷与药物配合疗法；祈祷与行为、药物综合疗法，绝对不存在"诅咒"的言行。

《疗射工毒方》中明确记载用祝由术的有 4 则，其中 1 则有争议，现将其分别记录如下，如直接用祈祷法，"即不幸为蛾虫蛇蠡射者，祝：之三，其射者名名之，曰：某，女（汝）弟兄五人，某索智（知）其名，而处水者为鱼支，而处土者为蚑，树木者为蠡、斯，蜚而之荆南者为蛾。而晋□未□，璽（尔）奴为宗孙。某贼，璽（尔）不使某之病已（已）且復□□□□□□□□□□□□□□"此为祈祷疗法。《千金翼方》卷三十《禁经下》载《禁恶蠓蛰人毒法》："蛆似蜂著山蕖，蠓似蜗著山腹，老蠓蚑缘木枝，兄弟五人吾都知，摄汝五毒莫令移，汝不摄毒灭汝族，急急如律令。"与帛书咒语相似。如用行为法，"蛅毋射：即到水，撮米投之。"中国自古即有用"米"驱鬼的记载，用"米"驱"蛅"亦同。"一曰：以田暘豕邋（鼷）屯（纯）衣，令蛅及虫（蟲）蛇蛇弗敢射。"一个人身着田豕邋（鼷）的毛做的衣服，蛅和其他虫类及蛇则不敢咬他，颇具那一时期向自然学习的特征，用动物羽毛吓蛅和其他虫类及蛇，颇具巫术色彩。"一曰：衣赤繲（繩）衣及黑涅衣，屯（纯）以馬繫（氂），若以□及□補夜（腋）"衣赤（繩）衣及黑涅衣：这里提到了两种衣物，一种是赤色的衣服，另一种是黑色的衣服。黑涅衣是使用矾石染黑的衣服。"今按：清龚自珍《捕蛅第一》："又用方诸，取月中水洗眼，著纯墨衣，则人反见蛅，可趋入蛅群；趋入蛅群，则蛅眩瞀。"文中有衣"純墨衣"可見"蛅"的說法，可資比較。屯（純）以馬（氂）：这部分可能描述了一种衣服制作方法或者处理方式。若以□及□補夜（腋）：这部分描述了一种治疗方法，似乎是指使用某种物质或方法来补充或处理腋下的情况，其中的缺失文字（□）使得确切含义不明。整合这三部分之意，意在指出那个时期认为穿某种染料染色的衣服也可防治蛅。但是，至于有争议的 1 则，"一曰：服见，若以緅（綴）衣。"通常有两中解毒，一种是"服"为佩戴意，"见"为緅，《说文解字》同"茧"，《本草纲目》记载，蚕茧具有治疗痈疽的功效，但是需要煮食后才可以起效。由于本条所提的治疗方法为"佩戴"，故而认为此条有祝由术的色彩。然而，对于此条同样有另一种认识，部分人认为，"服"为穿衣服，"见"为"苋"，指马齿苋或者赤苋，在《医方类聚》卷一百六十五虫毒门"治射工中人，寒热，或发疮，偏在一处有异于常者方"有又方謂："取赤苋菜，熟捣取汁，每服一升，日四五服。"然下半句为，"若以緅衣"，"綴"为皆结或饰，究竟是用"蚕茧"还是"马齿苋"呢？目前来看，还需要进一步求证。

至于《疗射工毒方》记录的其他 2 则，如鳖，在《疗射工毒方》中记载为："一曰：刑鳖（鼈），歠其血，烝（蒸）其肉而食之。"此条并未指出鳖有解毒的功效，据后世考证，《名医别录》云："鼈，肉味甘，主伤中，益气，补不足。"或可提示中毒治疗后宜补益中气。及"一曰：取□□□□□□□□□魿魚，夕毋食，旦而食之，以厭爲故，毋歠（歠）汁"。从出土照片看，字残留左旁"鱼"。以厭爲故：厭，同饜，饱足也。

厌字本身亦可训为"飫也""足也"。此处指吃饱吃足。故，度也，限度。《素问·至真要大论》："适事为故。"以厌为故，即以食够为限度。上述两则是《疗射工毒方》中明显区别于其他几则的，但也体现了《疗射工毒方》不同的学术思想。

三、《疗射工毒方》中的学术价值

《疗射工毒方》其篆书年代可以上溯到公元前6—前4世纪春秋末至战国之际，甚至更早，其最晚见于汉文帝，《疗射工毒方》虽然仅有几则，但是经释义后可发现，对疾病、药物、治法的认识和应用，与后世部分医家的认识具有相同点。目前对《疗射工毒方》的内容的研究甚少，但是，《疗射工毒方》作为一部古代医学文献，其学术价值不仅体现在对毒药治疗和解毒方法的系统总结上，更体现在对古代医学智慧和经验的传承上。通过对该书的研究和学习，我们可以更深入地了解古代医学文化的发展脉络和医学家的智慧结晶，为现代医学的发展提供新的思路和启示。

在现代社会中，虽然医学技术和治疗方法日新月异，但我们仍然需要保持对古代医学文献的尊重和传承。这些文献不仅是我们了解历史和文化的重要途径，更是我们探索未来医学发展的重要基石。因此，我们应该珍视《疗射工毒方》这样的古代医学文献，深入挖掘其学术价值，为现代医学的发展贡献智慧和力量。

第四节 《五十二病方》

一、《五十二病方》概要

帛书《五十二病方》于1973年出土于湖南长沙马王堆三号汉墓（见图1-2-4）。全书抄录于一高约24厘米、长450厘米长卷上，长卷之后5/6部分和《足臂十一脉灸经》《阴阳十一脉灸经》甲本、《脉法》《阴阳脉死候》四篇一起写在两张帛上，每张帛书宽度为48厘米，长度为110厘米。其折叠方式是：首先，将两张帛背靠背地叠在一起（有字面在外面）；其次，以第一张帛为内侧，上下对折一次；最后，以经折装的形式折叠。据考证，帛书书法字体与《秦金文录》《诅楚文》等秦铭文相仿，基本属秦系小篆文字，其中有些文字结构类似战国早期的楚国文字，由此可以推论，出土帛书中《五十二病方》的字体算是较早的一种。其篆书年代可以上溯到公元前6—前4世纪春秋末至战国之际，甚至更早，其抄录年代则不晚于公元前3世纪末秦代或秦汉之际，并于汉文帝十二年（公元前168年）随葬于墓。

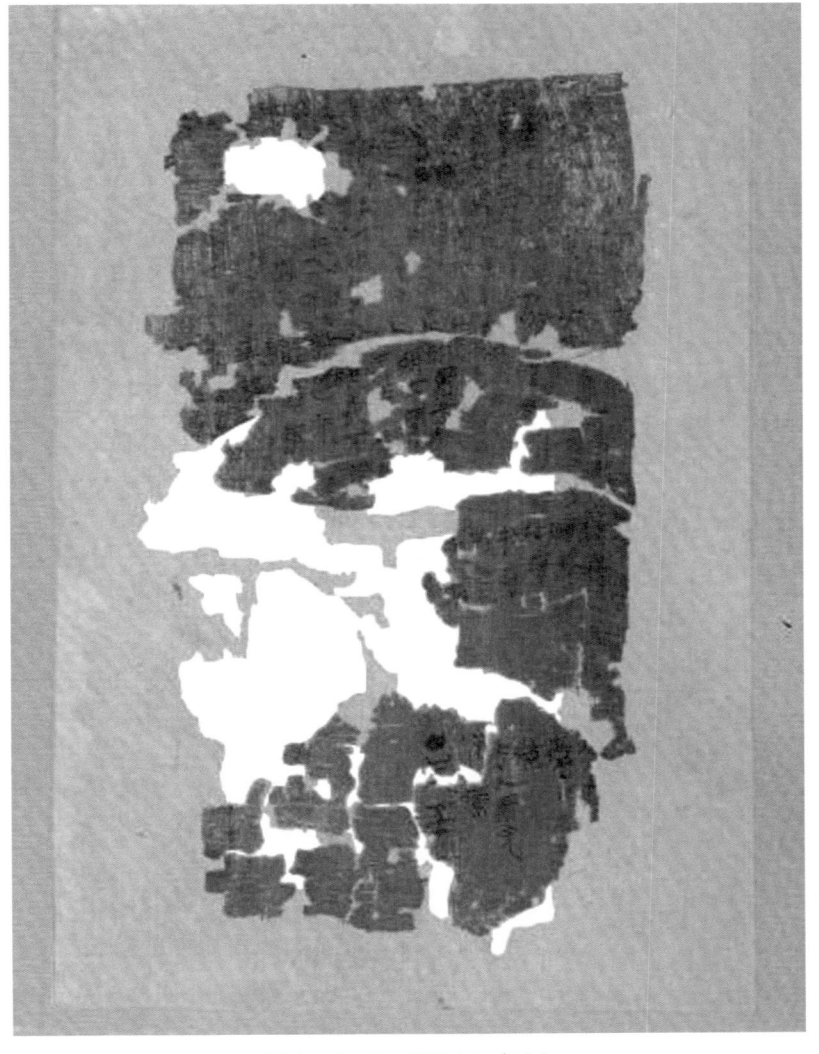

图1-2-4　《五十二病方》

《五十二病方》是现知中国最古的汉族传统医学方书，系马王堆三号汉墓出土医书中内容最丰富的一种。该书出土时本无书名，因其目录列有52个标题，且在这些标题之后有"凡五十二"字样，所以整理者据此而给该书命名。据考究，可以说《五十二病方》是我国现在所公认的已经发现的最古方剂医书，对于我国方药学的研究有着重大意义。它首尾俱全，内容丰富，全书计有14 000余字；收载医方近300首，现存283首；用药247种，包括动物、植物、矿物、金石四大类，所用剂型达十数种；使用病名约103个，涉及内、外、妇、儿、五官科等方面。其在方剂的组成、治法、剂型以及服药方式等诸多方面都有所涉及，可见其已初步具备方剂学的基本内容（见下表1-2-1）。

表1-2-1 《五十二病方》全科医学谱

科别	疾病名称
外科	诸伤、伤痉、狂犬啮人、犬噬人、巢者、夕下、毒乌喙、疽、蛭蚀、蚖、疣者、白瘾、大带、螟病、□蠸者、脉者、牡痔、牝痔、胸痒、疽病、□烂者、胕膫、胕伤、痂、蛇啮、痈、鬈、虫蚀、干瘙、去人马疣、治瘃
内外	癫疾、人病马不痫、人病□不痫、人病羊不痫、人病蛇不痫、宏、瘁病、弱□沦者、膏溺、肿囊、癃、诸食病、魅
儿科	婴儿病痫、婴儿瘛
妇科	婴儿索痉
五官科	嗌疽、喉痹、蚖食齿、蚖食口鼻
不详	□者、□□、诸□病

二、《五十二病方》用药特点

《五十二病方》中共载有药名247个，使用的药物大多为日常生活中所常见、常用之物。全书283方中，除去祝由、未用药物及原文残缺过多无法还原的处方86首，剩余197方中仅由单味药物组成的有78方，由两味及以上药物组成的有119方，由此可知，该时期的方剂组成主要是以一二味药物组成的小方为多见，表明此时期为方药学发展的初始阶段。对于药物的配伍应用，《五十二病方》中不仅可见通过药味加减来改变方药组成及功效，还出现了药量加减法，例如在疽病篇中，治疽基础方为：白蔹、黄芪、芍药、桂、椒、姜、茱萸、酒，根据疽病不同类型，文中提出了"骨疽倍白蔹，肉疽倍黄芪，肾疽倍芍药，其余各一"，又治疗痈疽已成脓之时用疽病方加甘草。这表明当时人们已经有了依据不同症状、疾病分型来辨证论治的早期辨治思想，同时，也反映了先秦时期药物应用已经具备了将多味药物组合成复方的能力。

三、《五十二病方》方书特点

总结《五十二病方》的方书特点，可总结为：第一，随证合方，其法自见。该书中除了可见汗法、温法、清法、补法、消法，并且，还有两法或多法的联合应用，充分体现了"以证立法、以法制方"的实践。第二，以病列方，分类简朴。以"篇章-节段-病症方药"3层结构形式，包括"辨病+辨证+方药"，或者"辨病+方药编写"的具体处理方法，具备了理法方药体系的基本框架，彰显出基于"病类或病种-症状群或症状-复方或单药方"的临床模式。该方法对后世影响较大，如晋代《肘后备急方》，唐代《千金方》《外台秘要》，明代巨著《普济方》，清代名医叶天士著《种福堂公选良方》等方剂著作，都是采用以病分类法的。《五十二病方》属于医方类著作，偏于临床经验的记载，因此不似医经著作那样用阴阳五行等哲学命题去论辩医理，也不必求得完整，去探讨机制，落实到脏腑上，所以不见五行及脏腑名称是可以理解的。其次，《五十二病方》在疾病种类及病名上与现代疾病命名有很大出入，且《五十二病方》无方名。这一点，从《五十二病方》抄写的体例，病种的偏重上，可以看出它是实用型的方书，流传于民间及军事战场上，尚不及整理命名或无命名之必要。第三，制方规矩，变方灵巧。该书中方剂遵从"君臣"制方，并通过药物剂量及药味加减灵活变通。第四，制剂赋形，精巧实用。该方书中剂型多样，包括丸、饼、曲、酒、油、膏、药浆、汤、散、灸、熨、熏、胶、煎、浸殊、水溶、丹等剂型，较《黄帝内经》所载的方剂剂型还要多出七八种。以这些剂型的制作来看，其操作之精细，方法之多端，真堪称生动活泼，巧夺天工。第五，煎服讲究，理法内寓，该方书中详细地提到了煎药器具、煎药溶媒、煎药火候及服药方法均有较详细记载，对后代医家影响极大。

四、《五十二病方》内容特点

（一）《五十二病方》的来源

通过对《五十二病方》内容的研读，我们可以观察到其可能源自南楚地域的医方书。以下是一些证据：反映南楚巫文化：南楚地区尊重巫文化，而《五十二病方》中出现了 34 首祝由方，这可能反映了南楚地区对巫术的重视。在《五十二病方》中，保留了南楚方言，如《五十二病方》婴儿索痓篇中"取封殖（埴）土。治之，封埴二，盐一，合挠而烝（蒸），以扁（遍）熨直冒挛筋所"，其中"封埴"一词指代南方特指的蚂蚁巢黏土。这显示了该书与南楚地域的联系。载有南楚常见疾病：南楚地域属于湿热环境，常见蛇虫鼠蚁等咬伤的疾病，如《五十二病方》所载疾病中即有关于蝎、蛭、蚖、蛇等咬伤的治疗医方，这些疾病的治疗方案，反映了对当地疾病的关注和应对。应用南楚地方药物：书中提到的药物，如百合、白蔹、地肤子、酸浆等，产地多在南楚地域。而马王堆汉墓出土的实物也证明了这些药物在当时的应用情况。综上所述，《五十二病方》的内容和语言特点表明其可能源自南楚地域，反映了当地的文化、方言和医学实践。

（二）《五十二病方》的疾病发病观

《五十二病方》中的观点认为疾病的根源在于"不德"，即违背自然规律所导致的种种因素。这些因素包括了多方面，如鬼神情志、有害气候环境因素、外伤邪侵、动物昆虫咬伤、饥饱伤食，以及不合乎人性的行为等。这种观点强调了人与自然和谐相处的重要性，认为只有顺应自然规律，修养心性，才能真正预防疾病的发生。

在《五十二病方》中，将治病的过程分为以下几个环节。①病症分类：书中对疾病进行了分类，共列出了 52 类疾病、108 个病种，涵盖了各种常见的病症。从《五十二病方》对疾病的命名与分类上可发现，《五十二病方》已经对症状的分析、证候间的联系有了比较深刻的了解，从而为疾病诊断和临床治疗指明了总体方向，即明确病因病位、病变特征，疾病与证候之间交叉互异，同一疾病又有发展进程。②养德：强调顺应自然及心性修养的重要性，包括通过巫方祝由、合理饮食（如食用香辣食物等）等方法来维持身体健康。③归德：治疗疾病的过程中，着重于使用辛香药物进行外治内服，采用物理疗法、灸疗法等方式来治疗疾病，并且提倡遵循禁忌等防病治病的原则。④数术：包括对天文、历谱、五行、蓍龟、杂占、形法等方面的知识和技巧的运用，用以辅助诊断和治疗疾病。⑤方技：包括医经、经方、房中、神仙等方面的医疗技术和知识，用以指导具体的治疗方法和药方。

综合来看，《五十二病方》的治疗观点体现了对人与自然关系的认识，主张通过修身养德、顺应自然规律，以及综合运用医疗技术和知识来预防和治疗疾病。

（三）《五十二病方》的治则治法观

治则，即治疗疾病时必须遵循的基本原则，其指导着治法的制定及应用；治法，是治疗疾病的具体方法，为治则精神的外在表现形式。《五十二病方》作为我国已发现的最早医方书，其开创了我国治则学形成和发展的先河，书中有关治则治法可归纳总结为：治求标本、区分缓急、辨治异同、三因治宜、随症施治等五个方面。

治求标本，即根据病变过程中各种矛盾的主次关系进行治疗。"本"和"标"相对而言。如《五十二病方·蚖》云："蚖：（蔺）兰，以酒沃，（饮）其汁，以宰（滓）封其痏，数更之。"治毒蛇咬伤，内毒是根本，服兰草以"利水道，杀蛊毒，辟不祥"（《神农本草经》），加入酒中煎煮，以通血脉、散毒邪；外伤是其标，取其药滓外敷伤口。汁滓皆用、内外合治之法的出现，说明中医学在早期的医疗实践中就开始用治求标本的方法来解决疾病的具体矛盾。

治分缓急，病势有缓急，证候有轻重，在治疗中区分先后缓急，抓住主要矛盾，方可不延误病情。如《五十二病方·诸伤》云："止血出者，燔（发），以安（按）其（痏）。"新病出血，病势急骤，当先止血以治标，予头发洗净煅炭外敷并按压伤口，病情缓和，再治本病。

辨治异同，一病多方，同病异治。如《五十二病方·雎（疽）病》"骨疽倍白蔹，肉疽倍黄芪，肾疽倍芍药"。同为疽病，症状既分骨、肉、肾疽之异，治疗亦据症状之变改变方剂作用的重心。如"治心腹为病也……取消石大如桃人（仁），温浆若水一杯中畬（歕），出，日一，此已其病在心、腹、肝、肺间者，旦食"。可见，病在"心、腹、肝、肺间者"，以硝石为治。

三因制宜。疾病的发生、发展、转归受时令气候、地域环境、个体差异等多因素影响，依据气候、地理、病人三者关系，制订适宜的治疗方法，这是中医学辨证论治在治疗上的体现，是整体观念的实际运用。如取雷丸三颗，研磨成末，与猪脂膏相混合，小婴儿半斗水，大婴儿用一斗水，根据年龄大小决定治疗小儿痫证药液量，这是因人制宜的具体体现。

随症施治是针对疾病主要症象而采取的正治治则，如伤痉篇"冶黄芩、甘草相半，即以龁膏财足以煎之"，对于痉症属热甚者，用黄芩等苦寒之品来清热解毒、缓急止痉。

（四）《五十二病方》的组方配伍观

方剂，是指在辨证指导的基础上，依据疾病不同需要，利用药物七情，配伍组织而成。深入剖析《五十二病方》的方剂组成规律，发现《五十二病方》组方配伍上已具有后世所述的七情配伍、君臣佐使配伍、方证相应或方病相应、十剂配伍的学术思想。

七情配伍。配伍七情又称药物七情，《神农本草经·彼子》曰："有单行者，有相须者，有相使者，有相畏者，有相恶者，有相反者，有相杀者。凡此七情，合和时之，当用相须、相使者良，勿用相恶、相反者。若有毒宜制，可用相畏相杀者，不尔，勿合用也。"此七情在《五十二病方》均有体现，如单行则见癃病篇"血癃，煮荆，三温之而饮之"；相须、相使协同增效见于诸伤篇"□□膏、甘草各二，桂、畺、椒□□□□□□□□□□□□□□□□□□□□□□□□毁一烷音酒中，饮之"，方中肉桂与干姜同用，两者同属温里药，都可温里散寒。相畏、相杀是有关于药物之间解毒与被解毒的配伍关系，是临证运用毒药剧物时常用的配伍方法，其在《五十二病方》中的运用主要体现乌头的配伍应用中，《五十二病方》中主要用甘草、食醋等与乌头配伍以减轻乌头毒副作用。

君臣佐使，《五十二病方》中方的组成虽以一两味药为主，三四味药及以上组成的复方数量较少，但从中依旧可看出其组方之严谨，君臣佐使之分别，如疽（疽）病篇"冶白莶、黄蓍、芍乐、桂、畺、椒、朱（茱）

臾（萸），凡七物。骨雎（疽）倍白莶（蔹），肉雎（疽）【倍】黄蓍，肤雎（疽）倍芍药，其余各一。并以三指大冣（最—撮）—入音（杯）酒中，日五六歙（饮）之"，该方共七味药，配伍法则严谨，君一臣二，符合《素问·至真要大论》中"君一臣二，奇之制也"的君臣配伍比例。

有是证，用是方，谓之"方证相应"，即根据不同证候特征，遣用相应之方，如治血淋用葵花子、猪皮胶、治气淋用葵花子、治热淋用头垢、衣领、治石淋用石韦、酒和治膏淋用硝石。《五十二病方》已对有血淋、气淋、热淋、石淋、膏淋之分，与现今淋病分型相差无几，表明当时对淋病的治疗不仅已经认识到要辨证论治，而且，其治疗水平已经达到一定水准。

十剂是方剂分类方法的重要组成部分，金·成无己在《伤寒明理论·伤寒明理药方论序》中云："制方之体，宣、通、补、泻、轻、重、滑、涩、燥、湿，十剂是也。"《五十二病方》中虽无十剂之名，但已有十剂之实，如以具有"宣可去壅""通可去滞""补可扶弱""泻可去闭""轻可去实""重可镇怯""滑可去著""涩可固脱""燥可去湿""湿可去枯"等的体现。

五、《五十二病方》对方剂学的影响

马王堆出土简帛中涉医文献居半，涉医文献中《五十二病方》篇幅最长，此书旁涉周家台秦简、里耶秦简的医方资料，下系北大西汉医方简、老官山西汉医简，对中国早期医学史研究尤其是战国秦汉医学史研究与重构具有难以估量的学术价值。其方剂学内容是《五十二病方》的精华部分，它的整理也将对方剂学产生重要影响。

（一）方剂体系的完善

《五十二病方》收集了大量的方剂，马王堆出土医书《五十二病方》包括方剂283首，涉及内、外、妇、儿、五官科等方面。其在方剂的组成、治法、剂型以及服药方式等诸多方面都有所涉及，可见其已初步具备方剂学的基本内容，《五十二病方》为古代医药的方剂学研究奠定了坚实的基础，有助于探求医学知识的传承和发展。

（二）丰富了方剂的内容和分类

《五十二病方》中包含了多种方剂，用药247种，包括动物、植物、

矿物、金石四大类，所用剂型达十数种，配合内治法、外治法和灸法等各种治法使用。这些方剂的不同用途和组成成分为后世医学家提供了丰富的参考，加深对《五十二病方》的研究，将促进了方剂学的进步。

（三）促进了方剂的创新和发展

《五十二病方》方剂部分内容的整理、编撰，将为未来医家在临床过程中对《五十二病方》的实践和临床观察，这将有助于启发后世医学家对方剂的创新和发展。这些经验和观察为后世医学家提供了宝贵的启示，从而推动了方剂学的不断进步。

第二篇

学术传承

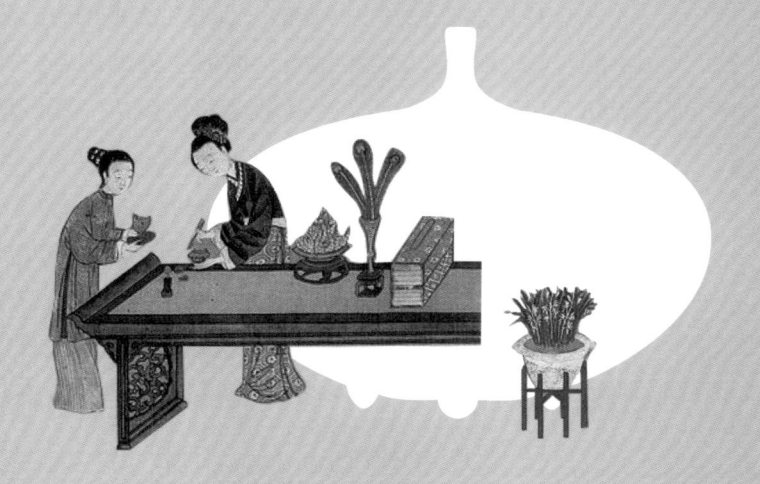

第三章　养生方药学术传承与发展

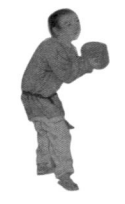

　　"养生"一词首见于《吕氏春秋》。《吕氏春秋·孟冬纪》："知生也者，不以害生，养生之谓也。"记载了古时人们对养生的初步认识。中医养生是在中医理论指导下，通过药疗、食疗、针灸、导引等方法，调节人体阴阳平衡，增强体质，以达到防治疾病、延年益寿的目的，其中药食疗法是人们防治疾病的重要养生方法之一，具有悠久的文化历史。民以食为天，在远古时期，人们就已经认识到食养与健康有着密切的联系，发现食物、药物除能提供营养物质，具有益气健脾、美容养颜等功效外，还能发挥强身健体、延年益寿的作用，可以用来防治疾病。马王堆汉墓出土的医书中记载许多有关养生的方法，以养生方的内容尤为丰富，《五十二病方》《养生方》《杂疗方》中都有记载养生方的内容，养生方包含食养方、内治方、外治方。《养生方》中收录药物多达一百多种，其方中主要的药物组成都是常见的食物或药物，如方中常以酒、米、醋、猪肉、鸡蛋等为主药，发挥美白润肤、益气养血、健脾养胃、解毒等功效，这反映了药食同源、医食同源的思想早就已经形成。《五十二病方》《养生方》《杂疗方》中记载了许多简单易行的养生方，其药物组成及应用范围为后世的食疗保健提供了重要的参考依据，后世医家在此基础上长期不断实践与应用，并将其功效和主治病证进一步扩大。下文列举部分方药进行讨论。

　　煮鹿肉若野彘（彖）肉，食之，歇（歇）汁。●精。

（《五十二病方》第六十一方治）（见图 2-3-1）

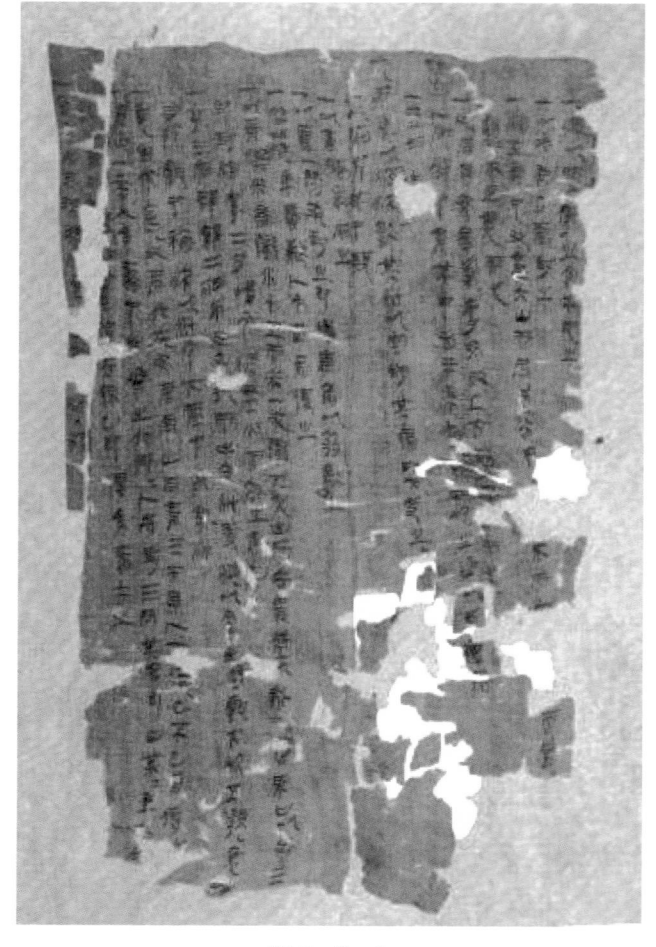

图 2 - 3 - 1

【解析】

鹿肉或者野猪肉适量，将其煮熟后，喝汤吃肉。

【方解】

本方为食疗之方。《名医别录》："（鹿肉）补中，强五脏，益气力。生者疗口僻，割薄之。"《食疗本草》："（猪肉）治癫痫，补肌肤，益五脏，令人虚肥，不发风虚气。"鹿肉、野猪肉均能温中补虚，强五脏，且现代研究表明两者合用能够增强心脏活动功能，强壮全身机能，能止血促进伤口愈合。故饮食这类肉汤有增强体质的作用。

【方药文献研究】

1. 鹿肉

《名医别录》："补中，强五脏，益气力。生者疗口僻，割薄之。"

《本草纲目》："养血生容。"

《本经逢原》："补阳。"

《药性切用》："温中补阳，肥健多力。"

2. 猪肉（野猪肉）

《本草经集注》："主闭血脉，弱筋骨，虚人肌，不可久食，病人金创者尤甚。"

《食疗本草》："癫痫，补肌肤，益五脏，令人虚肥，不发风虚气。"

《日华子本草》："炙食，治肠风泻血，不过十顿。"

《本草求真》："润肠胃，生津液，丰肌体，泽皮肤。"

《本草分经》："疗肾气虚竭，润肠胃生精液，阳事弱者不宜食，能生湿痰招风热，皮有毒头肉尤甚。"

《本草详节》："主金疮，止血生肌，疗癫痫，血痢。"

《本草约言》："补肌肤，令人肥腻，补五脏，止肠风下血，及癫痫病，不发风气。"

3. 古代医家对方的衍化发展

《肘后备急方》卷四，治黄疸，生茅根一把，细切，以猪肉一斤，合作羹，尽啜食之。

《太平圣惠方》卷第九十二，治小儿蛔虫刺。心腹疼痛。备急散方。鹤虱（一两）上件药。捣细罗为散。每服。煎肥猪肉汁调下半钱。其虫便出。看儿大小。以意加减。

《太平圣惠方》卷第九十六，治风邪癫狂病。经久不瘥。或歌或笑。行走无时。宜吃猳猪肉脍方。猳猪肉（五斤）上以水煮熟。切作脍。入五味。取性食之。

《圣济总录》卷第一百三十七治一切癣。防风散方，防风（去叉）、母猪肉（各二两）上二味，同煮数沸，去猪肉取防风焙干，捣罗为散，每服一钱匕，白汤点服，不拘时。

《圣济总录》卷第一百四十七治食牛肉中毒方，猪肉（炼为油一两），上一味，每服一匙头，以温汤调化服之，未瘥更服。

《圣济总录》卷第一百四十七，治硫黄毒方，细辛（去苗叶一两），上一味，捣罗为细散，每服一钱匕，煮猪肉白汤调下，冷服，

《圣济总录》卷第一百七十七治小儿五十日以来，胎寒腹痛微热，聚唾弄舌，躽啼上视。当归酒方，当归（切焙粗捣一分）、猪肉（一两薄切小片），上二味相和，以清酒一碗，煮至七分去滓，每服取半呷许，令儿咽之，日三夜一，量儿大小加减。

《饮膳正要》治久痔野鸡病，下血不止，肛门肿满。野猪肉（二斤，细切），上件，煮令烂熟，入五味，空心食之。

《寿亲养老书》食治老人五痔，久不愈，生疮疼痛，野猪肉羹方。野猪肉（一斤，细切）、葱白（一握）、粳米（二合）上煮作羹，五味调和椒姜，空心渐食之，常作，极效。

《寿世编》治红白崩，三白草根一两，和精猪肉四两，煮食之，即愈。

《单方摘要》治破伤风肿，新杀猪肉，乘热割片，贴患处，连换三片，其肿立消。

《孙真人方》男妇阴蚀，肥猪肉煮汁洗，约二十斤可瘥。

　　　　以清煮胶，以涂之。（《五十二病方》第八十一方治方）

（见图 2-3-2）

【解析】

用酒汁熬煮兽皮（牛、驴、鹿、猪等）制成的胶，待胶溶解冷却后，将药物涂于患处。

【方解】

胶是一种用动物的皮或角等熬成的黏性物质，具有滋阴润燥，美白润肤，解毒疗疮，补血养血等功效。酒不但通血脉，助药势，而且能灭毒杀菌，将胶合酒做成膏直接外涂患处，能促进伤口的愈合和滋润皮肤的作用，可以治疗烫伤、牛皮癣、疮疡、硬皮病、皲裂或美容皮肤。

【方药文献研究】

1. 阿胶

《神农本草经》："主心腹内崩，劳极洒洒如疟状，腰腹痛，四肢酸疼，

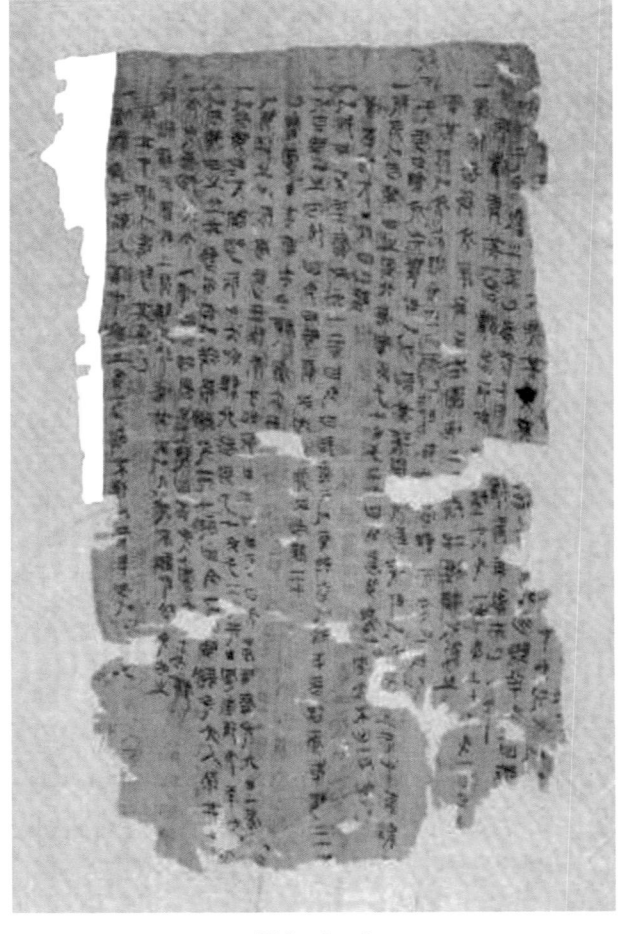

图 2－3－2

女子下血，安胎，久服轻身益气。"

《名医别录》："主丈夫少腹痛，虚劳羸瘦，阴气不足，脚酸不能久立，养肝气。"

《汤液本草》："益肺气肺虚极损，咳嗽唾脓血，非阿胶不补。"

《本草纲目》："疗吐血、衄血、血淋、尿血、肠风下痢，女人血痛血枯，经水不调，无子崩中带下，胎前产后诸疾。"

《本草通玄》："主吐血、衄血、淋血尿血，肠风下血，女人血枯崩带，胎产诸病，男女一切风病，水气浮肿，劳症咳嗽喘急，肺痿肺痈。润燥化痰，利小便，调大肠之圣药也。"

2. 鹿角胶（白胶）

《神农本草经》："主伤中劳绝，腰痛，羸瘦，补中益气，女人血闭无子，止痛、安胎。久服，轻身、延年。"

《名医别录》："主治吐血，下血，崩中不止，四肢酸疼，多汗，淋露，折跌伤损。"

《本草正》："大补虚羸，益血气，填精髓，壮筋骨，长肌肉，悦颜色，延年益寿，疗吐血下血、尿精尿血及妇人崩淋、赤白带浊、血虚无子，止痛安胎，亦治折跌损伤、疮疡肿毒。善助阴中之阳，最为补阴要药。"

《本草备要》："清肺养肝，滋肾益气，和血补阴，除风化痰，润燥定喘，利大、小肠。治虚劳咳嗽，肺痿吐脓，吐血衄血，血淋血痔，肠风下痢，腰酸骨痛，血痛血枯，经水不调，崩带胎动。"

《本草约言》："益气大补虚羸，主伤中劳绝，腰痛等疾。"

3. 牛胶（黄明胶）

《神农本草经疏》："主诸吐血，下血，血淋，妊妇胎动下血，风湿走注疼痛，打扑伤损，汤火灼疮，一切痈疽肿毒，活血止痛。"

《本草纲目》："吐血、衄血、下血、血淋下痢，妊妇胎动血下，风湿走注疼痛，打扑伤损，汤火灼疮，一切痈疽肿毒，活血止痛，润燥，利大小肠。"

《本经逢原》："治吐血、衄血、下血、血淋、血痢，妊娠胎动下血、风湿走注疼痛，打扑伤、汤火伤、一切痈疽肿毒，活血止痛润燥，利大小肠，皆取其有滋益之功，无滑利之患。"

《本草分经》："甘平，补阴润燥，治血症痈疽，通大便，虚热人宜之。"

《药性切用》："益精补虚，润燥解毒。"

4. 酒

《名医别录》："主行药势，杀邪恶气。"

《本草乘雅半偈》："主行药势，杀百邪、恶鬼、毒气。藏器云：通血脉，厚肠胃，润皮肤，散湿气，消忧发怒，宣言畅意。"

《本草征要》："通血脉而破结，厚肠胃而润肌。宣心气以忘忧，助胆经以发怒。善行药势，可御风寒。"

《雷公炮制药性解》："主驱邪气，辟秽恶，御雾露，解瘴疠，温脾胃，破症结，助药力。厚肠胃，驻颜色，通行血脉，荣养肌肤，忌诸甜物及乳同食。"

《本草汇言》："通入周身脏腑经络诸处。"

《本草求真》："通经活脉辟秽。"

5. 古代医家对方的衍化发展

《外台秘要》：

疗虚劳尿精。干胶三两炙，捣末。酒二升和，温服。治凡肿已溃、未溃者。以胶一片，水渍令软，纳纳然，肿之大小，贴当头上开孔，若已溃还合者，脓当被胶，急撮之，脓皆出尽。未有脓者，肿当自消矣。疗尿血。胶三两炙，以水二升，煮取一升四合，分再服。补虚劳，益髓长肌，悦颜色，令人肥健。鹿角胶炙，捣为末。以酒服方寸匕，日三服。

《千金方》治耳中有物不可出，以麻绳剪令头散，敷好胶，著耳中物上，粘之令相著，徐徐引之令出。

《肘后备急方》妊娠卒下血，以酒煮胶二两，消尽顿服。

《外科精义》治痈疽未成已成，用牛皮胶一两，酒溶化，厚敷毒上，未成即消；已成即出脓；脓后再敷，即长肉生肌。每日再用一两，酒溶化。毒在上，食后服；在下，食前服。

《秘韫》月水不调：阿胶一钱，蛤粉炒成珠，研末，热酒服即安。一方入辰砂末半钱。

《太平圣惠方》月水不止：阿胶炒焦为末，酒服二钱。妊娠尿血：阿胶炒黄为末，食前粥饮下二钱。《杨氏产乳》）妊娠血痢：阿胶二两，酒一升半，煮一升，顿服。

《梅师方》妊娠下血不止：阿胶三两炙为末，酒一升半煎化，一服即愈。又方：用阿胶末二两，生地黄半斤捣汁，入清酒三升，绞汁分三服。

《普济方》破伤中风：黄明胶烧存性，研末。酒服二钱，取汗。

《广济方》治瘫缓风及诸风手足不遂，腰脚无力者：驴皮胶炙令微起，先煮葱豉粥一升别贮；又以水一升，煮香豉二合，去滓，内胶更煮六七沸，胶烊如饧，顿服之；及暖吃前葱豉粥任意多少。如冷吃，令人呕逆。

《仁斋直指方》肺风喘促：涎潮眼窜。用透明阿胶切炒，以紫苏、乌梅肉（焙研）等分，水煎服之。

《千金方》老人虚秘：阿胶（炒）二钱，葱白三根。水煎化，入蜜二匙，温服。胞转淋闭：阿胶三两，水二升，煮七合，温服。

《太平惠民和剂局方》赤白痢疾：黄连阿胶丸。治肠胃气虚，冷热不调，下痢赤白，里急后重，腹痛口渴，小便不利。用阿胶（炒过，水化成膏）一两，黄连三两，茯苓二两。为末，捣丸梧子大。每服五十丸，粟米汤下，日三。

《普济方》治大人、小儿吐血。用阿胶（炒）、蛤粉各一两，辰砂少许。为末。藕节捣汁，入蜜调服。肺损呕血并开胃：用阿胶（炒）三钱，木香一钱，糯米一合半，为末。每服一钱，百沸汤点服，日一。

取石大如卷（拳）二七，孰（熟）燔之，善伐米大半升，水八米，取石置中，石□□孰（熟）即歠（歇）之而巳（已）。（《五十二病方》第一百七十二方）

【解析】

取赤石脂十四个水烧热，同时将三分之二升的米充分捣碎，将米和赤石脂放入装有八倍数量的容器中，把米煮熟然后食之。

【方解】

本方是把赤石脂和米同煎，制成大米粥的一种方法。米是人们日常的生活食品，主益气除热，消食，赤石脂性温，味甘、酸、涩，主益气养心，补血生肌，厚肠胃，除湿止利，收脱肛，治泄泻、腹痛、痔疮痈疽，且能益智延年，故赤石脂米粥既可以轻身益寿，又可以治疗泄泻、痢疾、痔疮等。

【方药文献研究】

1. 赤石脂

《名医别录》："主养心气，明目，益精，治腹痛，泄澼，下痢赤白，小便利，及痈疽疮痔，女子崩中漏下，产难，胞衣不出。久服补髓，好颜色，益智，不饥，轻身，延年。"

《本草纲目》："补心血，生肌肉，厚肠胃，除水湿，收脱肛。"

《本草蒙筌》："凡百溃汤收口长肉，但诸来血止塞归经。养心气涩精，住泻痢除痛。"

《本草通玄》："补心血，生肌肉，厚肠胃，除水湿，收脱肛。"

《本草新编》："凡有溃疮，收口长肉甚验。能止血归经，养心气，涩精，住泻痢。此亦止涩之药，内外科俱不可缺者也。"

《本草备要》："甘而温，故益气生肌而调中。酸而涩，故收湿止血而固下。"

《神农本草经读》："主黄疸，泄痢，肠澼脓血，阴浊下血赤白，邪气痈肿，疽痔恶疮，头疡疥瘙。久服补髓益气，肥健不饥，轻身延年。"

《本草便读》："固大肠。治久痢肠红。疗崩带淋漓。甘酸温肾。养心气。可和营敛血。涂癞风蚀烂。敷贴生肌。"

《珍珠囊补遗药性赋》："降也，阳中之阴也。其用有二：固肠胃有收敛之能；下胎衣无推荡之峻。"

《本草详节》："主腹痛肠癖，下痢赤白，缩小便，收脱肛，崩带，及痛疽，痔瘘。"

2. 米

《神农本草经》："主养肾气，去胃、脾中热，益气。陈者，味苦，主胃热，消渴，利小便。"

《本草经集注》："主治寒中，下气，除热。"

《日华子本草》："能除烦，消宿食，开胃。"

《证类本草》："主利肠胃，益气力，久食不饥，去热，益人，可为饭。"

《神农本草经疏》："具生化之性，故为消食健脾，开胃和中之要药。"

3. 古代医家对方的衍化发展

《伤寒论》治伤寒下痢，便脓血不止。用赤石脂一两（生研极细末），干姜八钱，黄米二合，水一升，煎半升，徐徐饮三服乃止。此利在下焦治之方：禹余粮、赤石脂（各一斤，碎）上二味以水六升煮取二升，分三服，复利不止者，当利其小便。

《寇氏衍义》治泻痢肠澼，或下白冻，或下紫血水，因寒者。用赤石脂一两（火烧），干姜（炒）一两二钱，花椒五钱，共为末，米醋打神曲末，作糊为丸梧子大，早晚各食前服二钱，米汤下。

《寿亲养老书》食治老人肠胃冷气，痢下不止，赤石脂方。赤石脂（五两，碎，筛如面）、白面（七两），上以赤石脂末，和面搜作之，煮熟，下葱酱、五味臛头，空心食之。三四服皆愈。

《太平圣惠方》治月水不断，劳损黄瘦，暂止复发，槐耳炒黄色、赤石脂各一两，为末，每食前热酒下二钱。

《景岳全书》久痢大肠滑脱，诃子赤石脂龙骨（各等分）为末，以蜡茶少许和药，掺肠头上，用绢帛揉入。

《方脉正宗》治水饮停注心胃，漉漉有声，或两胁胀闷，或大便滑小便闭。用赤石脂六钱（火烧），干姜、半夏、陈皮、木香、白芍药各四钱二分，分作六帖，清水煎服。

《方脉正宗》治诸湿为病。用赤石脂一两，火烧，为极细末，每早服一钱，陈皮汤调下。

《外科精义》治诸疮多脓水，久不干不敛口。用赤石脂研细水飞过，晒干，日日掺之。

《方脉正宗》治泻痢肠澼，或下白冻，或下紫血水，因热者。用赤石脂五钱（火烧），黄芩、川黄连各三钱，甘草一钱，共为末，莲肉糊为丸梧子大，每早服二钱，白汤下。

《普济方》治经水过多，将成崩漏。用赤石脂一两（火烧），炮姜灰一两五钱，白芍药一两二钱，川黄连五钱，俱炒研末，炼蜜丸，梧子大，每服二钱，白汤下。治赤白淋带。用赤石脂、龙骨各一两（俱火烧过），山药四两（炒），共研细末，炼蜜丸，梧子大，每早服四钱，白汤下。

《千金翼方》治痰饮吐水，发无时候，其原因饮冷过度，遂令脾胃气弱，不能消化饮食，饮食入胃，皆变成冷痰涎水。用赤石脂一斤，火烧，捣极细末，每早晚各服二钱，干姜汤调下。此方亦可治反胃吐食物者。

《寿世编》脐肿出汁方，以枯矾、龙骨共研末敷之。或枯矾末，即黄柏末皆可。

脐内溃烂，以赤石脂研末，敷上立愈。治打伤眼睛如重者突出急揉进，速用生猪肉一片，加当归、赤石脂末少许，掺肉上贴之，去毒血即愈。治痰饮因饮冷过度，入胃反变痰水，呕吐不停者。赤石脂一斤，研极细末，每服酒调一匙，渐至三匙，服尽自愈。

　　破卵音（杯）酨中，歒（饮）之。（《五十二病方》第一百三十三治方）（见图 2 - 3 - 3）

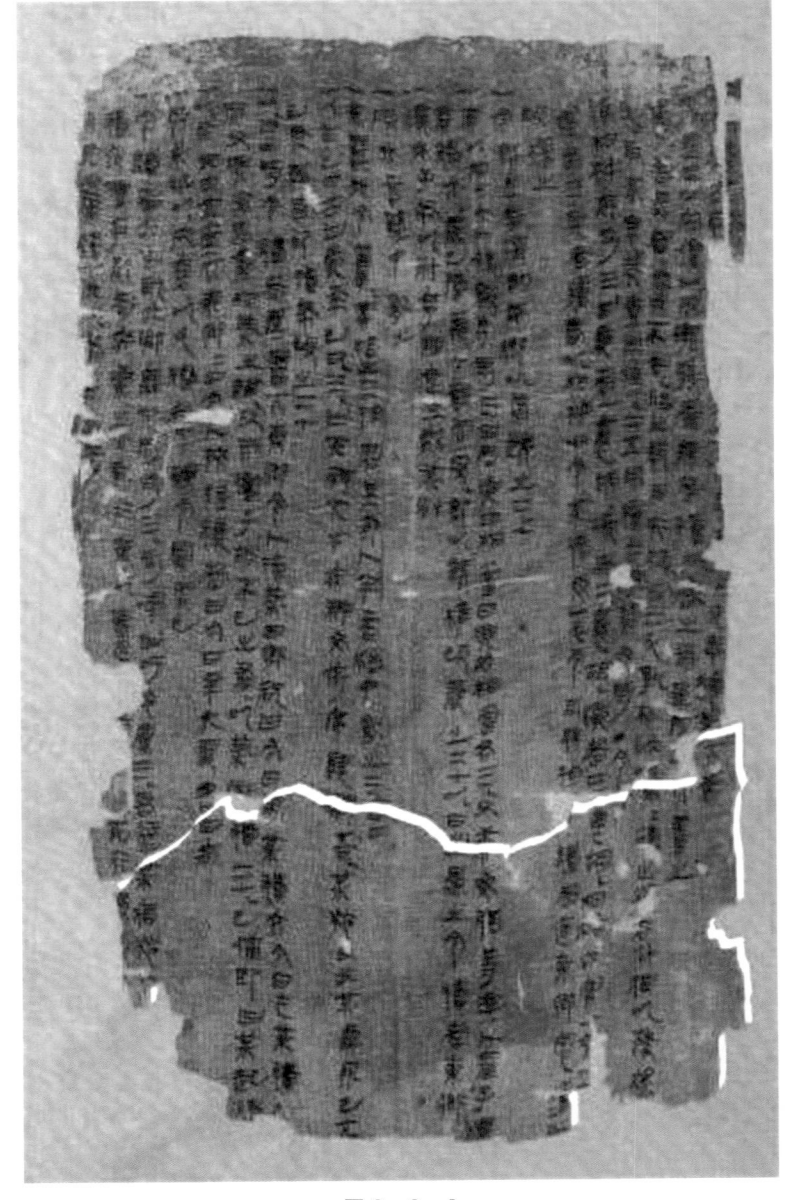

图 2 - 3 - 3

【解析】

鸡蛋加入食醋，搅匀喝下去。

【方解】

鸡蛋性味甘平，具有益气养血，滋阴润燥，养心安神之功效。醋能敛血散瘀，解毒疗疮，消食，安神。故鸡蛋与食醋同用，具有益气健脾养胃，滋阴清热，宁心安神，生肌敛疮之效，一方面可以强壮身体，增强免疫力；另一方面可治疗虚火上炎，神志不宁，疮疡等病证。

【方药文献研究】

1. 醋（食醋/米醋）

《新修本草》："主消痈肿，散水气，杀邪毒。"

《本草蒙筌》："散水气，杀邪毒，消痈肿，敛咽疮。驱胃脘气疼并坚积症块气疼。"

《本草拾遗》："治产后血运，除症块坚积，消食，杀恶毒，破结气、心中酸水痰饮。"

《日华子本草》："下气除烦，治妇人心痛血气，并产后及伤损金疮出血昏运，杀一切鱼、肉、菜毒。"

《本草征要》："消心腹之疼，症积尽破。杀鱼肉之毒，日用恒宜。"

《雷公炮制药性解》："主胃脘气痰，症瘕积聚，产后血晕，去瘀生新。"

《本草备要》："酸温。散瘀解毒，下气消食，开胃气，散水气。"

《药性切用》："敛血散瘀，消肿安神。"

2. 鸡蛋

《本草通玄》："性平。精不足者，补之以气，故卵白能清气，治伏热目赤，喉痛诸疾。形不足，补之以味，故卵黄以补血，治下痢，胎产诸疾。"

《本草拾遗》："益气养血。"

《日化子本草》："清火解热毒之药也。"

《本草详节》："主安胎，止惊。生啖，开喉音；醋煮食，治久痢，及产后虚痢；和蜡炒，止小儿疳痢。"

3. 古代医家对方的衍化发展

《伤寒论》咽中伤生疮，不能言语，声不出者，苦酒汤主之。用半夏十四枚，鸡子一枚去黄，以苦酒、半夏着鸡子壳中，置刀环中，安火上，令三沸，去滓，少少含咽之。不瘥，更用三剂。

《金匮要略》黄芪芍药苦酒汤，治黄汗，汗出沾衣，正黄如药汁。因汗出时入水中浴，水从汗孔入得之。用黄芪五两，芍药三两，桂枝三两，以苦酒一斗，水七升，相和，煮取三升，温服一升。当心烦，服至六七日乃解。

《普济方》木舌肿强：糖醋，时时含漱。

《肘后备急方》牙齿疼痛：米醋一升，煮枸杞白皮一升，取半升，含漱即瘥。

《子母秘录》胎死不下，月未足者：大豆煮醋服三升，立便分解。未下再服。

《千金方》治魇死不省。用米醋少许，以口噙，用细竹管吹入鼻中，即苏。

《圣惠方》胞衣不下，腹满则杀人：以水入醋少许，噀面，神效。

《日华子本草》治过食鱼腥、生冷、水菜果实成积者。以生姜捣烂，和米醋调食之，即化。

《外台秘要》治一切毒蛇恶虫物咬伤。以米醋调胡粉敷之。

《方脉正宗》治痈疽初起。用生附子以米醋磨稠汁，围四畔，一日上十余次，次日即消。

《寿世编》治口疮。吴萸为末，醋调涂脚心。

煮麦孰（熟），以汁洒（洗）之，□□□膏俌〼（《五十二病方》第一百八十七治方）（见图2－3－4）

【解析】

将大麦或小麦放在水里煮熟，用这种煮汁作外洗剂。

【方解】

小麦味甘，性凉，入心、脾、肾经。具有养心益肺、健脾厚肠、利尿和血、除热止渴等功效，现代研究表明小麦含有丰富蛋白质、膳食纤维等营养成分，可以为人体提供能量和补充营养。可治疗汗病、淋病、失眠等。

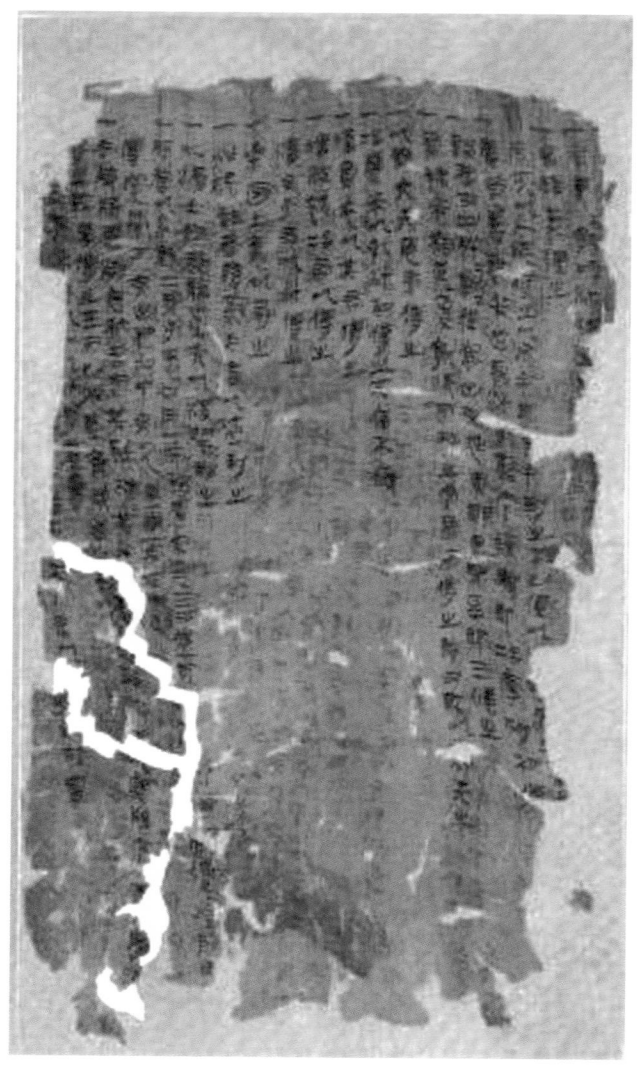

图 2－3－4

【方药文献研究】

1. 小麦

《吴普本草》："治利而不中。"

《本草经集注》："主除热，止燥渴咽干，利小便，养肝气，止漏血，唾血。"

《本草备要》："养心除烦，利溲止血。"

《药性切用》："养心止汗，利溲除烦。"

《本草便读》："养胃气。润泽益心神。"

《本草详节》："煎汤止暴淋，虚汗，杀蛔虫。"

《本草衍义》："（小麦）暴淋煎汤饮，为面作糊。入药，水调，治人中暑。马病肺卒热，亦以水调灌愈。生嚼成筋，可以粘禽虫。"

《日华子本草》："温中，下气，开胃，止霍乱，除烦，消痰，破结。"

《本草蒙筌》："养心气肝气，止漏红唾红。通淋利小便，除热解烦渴。"

《本草纲目》："益气除热，止自汗盗汗，骨蒸虚热，妇人劳热。"

《本草征要》："益心神，养胃气。"

2. 大麦

《御览》："治消渴，除热，益气。"

《本草经集注》："消渴，除热，益气调中。"

《本草衍义》："性平凉，有人患缠喉风，食不能下，将此面作稀糊，令咽之，既滑腻，容易下咽，以助胃气。"

《本草详节》："主补虚劣，壮血脉，益颜色，实五脏，化谷食，止泄，不动风气。"

《汤液本草》：《象》云：补脾胃虚，宽肠胃。先杵细，炒黄，取面用。《本草》云：能消化宿食，破症结冷气，去心腹胀满。开胃，止霍乱，除烦去痰。治产后秘结，鼓胀不通。

《本草乘雅半偈》："主消渴，除热，解烦，益气，和中。久服头不白。"

《本草易读》："止渴除热，益气调中，补虚养血，消食止泻，充实脏腑，滑肥肌肤。"

《本草从新》："补虚劣，壮血脉，益颜色，实五脏，益气调中，除热止泄，疗消渴，化谷食。"

《药性论》："味甘，无毒。能消化宿食，破冷气，去心腹胀满。"

《兵部手集》："治产后闭结鼓胀不通，转气急。"

3. 古代医家对方的衍化发展

《儒门事亲》眉炼头疮：用小麦烧存性，为末。油调敷。

《医学正传》白癜风癣：用小麦摊石上，烧铁物压出油，搽之甚效。

《袖珍方》汤火伤灼，未成疮者：用小麦炒黑，研入腻粉，油调涂之。勿犯冷水，必致烂。

《刘涓子鬼遗方》金疮肠出：用小麦五升，水九升，煮取四升，绵滤取汁，待极冷。令病人卧席上，含汁噀之，肠渐入。噀其背。并勿令病人知，及多人见，傍人语，即肠不入也。乃抬席四角轻摇，使肠自入。十日中，但略食羹物。慎勿惊动，即杀人。

《伤寒类要》蝼蛄尿疮：大麦嚼敷之，日三上。

《孙真人方》麦芒入目：大麦煮汁洗之，即出。

《千金方》汤火伤灼：大麦炒黑，研末，油调搽之。

《调疾饮食辩》煮麦熟为度，淋家、汗家、渴家宜代茶多饮。

《奉亲书》老人五淋，身热腹满。小麦一升，通草二两，水三升，煮一升。饮之，良。

《生生编》走气作痛。用小麦麸拌，酽醋炒热，袋盛熨之。面作蒸饼和药，取其易消也。

《心镜》消渴心烦：用小麦作饭及粥食。

曰：取黄蜂百，以美酱一梧（杯）渍，一日一夜而出，以汁渍疽糗九分升二。誨（每）食，以酒歙（饮）三指最（撮）。《养生方》（见图2-3-5）

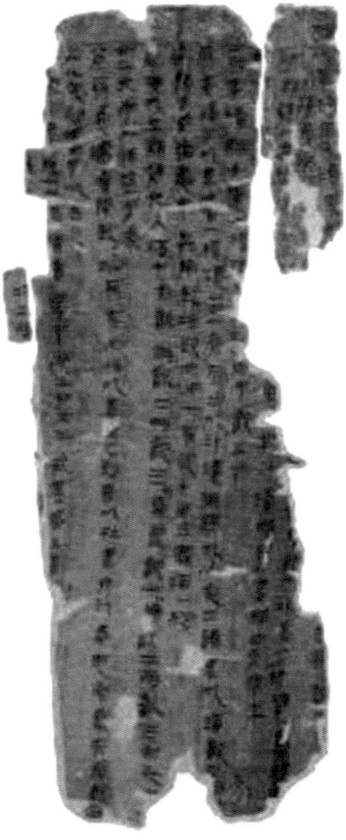

【解析】

用美酱浸泡百只黄蜂子一整夜，再取其汁浸泡炒米粉或炒面，每日大约饮用三分之一勺。

【方解】

黄蜂味甘辛，性温，具有益气补虚，美

图2-3-5

容润肤，解毒疗疮，消肿散结，祛风通络等功效，可以治疗热毒发斑、咽喉肿痛、口舌生疮、风湿痹等病症，炒米粉益气、健脾养胃，每日饮其少量混合汁，可以美白润肤，益气健脾养身。

【方药文献研究】

1. 黄蜂

《神农本草经》："主风头，除蛊毒，补虚羸伤中。久服，令人光泽、好颜色，不老，大黄蜂子：主心腹胀满痛，轻身益气。"

《名医别录》："主治心腹痛，大人小儿腹中五虫口吐出者，面目黄。久服轻身益气。大黄蜂子，主治干呕。"

《本草纲目》："治雀卵斑，面疱。"

《医学入门》："止呕利便和心腹。"

《圣济总录》："治大风癞疾，用诸攻毒药，兼用蜂子，盖亦足阳明、太阴引经之剂。"

2. 古代医家对方的衍化发展

《陶景本草注》取蜂子未成头足时以酒渍，敷面，令悦白。

《太平圣惠方》治面皯疱诸，七月七日。取露蜂子于漆碗中。以少酒渍取汁。重滤过。以胡粉相和。涂之。

《医心方》令人妩媚白好方：蜂子（三升，）妇人乳汁（三升）二物，以竹筒盛之，熟，和埋阴垣下，二十日出，以敷面，百日如素矣。

《太平圣惠方》治急风立效方，土蜂子（二七枚针签灯上微炒），干蝎（二七枚全者生用），雄黄（半两细研），牛黄（一分细研），上件药。都研极细。用粳米饭和丸。如梧桐子大。不计时候。以温酒研下五丸。

《圣济总录》中风四肢拘挛不得屈伸，治筋络拘急。挛缩疼痛。白花蛇散方，白花蛇（酒浸去皮骨炙）、天南星（炮）、天雄（炮裂去皮脐）、白僵蚕（炒）、干蝎（去土炒）、麻黄（去根节汤煮掠去沫焙各一两），蜂子甘草（炙）、干姜（炮各半两）。

《普济方》以蜂子取其未成头足时。炒食之。又酒渍。以敷面。令面悦白。治去酒刺面疮。

《普济方》用蜂子烧末。油和敷之。按土蜂赤黑色。此物能食蜘蛛。治蜘蛛咬。

第四章　内科方药学术传承与发展

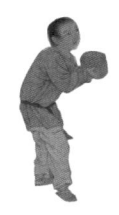

　　内科学作为临床医学一级学科分支中，无论在西医还是中医领域，都是最重要的二级学科之一。西医内科学是与西医外科学相对而言，其特点是诊治疾病的措施多为非创伤性，或仅有轻微的创伤性。中医内科学是运用中医学理论和中医临证思维方法，述内科所属疾病的病因病机、辨证论治及预防调护规律的一门临床学科。中医内科学是人类在长期的医疗实践中不断积累逐渐形成的，它的起源可以追溯到原始社会，《周礼·天官》中所记载的疾医相当于最早的内科医师。自战国秦汉时期，《黄帝内经》《伤寒杂病论》等书籍为中医学理论体系奠定了基础。到两晋至宋金元时期，不仅有最具代表性的金元四大家，还涌现了大量的医学著作，使得中医内科学得到了极大的继承与发展。至明清时期，后世诸家在前人的基础上，各抒己见，使中医的理论与实践日趋系统和完善。新中国成立后，大批的中医人才，有力地推动了中医内科学的发展。中医内科主要以内伤杂病和部分外感病为主要研究和阐述对象，以脏腑、经络、气血津液的生理病理理论为指导进行辨证论治，按其体系分为肺系病证、心系病证、脑系病证、脾胃系病证、肝胆系病证、肾系病证、气血津液病证和肢体经络病证。马王堆汉墓出土的众多医书中，以《五十二病方》为代表，该书记载的内科疾病就包括癫痫、疟疾、食病、癃病、痉病、淋病及寄生虫病等，所涉及较为完善的内科方有 20 余首，其中癃病篇最多。书中很多药物的功效和适应证都与后世医药文献和临床实践相吻合。这反映中医理论是在传承中取得新发展。下文列举部分方药进行讨论。

伤胫（痉）者，择薤（薤）一把，以敦（淳）酒半斗
者（煮）溃（沸），饮之，即温衣陕（夹）坐四旁，汗出到
足，乃□。（《五十二病方》第二十三治方）（见图 2 - 4 - 1）

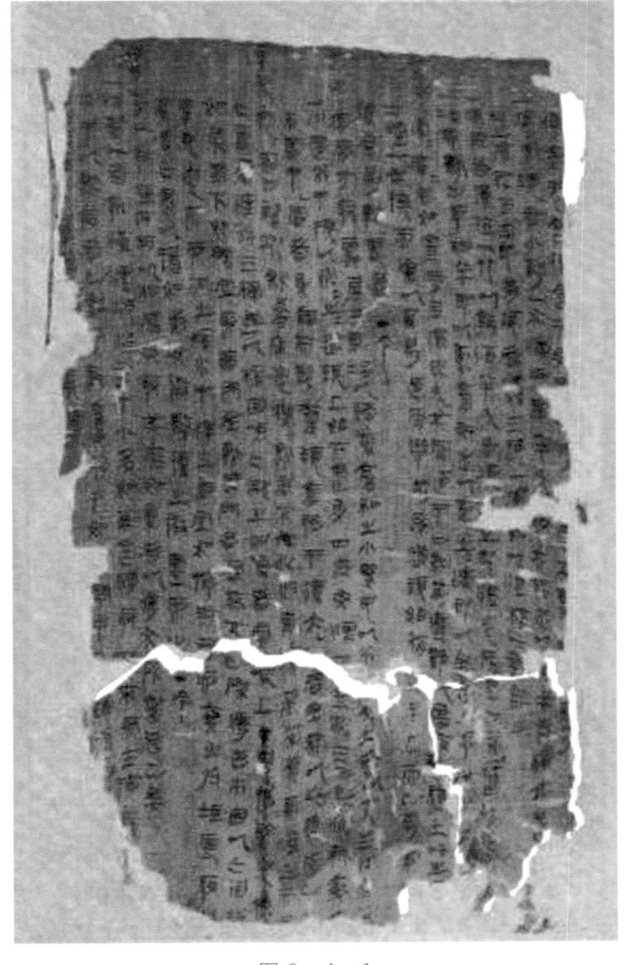

图 2 - 4 - 1

【解析】

薤白 100 克。将薤白放在半斗醇酒中煮沸，趁热喝下去，喝完以后用
棉衣包裹好自己，以汗出为宜。

【方解】

无论外感、内伤，凡表现颈项强急，口噤啮齿，角弓反张，脉紧而弦

者，就可视为痉病。薤白辛散温通，苦泄滑利，入肺、心经，善散阴寒之凝结而温通胸阳，为治胸痹之要药；入胃、大肠经，能行胃肠滞气而行气导滞，为治胃肠气滞、泻痢后重之佳品。配伍烧酒，大张其助阳温中、辛散发汗、通经舒络作用，故汗出透彻，痉挛得以缓解。发汗法自古就有，通过发汗，使病邪经由汗孔排出体外，以达到解除病痛的目的。

【方药文献研究】

1. 薤白

《神农本草经》："主金疮疮败。"

《名医别录》："归于骨。除寒热，去水气，温中散结。诸疮中风寒水肿，以涂之。"

《备急千金要方·食治》："味苦辛温滑无毒，主金疮疮败，能生肌肉，除寒热，去水气，温中，散结气，·利产妇，病患诸疮，中风寒水肿，生捣敷之。鲠骨在咽不下者，食之则去。"

《新修本草》："白者补而美，赤者主金疮及风。"

《食疗本草》："治妇人赤白带下。"

《本草拾遗》："调中，主久利不瘥，大腹内常恶者，但多煮食之。"

《本草图经》："补虚，解毒。""主脚气；煮与蓐妇饮之，易产。""凡用葱、薤，皆去青留白，云白冷而青热也，故断赤下方取薤白同黄柏煮服之，言其性冷而解毒也。"

《本草衍义》："与蜜同捣，涂汤火伤。""《千金》治肺气喘急用薤白，亦取其滑泄也。"

《用药心法》："治泄痢下重，下焦气滞。"

《本草纲目》："治少阴病厥逆泄痢，及胸痹刺痛，下气散血，安胎。""温补助阳道。"

《本草备要》："利窍。治肺气喘急。"

《本经逢原》："捣汁生饮，能吐胃中痰食虫积。"

《神农本草经》："治金疮疮败，亦取辛以泄气，温以长肉也。"

《岭南采药录》："和生盐捣烂敷疮；被铁针伤，留铁锈于肌肉，敷之可以吸出。能发散解表，健胃，开膈。"

《汤液本草》："下重者，气滞也，四逆散加此（薤白），以泄气滞。"

《长沙药解》："肺病则逆，浊气不降，故胸膈痹塞；肠病则陷，清气不升，故肛门重坠。薤白，辛温通畅，善散壅滞，故痹者下达而变冲和，重者上达而化轻清。其诸主治：断泄痢，除带下，安胎妊，散疮疡，疗金疮，下骨鲠，止气痛，消咽肿，缘其条达凝郁故也。"

《本草求真》："薤，味辛则散，散则能使在上寒滞立消；味苦则降，降则能使在下寒滞立下；气温则散，散则能使在中寒滞立除；体滑则通，通则能使久痼寒滞立解。是以下痢可除，瘀血可散，喘急可止，水肿可敷，胸痹刺痛可愈，胎产可治，汤火及中恶卒死可救，实通气、滑窍、助阳佳品也。功用有类于韭，但韭则入血行气及补肾阳，此则专通寒滞及兼滑窍之为异耳。"

2. 古代医家对方的衍化发展

《金匮要略》治胸痹之病，喘息咳唾，胸背痛，短气，寸口脉沉而迟，关上小紧数。栝楼薤白白酒汤：栝楼实一枚（捣），薤白半斤，白酒七升。上三味，同煮，取二升。分温再服。

《金匮要略》治胸痹，不得卧，心痛彻背者。栝楼薤白半夏汤：栝楼实，一枚（捣），薤白三两，半夏半升，白酒一斗。上四味，同煮，取四升。温服一升，日三服。

《金匮要略》治胸痹，心中痞气，气结在胸，胸满，胁下逆抢心。枳实薤白桂枝汤：枳实四枚，厚朴四两，薤白半斤，桂枝一两，栝楼实一枚（捣）。上五味，以水五升，先煮枳实、厚朴取二升，去滓，纳诸药，煮数沸，分温三服。

《本草拾遗》治赤痢：薤、黄柏。煮服之。

《肘后备急方》治奔豚气痛：薤白捣汁饮之。

《梅师集验方》治灸疮肿痛：薤白（切）一升，猪脂一升（细切）。以苦酒浸经宿，微火煎三上三下，去滓，敷上。

《备急千金方》治手足瘑疮：生薤一把。以热醋投入，封疮上。

《太平圣惠方》治咽喉肿痛：薤根，醋捣，敷肿处，冷即易之。

《陆川本草》治鼻渊：薤白三钱，木瓜花三钱，猪鼻管四两。水煎服。

《补缺肘后方》治食诸鱼骨鲠：小嚼薤白令柔，以绳系中，持绳端，吞薤到鲠处，引之。

《古今录验方》治妊娠胎动，腹内冷痛：薤白一升，当归四两，水五升。煮二升，分二服。

《类证活人书》治伤寒下利如烂肉汁，赤滞下，伏气腹痛，诸热毒，悉皆治之。薤白汤：豉（半斤绵裹），薤白（一把），栀子（七枚大者破之），上药锉如麻豆大。以水二升半，先煎栀子十沸，下薤白煎至二升许，下豉煎取一升二合，去滓，每服一汤盏。

《圣济总录》治灸疮经久不愈。薤白膏：薤白（细切一握），生地黄（拍碎三两），栀子仁（一两），杏仁（去皮尖一两），胡粉（三两），白芷（一两），酥（二两），羊肾脂（一升练成者）。上八味，除酥脂外、细锉，先以酥脂微火煎烊，下薤白等药，候白芷色赤，以绵滤去滓，用瓷器盛，下粉搅令匀，涂帛上贴之，日三两上，以瘥为度。

冶筴蓂少半升，陈葵穜（种）一□，而。（《五十二病方》第九十九治方）（见图2-4-2）

【解析】

析蓂子三分之一升，冬葵子一升。

【方解】

析蓂子，辛，微温。主入肝经，具有补养五脏，补肝明目，补肾益精之功。冬葵子性味甘平入大肠经，有驱虫止痢之功。向日葵根可清热利湿，行气止痛：用其适量，水煎服，可治疗淋症尿频、尿急、尿痛。两药配伍能行气止痛，通窍利尿。

【方药文献研究】

1. 析蓂子

《神农本草经》："主明目，目痛泪出，除痹，补五脏，益精光。"

《名医别录》："疗心腹腰痛。"

《药性论》："治肝家积聚，眼目赤肿。"

2. 冬葵子

《神农本草经》："主五脏六腑寒热，羸瘦；五癃，利小便。"

《本草经集注》："葵子汁解蜀椒毒。"

《名医别录》："疗妇人乳难内闭。"

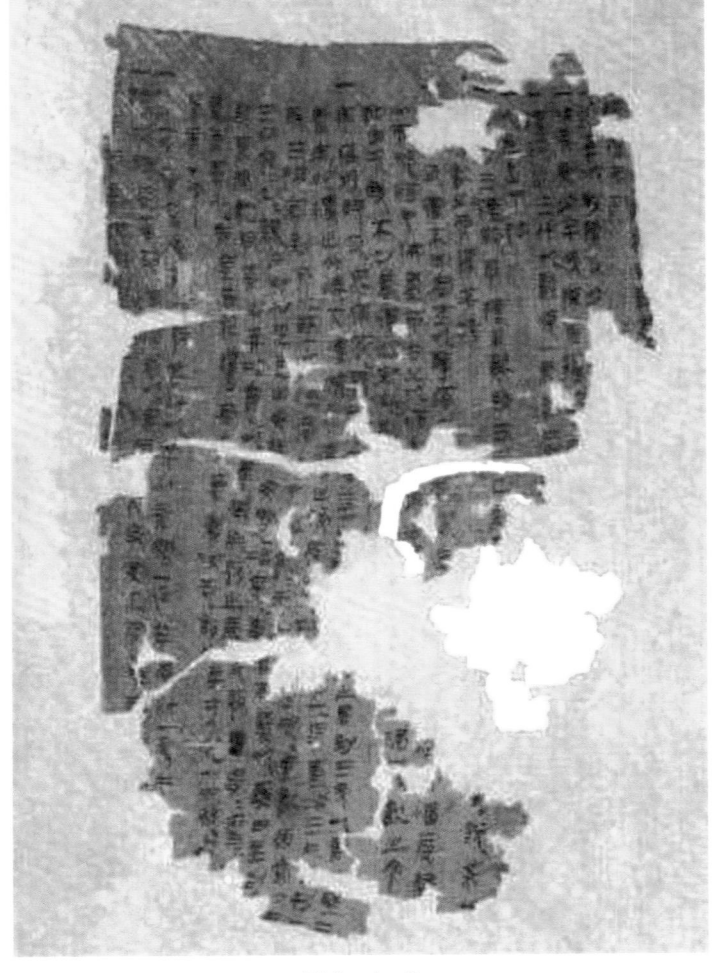

图 2 - 4 - 2

《药性论》：“治五淋，主奶肿，下乳汁。”

《本草衍义》：“患痈疖毒热内攻，未出脓者，水吞三、五枚，遂作窍，脓出。”

《本草纲目》：“通大便，消水气，滑胎，治痢。”

《本草通玄》：“达诸窍。”

《本草汇》：“下胞衣。”

3. 古代医家对方的衍化发展

《海上集验方》治眼热痛，泪不止：蒺藜子，捣筛为末，欲卧，以铜箸点眼中，当有热泪及恶物出，并去瞖肉，可三、四十夜点之。

《肘后备急方》治卒关格，大小便不通，支满欲死：葵子二升，水四升，煮取一升，顿服。内猪脂如鸡子一丸则弥佳。

《太平圣惠方》治大便不通十日至一月者：葵子末入乳汁等分，和服。

《备急千金方》治血淋及虚劳尿血：葵子一升，水三升，取汁，日三服。

《备急千金方》治妊娠患子淋：葵子一升，以水三升，煮取二升，分再服

《姚僧坦集验方》治产后淋沥不通：葵子一合，朴硝八分。水二升，煎八合，下硝服之。

《金匮要略》妊娠有水气，身重，小便不利，洒浙恶寒，起即头眩，葵子茯苓散：葵子一斤，茯苓三两。上二味，杵为散，饮服方寸匕，日三服，小便利则愈。

《备急千金方》治胎死腹中：葵子一升，阿胶五两。上二味，以水五升，煮取二升，顿服之。未出再煮服。

《备急千金方》治胎死腹中，若母病欲下：牛膝三两，葵子一升。上二味，以水七升，煮取三升，分三服。

《妇人良方》治乳妇气脉壅塞，乳汁不行，及经络凝滞，奶房胀痛，留蓄作痈毒：葵菜子（炒香）、缩砂仁等分。为末，热酒服二钱。

《太平圣惠方》治血痢、产痢：冬葵子为末，每服二钱，入腊茶一钱，沸汤调服，日三。

《太平圣惠方》治痎疟邪热：冬葵子阴干为末，酒服二钱。

陶弘景治面上疱疮：冬葵子、柏子仁、茯苓、瓜瓣各一两。为末，食后酒服方寸匕，日三服。

《太平圣惠方》主治小儿血淋不止。水道涩痛，冬葵子散：冬葵子（锉）、蒲黄（各半两）。上件药，以水一大盏，入生地黄半两，煎至六分，去滓。不计时候，量儿大小，分减服之。

《圣济总录》小儿小便不通，脐腹急痛，冬葵子散：冬葵子半两，滑石半两，海蛤半两，蒲黄半两，上四味，捣罗为散。每服以葱白汤调下半钱匕，量儿大小，以意加减。

《圣济总录》治妊娠小便不通，脐下满痛。冬葵子散：冬葵子（微炒）一两，榆白皮（细锉）一两，滑石（研）一两，阿胶（炙令燥）一两，上四味，捣罗为散。每服二钱匕，温水调服，不拘时。

《古今医鉴》治孕妇转胞，小便不通。冬葵子散：木通、栀子（炒）、冬葵子、滑石（各五钱），上锉一剂，水一钟半，煎至一钟，空心温服。此药滑胎，临月可用。若六七个月以前，不可用。又方冬葵子、滑石、栀子为末，田螺肉捣膏，或生葱汁调膏，贴脐中立通。

《太平圣惠方》治妊娠胎不安，小便淋涩，小腹疼痛。冬葵子散：冬葵子（炒）一两，柴胡（去苗）一两，桑根白皮（锉）一两，赤茯苓一两，赤芍药三分，当归三分（锉，微炒），捣筛为散。每服四钱，以水一中盏，入生姜半分，葱白七寸，煎至六分。去滓，不计时候温服。

《太平圣惠方》治热病，小便赤涩不通。冬葵子散：冬葵子二两，滑石二两，赤茯苓一两，木通一两（锉），茅根一两（锉），石韦一两（去毛），子芩一两，川朴消一两。捣筛为散。每服四钱，以水一中盏，煎至六分。去滓，不计时候，温服。

《太平圣惠方》治小儿卒小便不通，小腹急闷。冬葵子散：冬葵子一两，木通半两（锉）。上件药，捣粗罗为散。每服一钱，以水一小盏，煎至五分。去滓，不计时候，量儿大小。

《圣济总录》治妊娠大小便不通。冬葵子汤：冬葵子（二两微炒）、大黄（一两锉炒）。上二味，粗捣筛。每服三钱匕，水一盏，煎至七分，去滓食前温服。

《圣济总录》治干霍乱，大小便不通，手足心俱热，闷乱。冬葵子汤：冬葵子、滑石（碎）、香薷（择各二两），干木瓜（细切去皮瓤一枚）。上四味，粗捣筛。每服五钱匕，水一盏半，煎至一盏，去滓温服，大小便通利，心中快立瘥，日四五服。

《圣济总录》妊娠子淋，小便涩不通，小腹急，水道热痛。冬葵子汤：冬葵子（三合），黄芩（去黑心半两）、赤茯苓（去黑皮）、芍药车前子（各一两）。上五味，粗捣筛。每服五钱匕，水一盏半，煎取八分，去滓空心温服。

《圣济总录》妊娠堕胎，胞衣不出。冬葵子汤：冬葵子（炒）、牛膝

（酒浸切焙）、木通（锉各二两），瞿麦穗（一两），桂（去粗皮二两）。上五味，粗捣筛。每服二钱匕，水一盏半，煎至八分，去滓温服，以下为度。

《肘后备急方》美白面部皮肤，主少年血气甚，面生皯疱。冬葵散：冬葵子一两，柏子仁一两，茯苓一两，瓜瓣一两。四物为散，食后。服方寸匕，日三，酒下之。

　　瘴，痛于脬及衷，痛甚，弱（溺）则痛益甚，□□□。治之：黑叔（菽）三升，以美酨三斗煮，疾炊，潰（沸），止火。潰（沸）下，复炊。参（三）潰（沸），止，浚取汁。牡厉（蛎）冶一，毒堇冶三，凡二物并和，取三指冣（最一撮）到节一，酨寒温适，入中，挠歙（饮）先食后食次（恣）。壹歙（饮），病俞（愈）。日壹饮，三日，病巳（病已），类石如沙从前出。毋（无）禁，毋（无）时。治疕（蛎）、毒堇不暴（曝）。以夏日至到时□毒堇，阴干，取叶、实并冶，裹以韦臧（藏），用，取之。岁更取○毒堇者□□堇叶异小，赤茎，叶从（纵）纈者，□叶，实味苦，前日至可六、七日莠（秀），产□□□泽旁。●令。（《五十二病方》第一百零四治方，第一百零五治方）

【解析】
黑大豆三升，牡蛎一个，毒堇三份，醋三斗。煎服。

【方解】
《诸病源候论》石淋候记载："石淋者，淋而出石也。肾主水，水结则化为石，故肾客砂石。肾虚为热所乘，热则成淋。其病之状，小便则茎里痛，尿不能卒出，痛引少腹，膀胱里急，沙石从小便道出，甚者塞痛合闷绝。"湿热下注化火灼阴煎熬尿液结为砂石，淤积水道。尿中时夹砂石，小便滞涩不畅或尿不能卒出，痛引少腹或尿时中断，或腰痛如酸牵引少腹，连及外阴，尿中带血。治宜清里积热，涤其砂石。黑大豆，黑豆叶可治血淋。黑豆乃肾之谷，黑色属水，水走肾，所以肾膀胱病病人食用黑豆。黑大豆味甘、性平、无毒。有解表清热、养血平肝调中下气、补肾壮阴、补虚黑发之功效。可以有效地缓解尿频、腰酸、女性白带异常及下腹部阴冷等症状。食醋，又称醋蕴、苦酒、米醋，是一种发酵的酸味液态调味品，以含淀粉类的粮食（高粱、黄米、糯米、灿米等）为主料，谷糠、稻皮等为辅料，经过发酵酿造而成。其味酸、甘，性平；入胃、肝经；能消食开胃，散瘀血，止血，解毒。醋与黑大豆同煎时，可祛除豆腥味，减少维生素 C 的损失，促进黑大豆中钙、铁、磷等矿物成分的溶解，促进黑大豆蛋白质的吸收，提高药用价值，同时还可以促进人体消化液的分泌，消食化积。堇即乌头，其味苦辛、大热、有大毒，故其用量不宜大，现代常用量 3—10 克。乌头为散寒止痛要药，既可祛经络之寒，又可散脏腑之寒；助膀胱气化以排尿。牡蛎咸、微寒，入肝、胆、肾经；能平肝息风、上收下敛、养阴、镇静、解毒、镇痛、软坚。加食醋少许，有利于牡蛎成分的溶出，又能解乌头之毒，治疗尿路结石合并尿路感染有效。

【方药文献研究】

1. 黑大豆

《本草纲目》：黑豆入肾功多，放能治水，消胀、下气，制风热而活血解毒，所谓同气相求也。又按古方称大豆解百药毒，予每试之，大不然，又加甘草，其验乃奇，如此之事，不可不知。

《本草经疏》：大豆，岐伯云生温熟寒。藏器云生平，炒食极热，煮食极寒。观《神农本草经》及孟诜云，生捣涂肿毒，则生者非温矣。《经》又云，炒为屑，主胃中热，则炒者又非极热矣。应是生平，炒温，煮寒无疑。

《本草汇言》：黑大豆，解百毒，下热气之药也。缪氏曰，善解五金、八石、百草诸毒及虫毒，宜水浸，生捣作膏，白汤调服一合。又去风、利水，散热，故风痹瘫痪方中用之，黄疸水肿方中用之，烦渴热结方中用之。又煮熟食之则利肠，炒熟食之则闭气，水浸、生捣食之解毒，敷之肉上散痈肿。但性利而质坚滑，多食令人腹胀而利下矣，故孙真人曰，少食醒脾，多食损脾也。

《神农本草经》：涂痈肿；煮汁饮，止痛。

《名医别录》：逐水胀，除胃中热痹，伤中，淋露，下瘀血，散五脏结积内寒，杀乌头毒，久服令人身重。炒为屑，主胃中热，去肿，除痹，消谷，止腹胀。

《本草拾遗》：炒令黑，烟未断，及热投酒中，主风痹、瘫缓、口噤、产后诸风。

《日华子本草》：调中下气，通经脉。

《本草纲目》：治肾病，利水下气，制诸风热，活血。煮汁，解滴石、砒石、甘遂、天雄、附子射罔、巴豆、芫青、斑蝥、百药之毒；治下痢脐痛；冲酒治风痉及阴毒腹痛。

《本草汇言》：煮汁饮，能润肾燥，故止盗汗。

2. 乌头

《本草纲目》：助阳退阴，功同附子而稍缓。

《医学启源》：川乌，疗风痹半身不遂，引经药也。

《主治秘要》云，其用有六：除寒一也；去心下坚痞二也；温养脏腑三也；治诸风四也；破聚滞气五也；感寒腹痛六也。

《长沙药解》：乌头，温燥下行，其性疏利迅速，开通关腠，驱逐寒湿之力甚捷，凡历节、脚气、寒疝、冷积、心腹疼痛之类并有良功。制同附子，蜜煎取汁用。

《本经疏证》：乌头之用，大率亦与附子略同，其有异者，亦无不可条疏而件比之也。夫附子曰主风寒咳逆邪气，乌头曰中风恶风，洗洗出汗，咳逆上气。明明一偏于寒，一偏于风，一则沉著而回浮越之阳，一则轻疏而散已溃之阳，于此见附子沉，乌头浮矣。附子曰除寒湿痿躄拘挛，膝痛不能行步，乌头曰除寒湿痹，一主治痿，一主治痹，痿躄拘挛，是筋因寒而收引，阳气柔则能养筋，又何患其不伸。寒湿痹是气因邪而阻闭，阳气强则能逐邪，又何患其不开，于此见附子柔，乌头刚矣。夫惟其沉方能柔、惟其散则为刚，沉而柔者无处不可到，无间不可入，散而刚者无秘不可开，无结不可解。故附子曰破癥坚积聚血瘕，乌头曰破积聚寒热，于此可见其一兼入血，一则止及气分矣。

《本草纲目》：助阳退阴，功同附子而稍缓。

《本草撮要》：功专去风痰；得栀子治疝气；得干姜治阴毒伤寒；得木香治冷气洞泄。

《本经逢原》：入祛风药。同细辛、黑豆煮入活络药。同甘草炮制，按乌头乃附子之母。春生新附即采其母，诸家《本草》未尝发明。但云春采者为乌头，故举世误认乌头为春时取附子之小者，往往以侧子代用，误人多矣。反半夏。

发明乌头得春生之气，故治风为响导。主中风、恶风、半身不遂、风寒湿痹，心腹冷痛，肩髀痛不可俯仰，及阴疽久不溃者，溃久疮寒歹肉不敛者，并宜少加以通血脉，惟在用之得宜。小儿慢惊搐搦，涎壅厥逆，生川乌、全蝎加生姜煎服效。其乌头之尖为末，茶清服半钱吐癫痫风痰，取其锐气从下焦直达病所，借茶清涌之而出也。夫药之相反者，以乌头、半夏为最。而《金匮》赤丸及《普济方》俱二味同用，非妙达圣义者难以语此。

《得配本草》：远志、莽草为之使。畏饴糖、黑豆、冷水。恶藜芦。忌豉汁。反半夏、栝蒌、贝母、白蔹、白及。伏丹砂、砒石。辛，热。有大毒。除寒湿，行经散风，助阳退阴，功同黑附子而稍缓。黑附子回阳逐寒，川乌头温脾去风。配桑白皮，煎干捣丸，治阴水肿满（忌油腻酒面鱼肉）。配生栀子研，治湿热寒郁，心腹冷痛，疝气（加炒茴香葱酒下，更效）。制法与附子同。

《药性切用》：即附子之母。气味轻疏，善祛风寒湿痹；不能如附子有顷刻回阳之功，痹证气实者姜汁炒或生用。寒疾宜附子，风疾宜乌头。乌附尖：性专达利，用以涌吐湿痰最捷。

《神农本草经》：主中风，恶风，洗洗出汗，除寒湿痹，咳逆上气，破积聚寒热。

《名医别录》：消胸上痰，冷食不下，心腹冷疾，脐间痛，肩胛痛不可俛仰，目中痛不可久视，又堕胎。主风湿，丈夫肾湿阴囊痒，寒热历节掣引腰痛，不能行步，痈肿脓结。

《药性论》：能治恶风，憎寒，冷痰包心，肠腹疞痛，痃癖气块，益阳事，治齿痛，主强志。治男子肾衰弱，阴汗，主疗风温湿邪痛。

《本草纲目》：治头风喉痹，痈肿疔毒。主大风顽痹。

《东医宝鉴》：治风湿麻痹疼痛，发破伤风汗。

《纲目拾遗》：追风活血，取根入药酒。

3. 牡蛎

张元素：壮水之主，以制阳光，则渴饮不思，故蛤蛎之类能止渴也。

《汤液本草》：牡蛎，入足少阴，咸为软坚之剂，以柴胡引之，故能去胁下之硬；以茶引之，能消结核；以大黄引之，能除股间肿；地黄为之使，能益精收涩、止小便，本肾经之药也。

《本草纲目》：（牡蛎）补阴则生捣用，煅过则成灰，不能补阴。

《本草经疏》：牡蛎味咸平，气微寒，无毒，入足少阴、厥阴、少阳经。其主伤寒寒热、温疟洒洒、惊恚怒气、留热在关节去来不定、烦满、气结心痛、心胁下痞热等证，皆肝胆二经为病。二经冬受寒邪，则为伤寒寒热；夏伤于暑，则为温疟洒洒；邪伏不出，则热在关节去来不定；二经邪郁不散，则心胁下痞；热邪热甚，则惊恚怒气，烦满气结心痛。此药味咸气寒，入二经而除寒热邪气，则营卫通，拘缓和，而诸证无不瘳矣。少阴有热，则女子为带下赤白，男子为泄精，解少阴之热，而能敛涩精气，故主之也。

《本经逢原》：牡蛎，《神农本草经》治伤寒寒热，温疟洒洒，是指伤寒发汗后寒热不止而言，非正发汗药也。仲景少阳病犯本，有柴胡龙骨牡蛎汤。

《金匮要略》百合病变渴，有栝楼牡蛎散，用牡蛎以散内结之热。即温疟之热从内蕴，惊恚之怒气上逆，亦宜咸寒降泄为务。其拘缓鼠瘘、带下赤白，总由痰积内滞，端不出软坚散结之治耳。

《本草思辨录》：鳖甲、牡蛎之用，其显然有异者，自不致混于所施，惟其清热软坚，人每视为一例，漫无区分，不知此正当明辨而不容忽者，《神农本草经》于鳖甲主心腹癥瘕坚积，于牡蛎主惊恚怒气拘缓。仲圣用鳖甲于鳖甲煎丸，所以破癥瘕。加牡蛎于小柴胡汤，所以除胁满。由斯以观，凡鳖甲之主阴蚀，痔核，骨蒸者，岂能代以牡蛎。牡蛎之主盗汗，消渴，瘰疬颈核者，岂能代以鳖甲。鳖甲去恶肉而亦敛溃痈者，以阴既益而阳遂和也。牡蛎治惊恚而又止遗泄者，以阳既戢而阴即固也。

《神农本草经》：主伤寒寒热，温疟洒洒，惊恚怒气，除拘缓鼠瘘，女子带下赤白。久服强骨节。

《名医别录》：除留热在关节荣卫，虚热去来不定，烦满；止汗，心痛气结，止渴，除老血，涩大小肠，止大小便，疗泄精，喉痹，咳嗽，心胁下痞热。

《药性论》：主治女子崩中。止盗汗，除风热，止痛。治温疟。又和杜仲服止盗汗。病人虚而多热，加用地黄、小草。

《本草拾遗》：捣为粉，粉身，主大人小儿盗汗；和麻黄根、蛇床子、干姜为粉，去阴汗。

《海药本草》：主男子遗精，虚劳乏损，补肾正气，止盗汗，去烦热，治伤寒热痰，能补养安神，治孩子惊痫。

《珍珠囊补遗药性赋》：软痞积。又治带下，温疟，疮肿，为软坚收涩之剂。

《本草纲目》：化痰软坚，清热除湿，止心脾气痛，痢下，赤白浊，消疝瘕积块，瘿疾结核。

《医学衷中参西录》：止呃逆。

《本草备要》：咸以软坚，化痰，消瘰结核，老血瘕疝；涩以收脱，治遗精崩带，止嗽敛汗（或同麻黄根、糯米为粉扑身，或加入煎剂）固大、小肠；微寒以清热补水，治虚劳烦热，温疟赤痢，利湿止渴，为肝、肾血分之药（王好古曰：以柴胡引之，去胁下硬；茶引之，消颈核；大黄引之，消股间肿；以地黄为使，益精收涩，止大小便利；以贝母为使，消积结）。

4. 食醋

《本草衍义》：醋，酒糟为之，有米醋、麦醋、枣醋。米醋比诸醋最酽，入药多用之，谷气全也，故胜糟醋。产妇居中常得醋气则为佳，醋超血也。磨雄黄涂蜂虿，亦取其收而不散也。

《本草纲目》：大抵醋治诸疮肿积块，心腹疼痛，痰水血病，杀鱼肉菜及诸虫素养气中无非取其酸收之意，又有散瘀、解毒之功。

《本草经疏》：醋惟米造者入药，得温热之气，其味酸，气温无毒。酸入肝，肝主血，血逆热壅则生痈肿，酸能敛壅热，温能行逆血，故主消痈肿。其治产后血晕，瘕块血积，亦此意耳。散水气者，水性泛滥，得收敛而宁谧也。杀邪毒者，酸苦涌泄，能吐出一切邪气毒物也。

《本草汇言》：醋，解热毒，消痈肿，化一切鱼腥水菜诸积之药也。林氏曰，醋主收，醋得酸味之正也，直入厥阴肝经，散邪敛正，故藏器方治产后血胀、血晕，及一切中恶邪气，卒时昏冒者，以大炭火入熨斗内以酽米醋沃之，酸气遍室中，血行气通痰下，而神自清矣。凡诸药宜入肝者，须以醋拌炒制，应病如神。又仲景《金匮要略》治黄汗，有黄芪白芍桂枝苦酒汤；谭氏治风痰，有石胆散子。俱用米醋入剂，专取其敛正气，散一切恶水血痰之妙用也。

《本草求真》：米醋，酸主敛，故书多载散瘀解毒，下气消食。且同木香磨服，则治心腹血气诸病；以火淬醋入鼻，则治产后血晕；且合外科药敷，则治痈结痰癖、疸黄痈肿；暨口漱以治舌疮；面涂以散损伤积血，及杀鱼肉菜蕈诸毒、至醋既酸（收），又云能散痈肿，以消则内散，溃则外散，收处即是散处故耳。

《名医别录》：消痈肿，散水气，杀邪毒。

《备急千金要方·食治》：治血运。

《本草拾遗》：破血运，除症块坚积，消食，杀恶毒，破结气，心中酸水痰饮。

《日华子本草》：治产后妇人并伤损，及金疮血运；下气除烦，破症结。治妇人心痛，助诸药力，杀一切鱼肉菜毒。

《本草纲目》：散瘀血。治黄疸、黄汗。

《本草备要》：散瘀，解毒，下气消食，开胃气。

5. 古代医家对方的衍化发展

《补缺肘后方》治卒肿满，身面皆洪大：大豆一升。以水五升，煮二升，去豆，纳酒八升，更煮九升，分三四服，肿瘥后渴，慎不可多饮。

《备急千金要方》治小儿丹毒：浓煮大豆汁涂之良，瘥，亦无瘢痕。

《本草纲目》治痘疮湿烂：黑大豆研末敷之。

《子母秘录》治小儿汤火疮：水煮大豆汁涂上，易瘥，无斑。

《肘后备急方》治消渴：乌豆置牛胆中阴干百日，吞之。

《普济本事方》治肾虚消渴难治者，救活丸：天花粉、大黑豆（炒）。上等分为末，面糊丸，如梧桐子大，黑豆百粒（煎）汤下。

《全幼心鉴》治小儿胎热：黑豆二钱，甘草一钱，灯心七寸，淡竹叶一片。水煎服。

《补缺肘后方》中礜石毒：以大豆汁解之。

《补缺肘后方》中巴豆毒：大豆汁解之。

《普济本事方》治风寒湿痹，麻木不仁。川乌粥法：川乌（生，去皮尖为末）。用香熟白米粥半碗，药末四钱，同米用漫火熬熟，稀薄，不要稠，下姜汁一茶脚许，蜜三大匙，搅匀，空腹啜之，温为佳，如是中湿，更入薏苡仁末二钱，增米作一中碗服。

《太平圣惠方》治风痹，荣卫不行。四肢疼痛：川乌头二两（去皮切碎，以大豆同炒，候豆汁出即住），干蝎半两（微炒）。上件药，捣罗为末，以酽醋一中盏，熬成膏，可丸，即丸如绿豆大，每服以温酒下七丸。

《普济本事方》治风寒湿痹，挛痛不能步握。乌术丸：五灵脂、川乌（炮去皮、脐）、苍术（薄切酒浸，干）各二两，自然铜（烧热）一两。上为细末，水糊为丸，如梧桐子大，每服七丸，温酒下，渐加丸数；服至病除。

《太平圣惠方》治风腰脚冷痹疼痛。宜用贴熁：川乌头主分，去皮脐，生用。上捣细罗为散，以酽醋调涂，于故帛上撒之，须臾痛止。

《金匮要略》治脚气疼痛，不可屈伸。乌头汤：麻黄、芍药、黄芪各三两，甘草三两（炙），川乌五枚（细切，以蜜二升，煎取一升，即出乌头）。上五味细切四味，以水三升煮取一升，去滓，内蜜煎中，更煎之，服七合，不知，尽服之。

《梅师集验方》治瘫缓风，口眼㖞斜，语言謇涩，履步不正。神验乌龙丹：川乌头（去皮脐）、五灵脂各五两。上为末，入龙脑、麝香，研令细匀，滴水丸如弹子大。每服一丸，先以生姜汁研化，次暖酒调服之，一日两服，空心晚食前服。

《箧中秘宝方》治口眼㖞斜。通关散：生乌头、青矾各等分。为末，每用一字，吸入鼻内，取涕吐涎。

《金匮要略》治心痛彻背，背痛彻心。乌头赤石脂丸：乌头一分（炮），赤石脂二分，干姜一分，附子一分，蜀椒二分。上五味，末之，蜜丸如梧子大。先食服一丸，日三丸，不知，稍加服。

《金匮要略》寒疝绕脐痛，发则白津出，手足厥冷，其脉沉紧者。大乌头煎：乌头大者五枚（熬去皮），以水三升，煮取一升，去滓，内蜜二升，煎令水气尽，取二升。强人服七合，弱人服五合，不瘥，明日更服，不可一日再服。

《金匮要略》治寒疝腹中痛，逆冷，手足不仁，身疼痛。乌头桂枝汤：乌头，以蜜二斤，煎减半，去滓，以桂枝汤五合解之，令得一升，初服二合，不知，即服三合，又不知，复加至五合，其知者如醉状，得吐者为中病。

《博济方》治阴毒伤寒，手足逆冷，脉息沉细，头痛腰重。退阴散：川乌头（炮）、干姜各半两。上二味同为粗散，炒令转色，放冷，再捣细末，每服一钱，水一盏，盐一捻，煎半盏、去滓、温服。

《婴孩宝书》治小儿慢惊，搐搦涎壅厥逆：川乌头（生，去皮脐）一两，全蝎十个（去尾）。分作三服。水一盏，姜七片煎服。

《苏沈良方》治脾寒疟疾。七枣散：川乌头大者一个（炮良久，移一处再炮，凡七处炮满，去皮脐），为细末，作一服。用大枣七个，生姜十片，葱白七寸，水一碗，同煎至一盏。疾发前，先食枣次温服。

《圣济总录》治腹中雷鸣，脐下疠撮疼痛。乌术丸：苍术（东流水浸十日，去黑皮，片切，焙）半斤，乌头（米泔浸五日，逐日换泔，炮裂，去皮脐），青橘皮（汤浸去白焙）各三两，蜀椒（口开者，烧砖令红，以醋泼砖，安椒，盖出汗，取红用）三两，青盐（研）一两。上五味，捣罗四味为末，与盐拌匀，炼蜜和丸，捣一千杵，丸如梧桐子大，每服二十丸，空心食前盐酒下。

《普济本事方》治冷气下泻。木香丸：木香半两，川乌（生，去皮）一两。上为细末，醋糊丸如梧子大，陈皮、醋汤下三、五十丸。

《太平圣惠方》治久赤白痢及泻水：川乌头二枚，一枚豆煮，一枚生用为末。上以黑豆半合，入水同煮；黑豆热为度，与豆同研烂，丸如绿豆大。每服，以黄连汤下五丸。

《活幼心书》理囟门陷。乌附膏：绵川乌（生用）、绵附子（生用）各五钱，雄黄二钱。上件为末，用生葱和根叶细切烂杵，入前药末同煎，空心作成膏，贴陷处。

《太平圣惠方》治牙痛。乌头丸：川乌头一分（生用），附子一分（生用）。上件药，捣罗为末，用面糊和丸，如小豆大。以绵裹一丸，于痛处咬之，以瘥为度。

《僧深集方》治痈疽肿毒：川乌头（炒）、黄柏（炒）各一两。为末，唾调涂之，留头，干则以米泔润之。

《古今录验》治痈攻肿，若有息肉突出者：乌头五枚，以苦酒三升，渍三日，洗之，日夜三四度。

《太平圣惠方》治久生疥癣：川乌头七枚（生用），捣碎，以水三大盏，煎至一大盏，去滓，温温洗之。

《金匮要略》治百合病，渴不瘥者。栝蒌牡蛎散：栝蒌根、牡蛎（熬），等分。为细末，饮服方寸匕，日三服。

《备急千金要方》治卧即盗汗，风虚头痛。牡蛎散：牡蛎、白术、防风各三两。治下筛，酒服方寸匕，日二。

《温病条辨》治温病下后，大便溏甚，周十二时三四行，脉仍数者。一甲煎：生牡蛎二两。研细，水八杯，煎服三杯，分温三服。

> 以水一斗煮葵穜（种）一斗，浚取其汁，以其汁煮胶一廷（梃）半，为汁一参，而。□（《五十二病方》第一百零六治方）

【解析】

冬葵子一斗，水适量，再加猪皮胶一梃半。煎服。

【方解】

冬葵子性味甘平，入大肠经，有驱虫止痢之功。冬葵子及油还有润肤泽毛之效。但冬葵子炒后性温燥，故应注意多食后易致口干、口疮、牙痛等上火症状。猪皮药用名为猪肤，猪肤味甘性凉，有活血止血、补益精血、滋润肌肤、光泽头发、减少皱纹延缓衰老的作用。猪肤可以加工煎炼成动物胶，即猪皮胶，认为具有和血脉，润肌肤的功效。冬葵子配猪皮胶方有补血止血、利尿通淋作用，应当是治疗血淋的。血淋系五淋之一，病位主要在膀胱和肾，且与肝脾亦有关；其主要发病机制为湿热蕴结下焦，导致膀胱气化不利；多因阴部不洁，秽浊之邪侵入膀胱，酿成湿热热盛伤络，迫血妄行，故小便涩痛有血，而成血淋；病久则可由实转虚，久淋不愈，耗伤正气，或房事不节，皆可导致脾肾两虚，肾阴不足，虚火灼络，血不循经，故尿中夹血，而致血淋或见虚实夹杂证。

【方药文献研究】

1. 猪肤

《长沙药解》：猪肤，利咽喉而消肿痛，清心肺而除烦满。《伤寒论》猪肤汤治少阴病下利咽痛，胸满心烦者，猪肤、白蜜清金而止痛，润燥而除烦，白粉涩滑清而收泄利也。肺金清凉而司皮毛，猪肤善于清肺，肺气清降，浮火归根，则咽痛与烦满自平也。

《本草纲目》：治少阴下痢、咽痛。

《本草分经》：治咽痛。猪水畜也，其气先入肾，解少阴客热，肤者肌肤之义，宜用猪皮上黑肤也。

《本草思辨录》：少阴之热，上为咽痛，以少阴同气之物而留连于上以除热，非猪肤莫任

2. 古代医家对方的衍化发展

《伤寒论》治少阴病下利、咽痛、胸满、心烦。猪肤汤：猪肤一斤。以水一斗，煮取五升，去滓，加白蜜一升，白粉五合，熬香和合相得。温分六服。

> 瘅，坎方尺有半，深至肘，即烧陈橐其中，令其灰不盈半尺，薄洒之以美酒，即菌芙一、枣十四、豪（圆）之朱（茱）臾（萸）、椒合而一区，燔之坎中，以隧下。巳（已），沃。（《五十二病方》第一百一十三治方）（见图2-4-3）

【解析】

干禾草若干，酒适量，皂荚若干，大枣若干，吴茱萸若干，蜀椒若干。熏蒸。

【方解】

熏蒸疗法又称蒸汽治疗疗法、汽浴治疗疗法、中药雾化透皮治疗疗法。中药熏蒸集中了中医药疗、热疗、汽疗、中药离子渗透治疗疗法等多种功能，融热度、湿度、药物浓度于一体，因病施治，药物对症，可有效治疗多种皮肤疾病。皮肤是人体最大的器官，面积很大，毛孔很多，除具有防御外邪侵袭的保护作用外，还具有分泌、吸收、渗透、排泄、感觉等

图 2 - 4 - 3

多种功能，中药熏蒸治疗疗法就是利用皮肤的这一生理特性，使药物通过皮肤表层吸收、角质层渗透和真皮转运进入血液循环而发挥药理效应。通过源源不断的热药蒸汽直接作用于人体，扩张局部和全身的血管，促进体表组织的血液循环，改善皮肤的吸收作用，促进汗腺的大量分泌，加速皮肤的新陈代谢；同时由熏蒸药物中逸出的中药粒子（为分子或离子）作用于体表直接产生杀虫、杀菌消炎、止痒、治痛、温通等作用，或经透皮吸收人体通过激发组织细胞受体的生物化学过程发挥药疗作用，进而补肾温经、疏通腠理、调气和血。本方治疗闭，君药皂荚清热，利湿，治水肿，热淋，小便赤涩，热病烦渴，乳汁不下；佐以吴茱萸温肝通阳止痛；花椒温胃散寒止痛；烧酒温经活络；大枣调和诸药。共凑温经通阳、温肾通尿、消炎止痛之效。稻穗火能安人神魂到五脏六腑，麦穗火主消渴润喉利小便；故陈稾即干禾草当为麦秆或者稻杆。

【方药文献研究】

1. 皂荚

《本经逢原》：按大小二皂，所治稍有不同，用治风痰，牙皂最胜，若治湿痰，大皂力优。

《本草图经》：疏风气。

《本草备要》：泻热毒，除风湿，去垢腻（故澡身，盥面用之），疗无名肿毒有奇功。

《本草经集注》主治风痹，死肌，邪气，风头泪出，下水，利九窍，杀鬼、精物。治腹胀满，消谷，破咳嗽囊结，妇人胞不落，明目益精。可为沐药，不入汤。

《长沙药解》：降逆气而开壅塞，收痰涎而涤垢浊，善止喘咳，最通关窍。

《本草新编》：理气疏风，搐鼻喷嚏，可救五绝痰迷、中风不语诸症。敷肿痛即除，吐风痰，杀痨虫精物，起风痹，治死肌，利窍开关，破癥堕孕。

《日华子本草》：通关节，除头风，消痰，杀劳虫，治骨蒸，开胃，破坚癥，腹中痛，能堕胎。柏实为之使。恶麦冬。畏空青、人参、苦参。

《类证活人书》：治阴毒，正阳散内用皂荚，引入厥阴也。用之有蜜炙、酥炙、烧灰之异，等分依方。

2. 吴茱萸

《本草衍义》：吴茱萸下气最速，肠虚人服之愈甚。

《医学启源》：《主治秘诀》云，（吴茱萸）气浮而味降，其用有四：去胸中寒一也；止心痛二也；感寒腹痛三也；消宿酒，为白豆蔻之佐四也。

王好古：冲脉为病，逆气里急，宜以（吴茱萸）主之。故仲景吴茱萸汤、当归四逆汤方治厥阴病温脾胃，皆用此也。

《本草纲目》：茱萸，辛热能散能温，苦热能燥能坚，故所治之证，皆取其散寒温中，燥湿解郁之功而已。咽喉口舌生疮者，以茱萸末醋调，贴两足心，移夜便愈。其性虽热，而能引热下行，盖亦从治之义，而谓茱萸之性上行不下行者，似不然也。有人治小儿痘疮口噤者，啮茱萸一二粒抹之即开，亦取其辛散耳。

《本草经疏》：凡脾胃之气，喜温而恶寒，寒则中气不能运化，或为冷实不消，或为腹内绞痛，或寒痰停积，以致气逆发咳，五脏不利。吴茱萸，辛温暖脾胃而散寒邪，则中自温、气自下，而诸证悉除。其主除湿血痹、逐风邪者，盖以风寒湿之邪，多从脾胃而入，脾胃主肌肉，为邪所侵，则腠理闭密，而寒热诸痹所从来矣，辛温走散开发，故能使风寒湿之邪，从腠理而出。中恶腹痛，亦邪恶之气干犯脾胃所致，入脾散邪，则腹痛自止矣。

《本草汇言》：吴茱萸，开郁化滞，逐冷降气之药也。方龙潭曰，凡患小腹、少腹阴寒之病，或呕逆恶心而吞酸吐酸，或关格痰聚而隔食隔气，或脾胃停寒而泄泻自利，或肝脾郁结而胀满逆食，或疝瘕弦气而攻引小腹，或脚气冲心而呕哕酸苦，是皆肝脾肾经之证也，吴茱萸皆可治之。

《本经逢原》：茱萸善上，故服茱萸者，有冲膈冲眼、脱发咽痛、动火发疮之害。其治暴注下重、呕逆吞酸、肝脾火逆之证，必兼苦寒以降之，如左金丸治肝火痰运嘈杂最效。

《本草便读》：吴茱萸，辛苦而温，芳香而燥，本为肝之主药，而兼入脾胃者，以脾喜香燥，胃喜降下也。其性下气最速，极能宣散郁结，故治肝气郁滞，寒浊下踞，以致腹痛疝瘕等疾，或病邪下行极而上，乃为呕吐吞酸胸满诸病，均可治之。即其辛苦香燥之性，概可想见其功。然则治肝治胃以及中下寒湿滞浊，无不相宜耳。

《神农本草经》：主温中下气，止痛，咳逆寒热，除湿血痹，逐风邪，开腠理。

《名医别录》：主痰冷，腹内绞痛，诸冷实不消，中恶，心腹痛，逆气，利五脏。

《药性论》：主心腹疾，积冷，心下结气，疰心痛；治霍乱转筋，胃中冷气，吐泻腹痛不可胜忍者；疗遍身顽痹，冷食不消，利大肠拥气。

《本草拾遗》：杀恶虫毒，牙齿虫蛀。

《日华子本草》：健脾通关节。治腹痛，肾气，脚气，水肿，下产后余血。

3. 花椒

《神农本草经》：主风邪气，温中，除寒痹，坚齿发，明目。主邪气咳逆，温中，逐骨节皮肤死肌，寒湿痹痛，下气。

《名医别录》：疗喉痹，吐逆，疝瘕，去老血，产后余疾腹痛，出汗，利五脏。除六腑寒冷，伤寒，温疟，大风汗不出，心腹留饮，宿食，肠澼下痢，泄精，女子字乳余疾，散风邪瘕结，水肿，黄疸，杀虫鱼毒，开腠理，通血脉，坚齿发，调关节，耐寒暑，可作膏药。

《药性论》：治恶风，遍身四肢顽痹，口齿浮肿摇动；主女人月闭不通，治产后恶血痢，多年痢，主生发，疗腹中冷痛。治头风下泪，腰脚不遂，虚损留结，破血，下诸石水，腹内冷而痛，除齿痛。

《日华子本草》：破癥结，开胃，治天行时气温疾，产后宿血，治心腹气，壮阳，疗阴汗，暖腰膝，缩小便。

《本草纲目》：散寒除湿，解郁结，消宿食，通三焦，温脾胃，补右肾命门，杀蛔虫，止泄泻。椒，纯阳之物，其味辛而麻，其气温以热。入肺散寒，治咳嗽；入脾除湿，治风寒湿痹，水肿泻痢；入右肾补火，治阳衰溲数，足弱，久痢诸证。一妇年七十余，病泻五年，百药不效，予以感应丸五十丸投之，大便二日不行，再以平胃散加椒红、茴香、枣肉为丸与服，遂瘳。每因怒食举发，服之即止。此除湿消食，温脾补肾之验也。又《上清诀》云，凡人吃饭伤饱，觉气上冲，心胸痞闷者，以水吞生椒一、二十颗即散，取其能通三焦，引正气，下恶气，消宿食也。又戴原礼云，凡人呕吐，服药不纳者，必有蛔在膈间，蛔闻药则动，动则药出而蛔不出，但于呕吐药中加炒川椒十粒，盖蛔见椒则头伏也。观此，则张仲景治蛔厥，乌梅丸中用蜀椒，亦此义也。许叔微云，大凡肾气上逆，须以川椒引之归经则安。

《本草经疏》：蜀椒，其主邪气咳逆，皮肤死肌，寒湿痹痛，心腹留饮宿食，肠澼下痢，黄疸水肿者，皆脾、肺二经受病。肺出气，主皮毛，脾运化，主肌肉，肺虚则外邪客之，为咳逆上气，脾虚则不能运化水谷，为留饮宿食，肠澼下痢，水肿黄疸，二经俱受风寒湿邪，则为痛痹，或成死肌，或致伤寒温疟，辛温能发汗、开腠理，则外邪从皮肤而出，辛温能暖肠胃，散结滞，则六腑之寒冷除，肠胃得温，则中焦治，而留饮宿食，肠僻下痢，水肿黄疸、诸证悉愈矣。其主女子字乳余疾者，亦指风寒外侵，生冷内停而言。泄精癥结，由下焦虚寒所致，此药能入右肾命门，补相火元阳，则精自固而结癥消矣。杀虫鱼毒者，以其得阳气之正，能破一切幽暗阴毒之物也。外邪散则关节调，内病除则血脉通。

《本经逢原》：秦椒，味辛气烈，其温中去痹，除风邪气，治吐逆疝瘕，下肿湿气，皆取辛烈以散郁热，乃从治之法也。疮毒腹痛，冷水下一握效，其能通三焦，引正气，下恶气可知也。

4. 烧酒

《本草纲目》：消冷积寒气，燥湿痰，开郁结，止水泄；治霍乱疟疾噎膈、心腹冷痛、阴毒欲死；杀虫辟瘴，利小便，坚大便，洗赤目肿痛，有效。

《本草易读》：消冷积寒气，开湿痰郁结，清心腹冷痛，疗阴毒欲死。止水泻而定霍乱，除疟疾而解膈噎。洗目赤肿痛之良剂，为杀虫辟瘴之灵丹。最坚大便，又利小水。

《本草择要纲目》：胜湿祛寒，开怫郁而消沉积；通膈噎而散痰饮；治泄疟而止腹痛，调水道而通小便，赤目洗之；则泪出而肿消赤散。

《得配本草》：开郁消积，通膈除痰，祛寒截疟，杀虫驱瘴，辟邪逐秽。治水泄，止冷痛，滴耳中积垢结块。

5. 古代医家对方的衍化发展

《备急千金要方》治卒中风口㖞：大皂荚一两（去皮、子，研末下筛）。以三年大酢和，左歪涂右，右歪涂左，干更涂之。

《太平圣惠方》治大肠风毒，泻血不止：皂荚（五挺不可长一尺二（一）寸者，去黑皮涂酥，炙用酥三两炙尽为度），白羊精肉十两。上药，先捣皂荚为末，后与肉同捣令熟，丸如梧桐子大。每于食前以温水下二十丸。

《仁斋直指方》治大风诸癞。皂角丸：长皂角二十条。炙，去皮子，以酒煎稠，滤去渣，候冷，入雪糕，丸如梧子大。每酒下五十丸。

《丹溪心法》治肝火。左金丸：黄连六两，吴茱萸一两或半两。上为末，水丸或蒸饼丸。白汤下五十丸。

《金匮要略》治呕而胸满，及干呕吐涎沫，头痛者。吴茱萸汤：吴茱萸一升，人参三两，生姜六两，大枣十二枚。上四味，以水五升，煮取三升，温服七合，日三服。

《千金翼方》治头风：吴茱萸三升。水五升，煮取三升，以绵拭发根。

《太平惠民和剂局方》治脾受湿气，泄利不止，米谷迟化，脐腹刺痛；小儿有疳气下痢，亦能治之。戊己丸：黄连（去须）、吴茱萸（去梗，炒）、白芍药各五两。上为细末，面糊为丸，如梧桐子大。每服二十丸，浓煎米饮下，空心日三服。

《备急千金要方》治脚气入腹，困闷欲死，腹胀。苏长史茱萸汤：吴茱萸六升，木瓜两颗（切）。上二味，以水一斗三升，煮取三升，分三服，相去如人行十里久，进一服，或吐，或汗，或利，或大热闷，即瘥。

《证治准绳》治脚气疼痛，如人感风湿流注，脚足痛不可忍，筋脉浮肿，宜服之。鸡鸣散：槟榔七枚，陈皮（去白）、木瓜各一两，吴茱萸、紫苏叶各三钱，桔梗（去芦）、生姜（和皮）各半两。上细切，水煎，次日五更，分作三、五服，只是冷服。冬天略温服亦得。

《太平惠民和剂局方》治远年近日小肠疝气，偏坠搐疼，脐下撮痛，以致闷乱，及外肾肿硬，日渐滋长，阴间湿痒成疮。夺命丹：吴茱萸（去枝梗）一斤（四两用酒浸，四两用醋浸，四两用汤浸，四两用童子小便浸，各浸一宿，同焙干），泽泻（去灰土）二两。上为细末，酒煮面糊丸如梧桐子大。每服五十丸，空心食前盐汤或酒吞下。

取（蠃）牛二七，蘨（薤）一（桑），并以酒煮而歆（饮）之。（《五十二病方》第一百一十六治方）

【解析】

蜗牛十四个，薤白一把，酒适量。煎服。

【方解】

蜗牛具有很高的食用和药用价值。其味咸，性寒。入膀胱、胃、大肠经。具有清热解毒、镇惊、消肿之功效。主治风热惊痫，小儿脐风，消渴，喉痹，疟腮，瘰疬，痈肿丹毒，痔疮，脱肛，蜈蚣咬伤。近代中医学也认为蜗牛对糖尿病、高血压、高血脂、气管炎、前列腺炎、恶疮和癌症等疾病有辅助治疗作用。功效有消肿疗疮，缩肛收脱，通利小便。应用治疗肿疔毒，疮疖初起，牙齿疼痛。薤白，性味辛、苦，温。入心、肺、胃、大肠经。通阳散结，行气导滞。用于胸痹心痛，脘腹痞满胀痛，泻痢后重。

【方药文献研究】

1. 蜗牛

《本草纲目》：蜗牛所主诸病，大抵取其解热消毒之功耳。

《名医别录》：主贼风㖞邪，大肠脱肛，筋急及惊痫。

《药性论》：生研取服，止消渴。

《品汇精要》：祛风热，消疮肿。

《本草纲目》：治小儿脐风撮口，利小便，消喉痹，止鼻出血，通耳聋；治诸肿毒痔漏，制蜈蚣蝎毒。

《本草新编》：善杀虫，以活着投麻油中，自化为油，涂虫疮。

《玉楸药解》：利水泄火，消肿败毒，去湿清热。

《医林纂要》：治血风疮及杨梅疮。

《黑龙江中药》：通乳。

2. 古代医家对方的衍化发展

《太平圣惠方》治小儿胎热撮口：蜗牛子一十枚（去壳细研初泥），莳萝末半分。上药，同研令匀，用奶汁和涂于口畔。

《太平圣惠方》治消渴引饮不止：（一）蜗牛十四枚，形圆而大者。以水三合，密器浸一宿，取水饮之（《海上集验方》）。（二）蜗牛（焙）半两，蛤粉、龙胆草、桑根白皮（炒）各二钱半。研末，每服一钱，楮叶汤下。

《简易方论》治小便不通：蜗牛捣贴脐下，以手摩之。加麝香少许更妙。

《圣济总录》治血热冲肺，鼻衄不止。蜗牛散：蜗牛（煿干）一分，乌贼鱼骨半钱。上二味，捣研为散，含水一口，搐一字入鼻内。

《本草纲目》治喉痹：蜗牛绵裹，水浸含咽。

《太平圣惠方》蜗牛七枚，白梅三枚（取肉）。同研烂，绵裹如枣核大，含咽。

《世医得效方》治瘰疬未溃：连壳蜗牛七个，丁香七粒。同烧研，纸花贴之。

《三因方》治瘰疬，溃与未溃，皆可贴。蜗牛散：蜗牛不拘多少，以竹索串，瓦上晒干，烧存性，为末，入轻粉少许，猪骨髓调，用纸花量病大小贴之。

《本草纲目》治耳腮疼肿及喉下诸肿：蜗牛同面研敷之。

《太平圣惠方》治眼热生淫肤赤白翳：生蜗牛二枚。纳少许朱砂末于中，微火上炙令沸，以绵捵取，以敷眦上，数敷。

《济生方》治痔疮。蜗牛膏：蜗牛一枚，麝香三分。用小砂合子，盛蜗牛，以麝香糁之，次早取汁，涂痔处。

《太平圣惠方》治蜈蚣咬：蜗牛捋取汁，滴入咬处。

《太平圣惠方》治耳聋：蜗牛子一分，石胆一分，钟乳一分。同细研，用一瓷瓶盛之，以炭火烧令通亦，候冷取出，研入龙脑少许，每用油引药少许入耳。

> 血瘃：煮（荆），三温之而歙（饮）之。（《五十二病方》第一百一十八治方）

【解析】

血淋：牡荆若干。煎服。

【方解】

牡荆，药性辛、苦、温，归肺、胃经，具有祛痰止咳平喘、理气和胃止痛的功效，用于治疗咳喘痰多、胃痛、呃逆。治白带下，用牡荆子炒焦为末，饮服。治小肠疝气、湿痰白浊、耳聋等。其叶：苦、寒、无毒。治九窍出血，用荆叶捣汁，酒调服二合。治小便尿血，治方同上。治腰脚风湿，用荆叶煮水，熏蒸病人，以汗出为度。其根：甘、若、平、无毒。治风疾，用七叶黄荆根皮、五加根皮、接骨草，等分煎汤，每日饮服适量。其茎：甘、平、无毒。治灼疮发热，风牙痛，青盲内障。荆沥：治中风口噤，服荆沥，每次一升。治头风头痛，用日取荆沥饮服。治喉痹疮肿，取荆沥细细咽服。或以荆一把，水煎服。治心虚惊悸，形容枯瘦，用荆沥二升，火上煎成一升六合，分四次服，白天服三次，晚上服一次。治赤白痢，久不愈，用荆沥饮服，每日五合。治疮癣，用荆沥涂搽。本方治疗尿中带血，滴沥刺痛，可能是血淋；故用荆叶。治法宜清热止血通淋。

【方药文献研究】

1. 牡荆

《本草经集注》：主治除骨间寒热，通利胃气，止咳逆，下气。

《本草蒙筌》：下肺气，止咳逆咽喉；通胃气，除寒热骨节。

2. 古代医家对方的衍化发展

《圣济总录》治惊黄，病人面青身黄，心中烦乱，起卧不安，唇里疮生，目视眈眈。牡荆汤：牡荆子、白术各半两，芒硝（后下）一分。为末，水煎，去渣，下芒硝搅匀，食后服。

石瘕：三温煮石韦若酒而歊（饮）之。（《五十二病方》第一百一十九治方）

【解析】

石淋：石韦若干。煎服。

【方解】

石韦甘、苦，微寒。入肺、膀胱经。能利水通淋，清肺泄热；治淋痛，尿血，尿路结石等。治宜清里积热，涤其砂石。

【方药文献研究】

1. 石韦

《本草崇原》：石韦，主治劳热邪气者，劳热在骨，邪气在皮，肺肾之所主也。五癃者，五液癃闭，小便不利也。石韦助肺肾之精气，上下相交，水精上濡，则上窍外窍皆通，肺气下化，则水道行而小便利矣。

《本经逢原》：石韦，其性寒利，故《神农本草经》治劳热邪气，指劳力伤津，癃闭不通之热邪而言，非虚劳之谓。治妊娠转胞，同车前煎服。

《长沙药解》：石韦，清金泄热，利水开癃，《金匮》鳖甲煎丸用之治疟日久结为癥瘕，以其泄水而消瘀也。

《神农本草经》：主劳热邪气，五癃闭不通，利小便水道。

《名医别录》：止烦下气，通膀胱满，补五劳，安五藏，去恶风，益精气。

《日华子本草》：治淋沥遗溺。

《本草图经》：炒末，冷酒调服，疗发背。

《滇南本草》：止玉茎痛。

《本草纲目》：主崩漏，金疮，清肺气。

2. 古代医家对方的衍化发展

《太平惠民和剂局方》治肾气不足，膀胱有热，水道不通，淋沥不宣，出少起数，脐腹急痛，蓄作有时，劳倦即发，或尿如豆汁，或便出砂石，并皆治之。石苇散：芍药、白术、滑石、葵子、瞿麦各三两；石苇（去毛）、木通各二两；王不留行、当归（去芦）、甘草（炙）各一两。上为细末。每服二钱，煎小麦汤调下，食前，日二三服。

《鸡峰普济方》治气淋，小便涩痛。石韦饮子：石韦（汤浸，刷皮）、瞿麦、木通各30克，陈皮、茯苓、芍药、桑白皮、人参、黄芩各22克，上为细末，每服二钱，生姜一分，水一大盏，煎至七分，温服，早食后、临卧各一服，忌冷物）

膏癉〈瘴〉：澡石大若李樗，巳（已）食歈（饮）之。不巳（已），复之。（《五十二病方》第一百二十治方）

【解析】

膏淋：用李子核大小的海浮石煎水，饭后服用。若病不愈，按上法继续服用。

【方解】

膏淋以尿道涩痛，小便浑浊如米汤水为主要临床表现，因肾、膀胱气化失司，水道不利导致。相当于乳糜尿。湿热内蕴者小便浑浊如米水，置之沉淀如絮状，上有浮油如脂，或夹有凝块，或混有血液，尿道热涩疼痛。脾肾两虚者小便浑浊如米泔水，尿道涩痛不堪，但病久不已，反复发作，形体日渐消瘦，神疲乏力，腰膝酸软。海浮石，寒；咸；入肺经。具有清肺化痰、软坚散结、利水通淋等作用，主要治疗清肺化痰，软坚散结。用于痰热咳嗽，痰稠黏者，瘰疬，瘿瘤等。

【方药文献研究】

1. 海浮石

陶弘景："止咳。"

《本草拾遗》："主渴。"

《日华子本草》："止渴，治淋，杀野兽毒。"

《本草衍义》："水飞，治目中翳。"

朱震亨："清金降火，消积块，化老痰。""海石，治老痰积块，咸能软坚也。"

《本草纲目》："消瘿瘤结核疝气，下气，消疮肿。""浮石，气味咸寒，润下之用也。故入肺除上焦痰热，止咳嗽而软坚，清其上源，故又治诸淋。"

2. 古代医家对方的衍化发展

《太平圣惠方》治卒咳嗽不止：浮石二两。捣罗为末，炼蜜和丸如梧桐子大。每服以粥饮下十丸，日三四服。

《医学从众录》治小儿天哮，一切风湿燥热，咳嗽痰喘。海浮石滑石散：海浮石、飞滑石、杏仁各四钱，薄荷二钱，上为极细末。每服二钱，用百部煎汤调下。

《仁斋直指方》治血淋，小便涩痛。海金散：黄烂浮石为末，每服二钱。生甘草煎汤调下。

《备急千金方》治石淋：浮石，使满一手，下筛，以水三升，酢一升，煮取二升，澄清服一升，不过三服。亦治嗽，淳酒煮之。

《仁斋直指方》治小肠气，茎缩囊肿。海金散：黄烂浮石为末。每服二钱，木通、灯心、赤茯苓、麦门冬煎汤调下。

《丹溪心法》治诸疝：海石、香附。为末，生姜汁调下。亦治心痛。

《普济本事方》治消渴：浮石、青黛各等分，麝香少许。上细末。每服一钱，温汤调下。

《普济本事方》治渴疾饮水不止。神效散：白浮石、蛤粉、蝉壳（去头、足）各等分。上细末，用鲫鱼胆七个，调三钱服，不拘时候。

《普济方》治疔疮，发背，恶疮。着老丹：白浮石半两，没药二钱。上为细末，醋糊为丸，如桐子大。每服六丸，冷酒送下。

《普济方》治耳底有脓。没药散：海浮石一两，没药一钱，麝香一字。上为细末。每用半字，吹入耳中。

《儒门事亲》治痔疮久不愈：海浮石（烧红醋淬数次）、金银花。上海浮石二停，金银花一停，同为细末。每服二钱半，如签茶一般，日用二服。疮在上，食后；在下，食前服。

溺□沦者方：取□□□□□其□□□□。先取雊（鹊）巢下蒿。(《五十二病方》第一百二十六治方）

【解析】

小便白浊、淋漓不尽，鹊巢下的青蒿若干。煎服。

【方解】

青蒿味苦辛，性寒；入肝、胆经、三焦、肾经；青蒿性禀芬芳，清透虚热，清热解暑，凉血除蒸，宣化湿热，截疟，退黄。用于温邪伤阴，夜热早凉，阴虚发热，骨蒸劳热，暑邪发热，疟疾寒热，湿热黄疸等病症的治疗。

【方药文献研究】

1. 青蒿

《本草图经》：青蒿，治骨蒸劳热为最，古方多单用之。

《本草新编》：青蒿，专解骨蒸劳热，尤能泄暑热之火，泄火热而不耗气血，用之以佐气血之药，大建奇功，可君可臣，而又可佐可使，无不宜也。但必须多用，因其体既轻，而性兼补阴，少用转不得力。又青蒿之退阴火，退骨中之火也，然不独退骨中之火，即肌肤之火，未尝不共泻之也，故阴虚而又感邪者，最宜用耳。又青蒿最宜沙参、地骨皮共享，则泻阴火更捷，青蒿能引骨中之火，行于肌表，而沙参、地骨皮只能凉骨中之火，而不能外泄也。

《本经逢原》：青蒿亦有两种，一种发于早春，叶青如绵茵陈，专泻丙丁之火，能利水道，与绵茵陈之性不甚相远；一种盛于夏秋，微黄似地肤子，为少阳、厥阴血分之药，茎紫者为良。

《神农本草经》：主疥瘙痂痒，恶疮，杀虱，留热在骨节间，明目。

《新修本草》：生按敷金疮，大止血，生肉，止疼痛。

《本草拾遗》：主妇人血气，腹内满，及冷热久痢。秋冬用子，春夏用苗，并捣绞汁服。亦暴干为末，小便冲服。如觉冷，用酒煮。

《日华子本草》：长毛发，发黑不老，兼去蒜发，心痛热黄，生捣汁服并敷之。泻痢，饭饮调末五钱匕。

《滇南本草》：去湿热，消痰。治痰火嘈杂眩晕。利小便，凉血，止大肠风热下血，退五种劳热，发烧怕冷。

《本草纲目》：治疟疾寒热。

《本草新编》：退暑热。

《医林纂要》：清血中湿热，治黄疸及郁火不舒之证。

2. 古代医家对方的衍化发展

《温病条辨》养阴透热。治温病后期，热邪深伏阴分，夜热早凉，热退无汗，能食消瘦，舌红少苔，脉细数。青蒿鳖甲汤：青蒿二钱，鳖甲五钱，细生地四钱，知母二钱，丹皮三钱。水五杯，煮取二杯，日再服。

《通俗伤寒论》治少阳三焦湿遏热郁，气机不畅，胸痞作呕，寒热如疟者。蒿芩清胆汤：青蒿脑钱半至二钱，淡竹茹三钱，仙半夏钱半，赤茯苓三钱，青子芩钱半至三钱，生枳壳钱半，陈广皮钱半，碧玉散（包）三钱。水煎服。

《太平圣惠方》治骨蒸劳，体瘦、发渴、寒热。青蒿圆：青蒿一斤（取叶曝干，捣罗为末），桃仁一斤（酒浸，去皮尖，麸炒令黄，研烂），甘草半（五）两（生捣罗为末）。另以童子小便三斗，于瓷瓮中盛，于糠火上煎令如稀饧，却倾于铜器中，下诸药，又于糠火上煎，以柳木篦搅之，看稀稠得所，候可丸，即丸如梧桐子大，以粗疏布袋盛。每日空心温童子小便下三十丸，日晚再服。

《鸡峰普济方》治劳瘦。青蒿煎：青蒿（细锉）嫩者一升，以水三升，童子小便五升，同煎成膏，丸如梧桐子大。每服十丸，温酒下，不以时。

《圣济总录》治虚劳，盗汗、烦热、口干。青蒿丸：青蒿一斤，取汁熬膏，入人参末、麦冬末各一两，熬至可丸，丸如梧桐子大。每食后米饮下二十丸。

《补缺肘后方》治疟疾寒热：青蒿一握，以水二升渍，绞取汁，尽服之。

《本草纲目》治虚劳久疟。青蒿酒：青蒿捣汁，煎过，如常酿酒饮。

《仁存堂经验方》治温疟痰甚，但热不寒：青蒿二两（童子小便浸焙），黄丹半两。为末。每服二钱，白汤调下。

《温病条辨》治少阳疟偏于热重者，暮热早凉，汗解渴饮，脉左弦。青蒿鳖甲汤：青蒿三钱，知母二钱，桑叶二钱，鳖甲五钱，丹皮二钱，花粉二钱。水五杯，煮取二杯。疟来前，分二次温服。

《圣济总录》治赤白痢下。蒿豉丹：青蒿、艾叶等分。同豆豉捣作饼，日干。每用一饼，以水一盏半煎服。

《圣济总录》治暑毒热痢：青蒿叶一两，甘草一钱。水煎服。

  膏弱（溺）：是胃（谓）内复。以水与弱（溺）煮陈葵穜（种）而歕（饮）之，有（又）（𩰾）阳□而羹之。（《五十二病方》第一百二十七治方）

【解析】

膏淋：人尿适量，陈冬葵子若干，韭叶若干。煎服。

【方解】

膏溺即膏淋，即小便疼痛中有脂膏者。膏溺又称内复，因房劳引起的淋病复发，膏淋者体内脂液外泄。冬葵子治妊娠子淋、小便涩痛、治产后淋沥不通、小儿小便不通、治妊娠有水气，身重，小便不利，洒淅恶寒、起即头眩、卒关格，大小便不通，支满欲死等。韭菜性咸、辛而温，有温中、行气、补虚、补阳化气，杀菌消炎，通窍利尿的作用，同时有散瘀、解毒的功效，经常用于温中、脾胃的虚寒。可以治疗出血症，比如吐血、鼻子出血、尿血、痢疾病症的治疗，也可以用于治疗消渴症，也有通阳的作用，用于胸腹的闷痛，也可以用于跌打损伤的治疗。两者配伍则药性平和，杀菌消炎，通窍利尿。

【方药文献研究】

1. 韭菜

《名医别录》：安五脏，除胃中热。

《本草拾遗》：温中，下气，补虚，调和腑脏，令人能食，益阳，止泄白脓、腹冷痛，并煮食之。叶及根生捣绞汁服，解药毒，疗狂狗咬人欲发者；亦杀诸蛇、虺、蝎、恶虫毒。

《日华子本草》：止泄精尿血，暖腰膝，除心腹痼冷、胸中痹冷、疝癖气及腹痛等，食之肥白人。中风失音研汁服，心脾胃痛甚，生研服，蛇、犬咬并恶疮，捣敷。

《本草衍义补遗》：研汁冷饮，可下膈中瘀血，能充肝气。

《丹溪心法》：经血逆行，或血腥，或吐血，或唾血，用韭汁服之。跌扑损伤在上者，宣饮韭汁，或和粥吃。

《滇南本草》：滑润肠胃中积，或食金、银、铜器于腹内，吃之立下。

《本草纲目》：饮生汁，主上气喘息欲绝，解肉脯毒。煮汁饮，止消渴、盗汗，熏产妇血运，洗肠痔脱肛。

朱震亨：心痛，有食热物及怒郁，致死血留于胃口作痛者，宜用韭汁、桔梗加入药中，开提气血。有肾气上攻以致心痛者，宜用韭汁和五苓散为丸，空心茴香汤下。盖韭性急，能散胃口血滞也。又反胃宜用韭汁二杯，入姜汁、牛乳各一杯，细细温服，盖韭汁消血，姜汁下气消痰和胃，牛乳能解热润燥补虚也。

《本草纲目》：韭叶热，根温，功用相同，生则辛而散血，熟则甘而补中。一叟病噎膈，食入即吐，胸中刺痛，或令取韭汁，入盐梅卤汁少许，细呷，得入渐加，忽吐稠涎数升而愈。此亦仲景治胸痹用薤白，皆取辛温能散胃脘痰饮恶血之义也。

《本草经疏》：韭，生则辛而行血，熟则甘而补中，益肝、散滞、导瘀是其性也。以其微酸，故入肝而主血分，辛温能散结，凡血之凝滞者，皆能行之，是血中行气药也。心主血，专理血分，故曰归心，五脏之结滞去，则气血条畅而自安矣。胃中热，乃胃中有瘀滞而发热也，瘀血行，热自除矣。病人之气抑郁者多，凡人气血惟利通和，韭性行而能补，故可久食。

《本经逢原》：韭，昔人言治噎膈，惟死血在胃者宜之。若胃虚而噎，勿用，恐致呕吐也。

2. 古代医家对方的衍化发展

《丹溪心法》治翻胃：韭菜汁二两，牛乳一盏。上用生姜汁半两，和匀。温服。

《备急千金要方》治喉卒肿不下食：韭一把，捣熬薄之，冷则易。

《妇人良方》治产后血晕：韭菜（切）入瓶内，注热醋，以瓶口对鼻。

《太平圣惠方》治脱肛不缩：生韭一斤。细切，以酥拌炒令熟，分为两处，以软帛裹，更互熨之，冷即再易，以入为度。

《濒湖集简方》治金疮出血：韭汁和风化石灰，日干，每用为末，敷之。

第五章 外科方药学术传承与发展

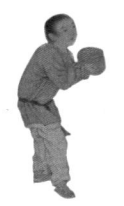

　　"外科"之名可见于中医和西医两种医学理论中，但其意义有明显区别，西医外科之名主要是根据疾病治疗手段通过外科手术进行治疗来定义。而中医外科之名则主要从疾病临床表现发生于身体肌表而来。中医用"外科"命名疾病开始于宋朝。从宋代起，出现了许多以"外科"命名的专科书籍。中医外科主要以疮疡为研究对象，经过不断地理论发展与演变，中医外科在研究外科疾病病因、病位、病理、证候、诊断、治法、方药等方面形成了独特理论，这使得中医外科成为一门专门的学科。中医外科疾病包括有痈、疽、疮、疡、疥、癣、伤折等。在中医外科理论发展过程中，也出现了诸如颅骨开孔、华佗刮骨疗伤等外科治疗技术，这些技术也陆续被纳入进中医外科发展的内容。但目前中医外科的研究对象依然以疮疡肿毒等为主，而中医外科的治疗方式也并不局限于外科手术方法，中医在整体观念和辨证论治的理论指导下，善于运用药物或内服或外用治疗中医外科疾病。这样的医学理论与技术早在西汉时代已经得到了认同，马王堆汉墓出土的众多医书中就已经可以看到大量外科治疗的方法、药物和方剂。马王堆出土医书 15 部，其中《五十二病方》内容最为丰富，该书中所记载的病名涉及内、外、妇、儿、五官等各科疾病，其中尤以外科病最为多见，包括了外伤、伤痉（破伤风）、痈疽、溃烂、肿瘤、皮肤病和肛肠病。《五十二病方》中记载的 247 种药物中有草、谷、菜、木、果等植物药，也有兽、禽、鱼、虫等动物药，还有雄黄、水银等矿物药，多数为《神农本草经》所未载。书中很多药物的功效和适应证都与后世医药文献和临床实践结论相吻合。这反映中医理论是在传承中取得新发展。下文列举部分外科方药进行讨论。

诸伤：□□膏、甘草各二，桂、畺（姜）、椒、朱（茱）萸□□□□□□□□□□□□□□□□□□□□□毁一垸（丸）音（杯）酒中，歙（饮）之，日壹歙（饮），以□其。（《五十二病方》第一治方）（见图2-5-1）

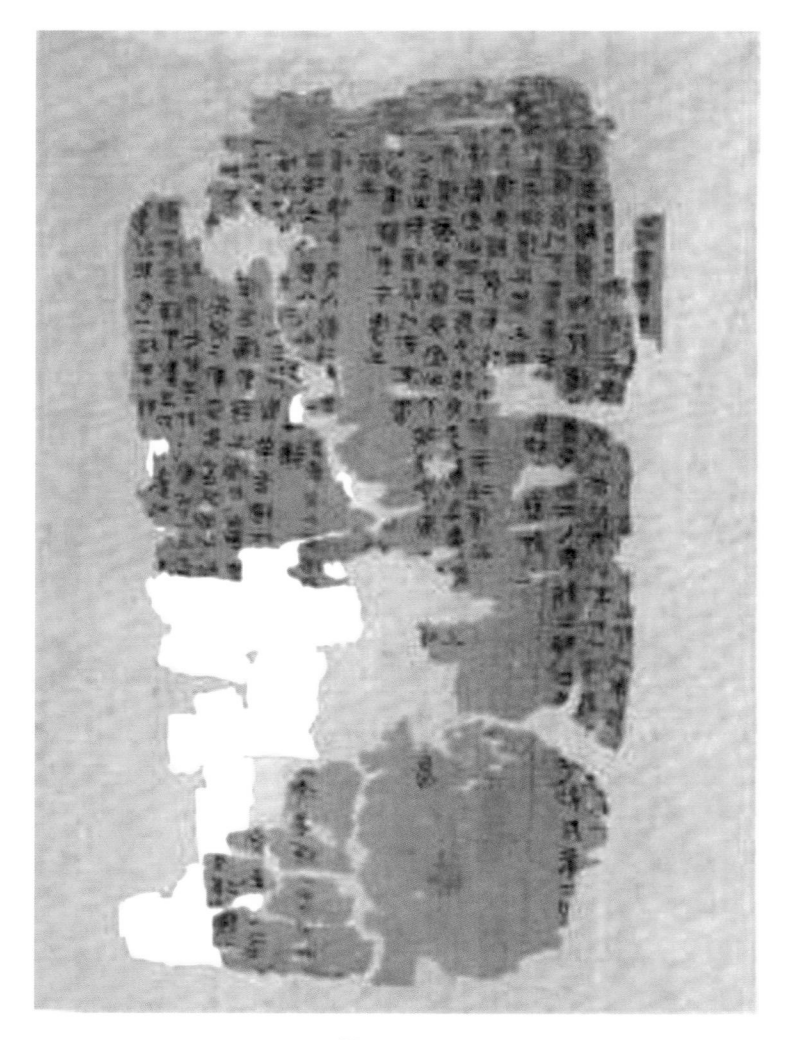

图2-5-1

【解析】

外伤病人，取猪脂和甘草各两份，肉桂、干姜、花椒、茱萸各一份。将甘草、肉桂、干姜、花椒、吴茱萸等药粉碎，加入猪膏作为黏合剂，做成药丸。每丸约 10 克、每次 1 丸，每日 1 次，用酒调内服。

【方解】

诸伤是指受人体因金刃、草木等所致的创伤或者是跌打损伤这一类的病症。本方以猪膏（猪油）为主要药物及粘合剂，其具有补益阴血，润养肌肤的功能，并有一定的治疗创伤的功能；甘草具有缓急止痛，清热解毒之功，肉桂、干姜、花椒、茱萸大热之品，峻补少阴、太阴、熙阴之阳气，有温通经脉的功能，达到阴为阳基，阳为阴主，化气生新，通则不痛的目的，具有峻补阳气、温经散寒，止痛生新之效，以酒为媒介，增加通经活络之效，诸药共奏温补通调之功。

【方药文献研究】

1. 猪膏（猪脂）

《名医别录》："主煎诸膏药，解斑猫、芫青毒。"

《本草经集注》："能悦皮肤作手膏，不皲裂。"

《日华子本草》："治皮肤风，杀虫，敷恶疮。"

《本草图经》："利血脉，解风热，润肺。"

《本草纲目》："解地胆、亭长、野葛、硫磺毒、诸肝毒，利肠胃，通小便，除五疸水肿。"

《雷公炮制药性解》："猪膏，能润肺利血脉，解风热。"

《本经疏证》："调和谷气，即以润大便。"

《本经备要》："甘寒。凉血润燥，行水散风，解毒。"

2. 甘草

《名医别录》："温中下气，烦满短气，伤脏咳嗽，止渴，通经脉，利血气，解百药毒。"

《本草经集注》"温中下气……止渴，通经脉，利血气，解百药毒。"

《日华子本草》"安魂定魄。补五劳七伤，一切虚损、惊悸、烦闷、健忘。通九窍，利百脉，益精养气，壮筋骨，解冷热。"

《证类本草》："主腹中冷痛，治惊痫，除腹胀满，补益五脏，制诸药毒，养肾气内伤，令人阴痿。主妇人血沥，腰痛，虚而多热，加而用之……入药炙用。"

《医学启源》："甘草气味甘，性大凉，火炙之则温，能补三焦元气，调和诸药相协，共为力而不争，性缓，善解诸急，故有'国老'之称。"

《珍珠囊补遗药性赋》："其功补脾益气，润肺止咳，缓急止痛……用治脾胃虚弱，诸咳喘证，腹痛或四肢挛急作痛。"

《汤液本草》："治肺痿之脓血，而作吐剂；消五发之疮疽，与黄芪同功。"

《医经小学》："甘草甘平生泻火，炙之健胃可和中，解诸药毒无争竞，养血通经更有功。"

《药性本草》"主腹中冷痛，治惊痫，除腹胀满；补益五脏；制诸药毒；养肾气内伤，令人阴痿；主妇人血沥腰痛；虚而多热，加而用之。"

《医学纲目》："心实以甘草泻之，如无他证，以钱氏方中重则泻心汤，轻则导赤散。"

《本草纲目》："梢，生用治胸中积热，去茎中痛；头，生用能行足厥阴、阳明经污浊之血，消肿导毒。吐肺痿之脓血，消五发之疮疽（李杲）；解胎毒惊痫，降火止痛（好古）。"

《本草原始》："解小儿胎毒，节主治痈疽焮肿。"

《雷公炮制药性解》："生则分身，稍而泻火，炙则健脾胃而和中。""安和七十二种金石，一千二百种草木，有调摄之功，故名国老……惟虚人多热及诸疮毒者，宜倍用。"

《本草经疏》："除邪气，治金创，解毒，皆宜生用，缓中补虚止渴宜炙用。"

3. 肉桂

《神农本草经》："主上气咳逆结气，喉痹吐吸，利关节，补中益气。"

《汤液本草》："补命门不足，益火消阴。"

《本草求真》："大补命门相火，益阳治阴。凡沉寒痼冷、营卫风寒、阳虚自汗、腹中冷痛、咳逆结气、脾虚恶食、湿盛泄泻、血脉不通、胎衣不下、目赤肿痛，因寒因滞而得者，用此治无不效。"

《本经逢原》："益火消阴，大补阳气，下焦火不足者宜之。"

《成方便读》："加于大队补药之中，自有神效。"

4. 干姜

《神农本草经》："主胸满，咳逆上气；温中止血，出汗，逐风湿痹；肠澼下痢。生者尤良。久服去臭气，通神明。生山谷"

《名医别录》："治寒冷腹痛，中恶，霍乱，胀满，风邪诸毒，皮肤间结气，止唾血。"

《神农本草经百种录》："气味俱厚，故散而能守。夫散不全散，守不全守，则旋转于经络脏腑之间，驱寒除湿，和血通气，所必然矣。故性虽猛峻，而不妨服食也。"

《药性论》："治腰肾中疼冷，冷气，破血，去风，通四肢关节，开五脏六腑，去风毒冷痹，夜多小便。治嗽，主温中，霍乱不止，腹痛，消胀满冷痢，治血闭。病人虚而冷，宜加用之。"

《新修本草》："主胸满咳逆上气，温中，止血，出汗，逐风湿痹，肠澼下痢。寒冷腹痛，中恶，霍乱，胀满，风邪诸毒，皮肤间结气，止唾血。生者尤良。疗风下气，止血，宣诸络脉，微汗。久服令眼暗。"

《珍珠囊补遗药性赋》："干姜，生则味辛，炮则味苦。可升可降，阳也。其用有二：生则逐寒邪而发表，炮则除胃冷而温中。"

《日华子本草》："消痰下气，治转筋吐泻，腹藏冷，反胃干呕，瘀血，扑损，止鼻洪，解冷热毒，开胃，消宿食。"

《得配本草》："生则逐寒邪而发散，熟则除胃冷而守中。开脏腑，通肢节，逐沉寒，散结气。治停痰宿食，呕吐泻痢，霍乱转筋，寒湿诸痛，痞满症积，阴寒诸毒，扑损瘀血。"

《本草问答》："干姜不炮，取其气烈，乃能去寒。"

《医学启源》："通心气，助阳，去脏腑沉寒，发诸经之寒气，治感寒腹痛。"

《长沙药解》："燥湿温中，行郁降浊，下冲逆，平咳嗽，提脱陷，止滑泄。"

《本草纲目》："引血药入血分，气药入气分。又能去恶养新，有阳生阴长之意，故血虚者用之。凡人吐血、衄血、下血，有阴无阳者，亦宜用之，乃热因热用，从治之法也。"

5. 花椒（蜀椒）

《神农本草经》："主邪气呃逆，温中，逐骨节皮肤死肌，寒湿痹痛，下气。"

《本草纲目》："纯阳之物，其味辛而麻，其气温以热。入肺散寒，治咳嗽；入脾除湿，治风寒湿痹，水肿泻痢；入右肾补火，治阳衰溲数，足弱，久痢诸证。"

《名医别录》："疗喉痹，吐逆，疝瘕；去老血，产后余疾，腹痛；出汗，利五脏。""蜀椒，除六腑寒冷，伤寒，温疟，大风，汗不出，心腹留饮，宿食，肠澼下利，泄精，女子字乳余疾。散风邪，瘕结，水肿，黄疸，鬼注，蛊毒。杀虫、鱼毒。开腠理，通血脉，坚齿发，调关节，耐寒暑。"

《药性论》："秦椒，能治恶风，遍身四肢顽痹，齿浮肿摇动。主女人月闭不通，治产后恶血痢、多年痢。主生发，疗腹中冷痛。""蜀椒，能治冷风、顽头风，下泪，腰脚不遂，虚损留结，破血，下诸石水。能治嗽，除齿痛。"

《备急千金要方》："去心下冷气，除五脏六腑寒，百骨节中积冷。"

《食疗本草》："灭瘢，长毛去血。"

《日华子本草》："蜀椒，破瘕结，开胃，治天行时气，温疾，产后宿血，治心腹气，壮阳，疗阴汗，暖腰膝，缩小便。"

6. 吴茱萸

《名医别录》："大热，有小毒。主去痰冷，腹内绞痛，诸冷、实不消，中恶，心腹痛，逆气。"

《药性论》："去心腹积冷，心下结气，疰心痛及霍乱转筋，胃中冷气，吐泻腹痛不可胜忍者，并遍身痒痹，冷食不消，大肠壅气。"

《得配本草》："疏肝燥脾，温中下气，开郁化滞。除阴湿，逐风寒。治一切厥气上逆，厥阴头痛，呕逆吞酸，痞满咽塞，喉舌生疮，肠风泻痢，脚气水肿，疝气阴毒，心腹诸痛，虫蟨鬼疰，及产后余血。"

《珍珠囊补遗药性赋》："可升可降，阳也。其用有四：咽嗌寒气噎塞而不通，胸中冷气闭塞而不利，脾胃停冷腹痛而不住，心气刺痛成阵而不止。"

《日华子本草》："健脾，通关节，治霍乱泻痢，消痰，破癥瘕，逐风，止腹痛，肾气、脚气水肿，下产后余血。"

《汤液本草》："主温胃及寒邪所膈气不得上下，此病不已，令人寒中，腹满膨胀，下痢寒气，诸药不可代也，及去胸中逆气，温胃。"

7. 古代医家对方的衍化发展

1972 年 11 月，在甘肃武威出土的汉代简牍《武威汉代医简·治百病方》中，第 52、第 53 简中载有"治金疮止痛方，石膏一分、姜二分、甘草一分、桂一分，凡四物皆治合和以方寸匕，酢浆饮之，日再，夜一，良甚勿传也"，这说明汉代对应用甘草、桂、姜合方内服治疗外伤已经在临床中有了较广泛的认识。

《刘娟子鬼遗方》治金疮痛不可忍，烦疼不得住，止痛当归散方：桂心一两，甘草一两，藁本一两，当归一两，木占斯（形如厚朴，有纵横纹理）一两，凡五物，合捣下筛，水服半方寸匕，日三夜一。

王焘著《外台秘要》引《僧深药方》中预备金疮散方：干姜、甘草（炙）、桂心各一两，当归三两，川芎四两，蜀椒三两。上六味，捣散，以酒服方寸匕，日三。

王焘著《外台秘要》引《古今录验》中疗金疮，去血多，虚竭，内补方：蜀椒三分，干姜二分，苁蓉、甘草（炙）、芍药、当归、川芎、桂心、黄芩、人参、黄芪、厚朴（炙）、吴茱萸、桑白皮各一两。上十四味，捣散，以酒服方寸匕，日三。

孙思邈《备急千金要方》卷三·妇人方有："猪膏煎，猪膏、清酒、生姜汁、白蜜，治疗产后体虚，寒热自汗出。"

孙思邈《备急千金要方》卷二十五："治金疮出血多，虚竭，内补散方：甘草、芍药、肉苁蓉各四两，蜀椒三两，干姜二两，桂心、吴茱萸、当归、川芎、黄芩、人参、厚朴、白及、黄芪各一两，上十四味，治下筛，以酒服方寸匕，日三。"

孙思邈《备急千金要方》卷二十五："治金疮中筋骨，续断散方：续断五两，干地黄、细辛、蛇衔、地榆各四两，当归、川芎、芍药、苁蓉各三两，人参、甘草、附子各一两，干姜、蜀椒、桂心各一两半。上十五味，治下筛，酒服一方寸匕，日三。"

孙思邈《备急千金要方》卷十六：五噎丸，主胸中久寒，呕逆逆气，食饮不下，结气不消方。《古今录验》云：五噎者，气噎、忧噎、劳噎、食噎、思噎。气噎者，心悸，上下不通，噫哕不彻，胸胁苦痛。忧噎者，天阴苦厥逆，心下悸动，手足逆冷。劳噎者，苦气膈胁下支满，胸中填塞，令手足逆冷，不能自温。食噎者，食无多少，惟胸中苦塞，常痛，不得喘息。思噎者，心悸动、喜忘，目视䀮䀮。此皆忧恚嗔怒，寒气入胸胁所致也。干姜、蜀椒、吴茱萸、桂心、人参各五分，细辛、白术、茯苓、附子各四分，橘皮六分。上十味，末之，蜜和丸如梧子大。以酒服三丸，日三服；不知，稍加至十丸。

□□□胸，令大如荅，即以赤荅一斗并□，复治□□□□□□□□□□□□孰（熟）而□□饮其汁宰（滓）皆索，食之自次（恣）殴。痛斩□。（《五十二病方》第二治方）

【解析】

蚯蚓一条，赤小豆一斗。将蚯蚓切成小块，与赤小豆混合，加入适量水煮熟。服用时取适量，分服其药汁与药渣。

【方解】

本方为《五十二病方》中治疗诸伤第二方，为止痛的验方。方中所用之蚯蚓，即中药地龙，据《本草纲目》所载，蚯蚓药用有消肿止痛作用，配合他药能治疗跌扑损伤，在此方中属君药；赤小豆又称赤豆、红豆、荅，味甘性酸平，无毒，能下水肿，排痈肿脓血。二药合用，共同达到疗伤止痛的功效，两者补泻配伍，对瘀血红肿热痛有良好效果。

【方药文献研究】

1. 地龙

《神农本草经》："白颈蚯蚓，味咸寒。主治蛇痕，去三虫，伏尸、鬼疰蛊毒，杀长虫。仍自化作水。生平土。"

《名医别录》："疗伤寒，伏热狂谬，大腹黄疸。"

《本草拾遗》："温病，大热狂言，饮汁皆瘥，炒作屑，去蛔虫。去泥，盐化为水，主天行诸热，小儿热病癫痫，涂丹毒，敷漆疮。"

《新修本草》："葱化为汁，疗耳聋。"

《药性本草》："干者炒为末，主蛇伤毒。"

《日华子本草》："治中风并瘰疾，去三虫，天行热疾，喉痹，蛇虫伤。"

《图经本草》："治脚风……脚风药必须此物为使，然亦有毒。有人因脚病药中用此，果得奇效……中病即当止也。"

《本草衍义》："若治肾脏风下痤病，不可缺也，仍须盐汤送。"

《寿世保元·卷一》："蚯蚓气寒，伤寒瘟病，大热狂言，投之立应。"

《景岳全书》："能解热毒，利水道，主伤寒，瘅疟，黄疸，消渴，二便不通……射罔毒，疗癫狂喉痹风，热赤眼，聤耳，鼻瘜，瘰疬，阴囊热肿，脱肛，去泥，盐化为水，治天行瘟疫，大热狂躁或小儿风热，癫狂急惊，饮汁最良，亦可涂丹毒漆疮，炒为末服，可去蛔虫，亦可敷蛇伤肿痛，蜘蛛伤毒，入葱管化汁可治耳及蚰蜒入耳，若中蚯蚓毒者，唯以盐汤浸洗或饮一杯皆可解之。"

《本草纲目》："主伤寒疟疾，大热狂烦，及大人、小儿小便不通，急慢惊风、历节风痛肾脏风注，头风齿痛，风热赤眼，木舌喉痹……卵肿脱肛。"

《滇南本草》："祛风，治小儿瘛疭惊风，口眼㖞斜，强筋治痿。"

《徐大椿医书全集》："清热利水，解毒制狂。"

《罗氏会约医镜》："老者颈白……得土中阴水之气。治伤寒狂热，小水不通，腹肿黄疸。救跌打损伤垂危者（用酒煎服，真神方也）耳卒秘。"

《良朋汇集》："治伤寒谵语，以蚯蚓凉水调服，如有腮肿者，用赤小豆为末，水调敷之。"

《得配本草》："能引诸药直达病所……配枯矾末，搽齿血。"

2. 赤小豆

《神农本草经》："主下水，排痈肿脓血。"

《名医别录》："甘酸，平，无毒。主寒热，热中，消渴，止泄，利小便，吐逆，卒，下胀满。"

《药性本草》："消热毒痈肿，散恶血不尽、烦满。治水肿皮肌胀满；捣薄涂痈肿上；主小儿急黄、烂疮，取汁令洗之；能令人美食；末与鸡子白调涂热毒肿；通气，健脾胃。"

《食疗本草》："和鲤鱼烂煮食之，甚治脚气及大腹水肿；散气，去关节烦热，令人心孔开，止小便数；绿赤者，并可食。暴利后气满不能食，煮一顿服之。"

《食性本草》："坚筋骨，疗水气，解小麦热毒。"

《日华子本草》："赤豆粉，治烦，解热毒，排脓，补血脉。"

《本草纲目》："辟瘟疫，治产难，下胞衣，通乳汁……其性下行，通乎小肠，能入阴分治有形之病。故行津液，利小便，消胀除肿，止吐而治下痢肠，解酒病，除寒热痈肿，排脓散血而通乳汁，下胞衣产难，皆病之有形者。久服则降令太过，津液渗泄，所以令肌瘦身重也。其吹鼻瓜蒂散及辟瘟疫用之，亦取其通气除湿散热耳。"

《本草经疏》："凡水肿、胀满、泄泻，皆湿气伤脾所致，小豆健脾燥湿，故主下水肿胀满，止泄，利小便也。"

《本草分经》："赤小豆甘酸平，色赤入心，性下行而通小肠，行水散血，清热解毒，敷疮，通乳汁，下胞胎，最渗精液，不宜久服。"

《得配本草》："行水散血，消肿排脓，通乳汁，下胞衣。得鲤鱼治脚气。得通草，下心气。得杏仁，泄肉里湿热。配鸡子白，敷痘后痈毒。"

《长沙药解》："赤小豆利水渗湿，行郁退热，安胎下乳。善治一切痈肿及诸下血之病。浸令芽出，曝干用。"

《罗氏会约医镜》："色赤属火，心之药也。其性下行，入阴分，通小肠。治有形之病，消散肿。凡一切痈疽疮疡，虽溃烂几绝，为末敷之立效。治泻痢、脚气，行水消肿通乳下胎，止渴清热。按渗津液，久服令人枯瘦，以其行降太过也。"

《徐大椿医书全集》："赤小豆甘酸性平，色赤入心，能下行而散血利水。紧小色暗者入药。半红半黑者，名相思子，性平有毒，吐心腹邪气。"

3. 古代医家对方的衍化发展

阎孝忠《阎氏小儿方论》载：干蚯蚓为细末，用唾液调涂，常避风冷湿地，治小儿外肾肿硬成疝。《普济方》引《仁斋直指方论》名此方为地龙膏，用法为：先以葱椒汤于避风处洗，次用津唾调敷其上。外肾热者，鸡子清调，或加牡蛎少许亦可。

祁广生《外科大成》卷四载：地龙散，取甘草、地龙为药。用甘草煎汁，调地龙末涂之，治阴囊肿大。

李时珍《本草纲目·卷四十二》引《肘后备急方》：若劳复卵肿，或卵缩入腹，腹中绞痛，身体重，头不能举，小腹里急，热上冲胸，四肢拘急欲死，用蚯蚓二十四枚，水一斗，煮取三升，顿服取汗或以蚯蚓数升绞汁服之，并良。

王肯堂《证治准绳》卷六载：地龙散，治打扑损伤，或从高处坠下，令人腰脊或胫、腨、臂、腰中痛不可忍，亦可用地龙配当归尾、苏木、桃仁等水煎服。

何英辑《文堂集验方》卷四载：蚯蚓散，治疗跌打损伤治打伤至重者，用白颈蚯蚓（洗净）焙干为末。每服二钱，姜葱汤送下，盖被出汗即愈。痛止后，以松节温酒服之。如打伤筋缩痛甚者，急取白颈蚯蚓二三条，捣烂冲酒服。

一，伤者，以续㫁（断）根一把，独□长支（枝）者二廷（梃），黄䭟（芩）二梃，甘草□廷（梃），秋乌豪（喙）二□□□□附者二瓯，即并煎□孰（熟），以布捉，取出其汁，以陈缊□□傅之。（《五十二病方》第十二治方）

【解析】

续断一把，独活、黄芩二梃，甘草约一梃，乌头两颗。加水没过药材共同煎煮，过滤其药渣，用旧麻絮蘸取药汁外敷伤口。

【方解】

《神农本草经》载续断主金创伤；独活主金创止痛；乌头有麻醉作用，能活血止痛，解毒消肿；均能祛风通络。黄芩及生甘草清热解毒。此方当为外伤日久，痰瘀湿毒互结，伤口不愈，渗出不断，局部感觉减退，麻木，或兼寒象或兼热象者。

【方药文献研究】

1. 续断

《神农本草经》："味苦，微温。主伤寒，补不足，金疮痈伤，折跌，续筋骨，妇人乳难，久服益气力。"

《名医别录》："主崩中漏血，金疮血内漏，止痛，生肌肉，伤，恶血，腰痛，关节缓急。"

《药性本草》："主绝伤，去诸温毒，能宣通经脉。"

《日华子本草》："助气，调血脉，补五劳七伤，破癥结瘀血，消肿毒，肠风，痔瘘，乳痈瘰疬，扑损，妇人产前后一切病，面黄虚肿，缩小便，止泄精，尿血，胎，子宫冷。"

《珍珠囊补遗药性赋·草部》："续断味苦，辛，微寒，无毒。最能接骨，故名续断……安胎产，疗金疮速不可迟。"

《景岳全书·卷四十八·本草正》："续断……用其苦涩，其味苦而重故能入血分调血脉，消肿毒、乳痈、瘰疬、痔瘘，治金损跌伤，续筋骨血脉。其味涩，故能止吐血衄血、崩淋胎漏、便血尿血，调血痢，缩小便，止遗精带浊，佐之以甘，如甘草、地黄、人参、山药之类，其效尤捷。"

《本草汇言》："续断，补续血脉之药也。大抵所断之血脉非此不续，所伤之筋骨非此不养，所滞之关节非此不利，所损之胎孕非此不安，久服常服，能益气力，有补伤生血之效，补而不滞，行而不泄，故女科、外科取用恒多也。"

《滇南本草》："补肝，强筋骨，走经络，止经中（筋骨）酸痛，安胎，治妇人白带，生新血，破瘀血，落死胎，止咳嗽咳血，治赤白便浊。"

《药品化义》："续断，苦养血脉，辛养皮毛，善理血脉伤损，接续筋骨断折，故名续断外消乳痈，瘰疬，内消痔漏、肠红，以其气和味清，胎产调经，最为稳当。且苦能坚肾，辛能润肾，可疗小便频数，精滑梦遗，腰背酸疼，足膝无力，此皆肾经症也。若同紫菀用之，调血润燥，治血枯便闭，大能宣通气血而不走泄。"

《本草求真》："续断，实疏通气血筋骨第一药也。第因气薄而见精脱、胎动、溺血、失血等症，则又深忌，以性下流者故耳。功与地黄、杜仲、巴相等，但有温补细微之别，不可不知。"

《徐大椿医书全集·药性切用》："苦辛微温，入肝肾而理伤续筋，通经安胎。酒炒用。"

《罗氏会约医镜·卷十六》："养血活血，补劳伤，理筋骨折伤，消痈痔肿毒，止上下一切血溢，缩小便、肠风血痢、遗精带浊、胎漏、暖子宫。女科外科要药。补而不滞，行而不泻，佐之以甘草、地黄之类，其效尤捷。"

《玉楸药解·卷一》："续断行瘀血而敛新血，崩漏癥痕、痈疽瘰疬、淋漓痔漏、跌打金疮，诸血能止、能行，有回虚补损，接骨续筋之力。"

《医方十种汇编》："续断味辛微苦，性温。补肝温肾以散筋骨血气凝滞。治跌折伤痈肿，止痛生肌，补骨活筋，止血治漏，并缩小便，固精安胎。唯气薄而见精脱胎动尿血失血等症忌之。"

2. 独活

《神农本草经》："主风寒所击，金疮止痛，奔豚，痫痓，女子疝痕。久服轻身耐老。"

《名医别录》："甘，微温，无毒……治诸风，百节痛风无久新者。"

《本草经集注》："蠡实为之使。"

《药性本草》："治中诸风湿冷，奔喘逆气，皮肌苦痒，手足挛痛，劳损，主风毒齿痛。"

《医学启源·卷之下·用药备旨》："性味清而升，治风须用，及能燥湿……若头眩目晕，非此不能除，去皮净用。"

《珍珠囊补遗药性赋》："独活……升也，阴中之阳。其用有二：诸风掉眩，颈项难伸；风寒湿痹两足不用；乃为足少阴之引经。"

《景岳全书·下册》："专理下焦风湿、两足痛痹、湿痒拘挛或因风湿而齿痛头眩、逆奔豚、疝疲腰腹疼痛等症皆宜。"

《汤液本草》："独活，治足少阴伏风，而不治太阳，故两足寒湿，浑不能动止，非此不能治。"

《本草通玄》："治失音不语，手足不随，口眼㖞斜，目赤肤痒。"

《景岳全书·本草正》："理下焦风湿，两足痛痹，湿痒拘挛。"

《外科正宗·卷之一》："独活……动荡凝滞血脉，散骨中冷痛。"

《医经小学·卷之一》："独活苦甘风可除，更安颈项自难舒，疗风寒痹痿足，肾经药引得斯欤。"

《本草汇言》："独活，善行血分，祛风行湿散寒之药也。"

《徐大椿医书全集·上册·药性切用·卷之一上》："川独活，辛苦微温，气缓善搜，入足少阴气分，以理伏风而胜湿，痓痛湿痹并宜之。"

《医方十种汇编·药性摘录》："独活，搜足少阴肾经伏风发为头脑连齿痛，并治头目晕眩两足湿痹。羌活治邪上攻于头脑旁及周身肌表。独活理下焦风湿病在肾经气分而不连及太阳经。"

《罗氏会约医镜·卷十六·本草》："独活可理伏风，羌活可理游风，皆主风疾。若血虚头痛，及遍身肢节痛不可误服。"

《药品化义》："独活，能宣通气道，自顶至膝，以散肾经伏风，凡颈项难舒，臂腿疼痛两足痿痹，不能移动，非此不能效也……能治风，风则湿胜，专疏湿气，若腰背酸重，四肢挛痿，肌黄作块，称为良剂。又佐血药，活血舒筋，殊为神妙。"

《本草求真》："独活，辛苦微温，比之羌活，其性稍缓，凡因风干足少阴肾经，伏而不出，发为头痛，则能善搜而治矣，以故两足湿痹，不能动，非此莫痊，风毒齿痛，头眩目晕，非此莫攻……因其所胜而为制也。且有风自必有湿，故羌则疗水湿游风，而独则疗水湿伏风也。羌之气清，行气而发散营卫之邪，独之气浊，行血而温养营卫之气。羌有发表之功，独有助表之力。羌行上焦而上理，则游风头痛，风湿骨节疼痛可治，独行下焦而下理，则伏风头痛，两足湿痹可治。二活虽属治风，而用各有别，不可不细审耳。"

《本草述钩元》："金疮止痛……独活为肾药。"

《本草正义》："独活通治内外上下诸证，凡头面肢体，无一不在独活范围之内，……恒以独活治下，凡自腰及少腹以下，通用独活，不仅风寒湿气痿痹酸痛，可以立已，即疡证之发于阴分者，未溃易消，已溃易敛，功绩显然，确乎可信，此古人未尝明言之奥旨也。"

3. 黄芩

《神农本草经》："味苦，平。主诸热黄疸，肠澼泄利，逐水，下血闭，恶疮，疽蚀火疡。一名腐肠。生川谷。"

《医学启源》："黄芩气寒，味微苦，治肺中湿热，疗上热目中肿赤，瘀血壅盛，必用之药，泄肺中火邪上逆于膈上，补膀胱之寒水不足，乃滋其化源也。《主治秘要》云：性凉，味苦甘，气厚味薄，浮而降，阳中阴也。其用有九：泻肺经热一也，夏月须用二也，去诸热三也，上焦及皮肤风热风湿四也；妇人产后养阴退阳五也，利胸中气六也，消膈上痰七也，除上焦及脾诸湿八也，安胎九也。单制、二制、不制，分上中下也。又云：苦阴中微阳，酒炒上行，主上部积血，非此不能除。肺苦气上逆，急食苦以泄之，正谓此也。去皮锉用。"

《本草衍义补遗》："黄芩安胎者，乃上中二焦药，降火下行也。缩砂安胎者治痛行气也。若血虚而胎不安者，阿胶主之。治热者，假此以降其火也。坚实者名子芩，为胜。破者名宿芩，其腹中皆烂，名腐肠，可入肺经也。其坚实条芩入大肠，除热也。"

《药鉴》："黄芩气寒，味苦平，气厚味薄，无毒，可升可降，阴也。主治诸经实热。中枯而飘者，泻肺火，清痰利气；细实而坚者，泻大肠火，养阴退阳。又枯者除寒湿，去热于肌表；坚者滋化源，退热于膀胱。见柴胡则寒，为少阳之妙剂；君白术则和，乃安胎之圣药。若以猪胆炒之，又能泻肝胆之火也。如以麦冬汁浸之，又能润肺家之燥也。酒炒则清头目，盐制则利肾邪。大都治热宜寒，泄实宜苦。黄芩气味寒苦，必真有黄芩证而后可用。若妄投之，则向为几席，今为砧锧矣。"

《本草发明》："黄芩苦寒，乃肺家本药。盖肺苦气上逆，急食苦以泻之。中枯而飘者名宿芩，泻肺火，清上部，利胸中气。故本草主消膈上痰热、天行热疾、诸热黄疸，解肌风热，治赤目胀痛，皆肺之部也，此专治之。又除胃中湿热及消谷，盖邪热不杀谷，此能除热，则胃和而谷消矣。又主血闭、女子痛、恶疮疽蚀、火疡丁肿、乳痈等，属肺胃之热，故兼治之坚实而细者名子芩，泻大肠火。大肠，肺之腑也。故《本草》主肠游泄利、腹痛、小腹绞痛而挟热者，此专治之。又逐水治五淋。故伤寒泻心汤内用之，以其治诸热、利小肠也。色深坚实者，治奔豚、脐下热痛，此皆兼治之大段，泻肺热为专也。"

《长沙药解》："味苦，气寒，入足少阳胆、足厥阴肝经。清相火而断下利，泻甲木而止上呕，除少阳之痞热，退厥阴之郁蒸。"

4. 古代医家对方的衍化发展

孙思邈《备急千金要方》载：独活酒，治八风十二痹方。取独活、石楠各四两，防风三两，附子、乌头、天雄、茵芋各二两。好酒二斗浸饮之。

王焘《外台秘要》引《古今录验》载：独活散，治风眩厥逆，身体疼痛，百节不随，目眩心乱，反侧若癫，发作无常方。取独活、细辛、人参、干姜各四分，白术十二分，防风八分，天雄、桂心各一分，瓜蒌六分。研为散，每服半方寸匕，清酒调服。

张介宾《古方八阵》载：治脚气阳虚寒胜，经气不行，顽肿不仁方。取独活、麻黄、川芎、熟附子、牛膝、黄芩、人参、当归、白芍药、茯苓、白术、炒杜仲、干姜、肉桂、木香、炙甘草各等份。为粗末，每服五至七钱，加生姜三片，大枣三枚，水煎，食前服。

久伤者，荠（斋）杏霾（核）中人（仁），以职（臟）膏弁，封痏，虫即出。尝试。（《五十二病方》第十四治方）（见图 2-5-2）

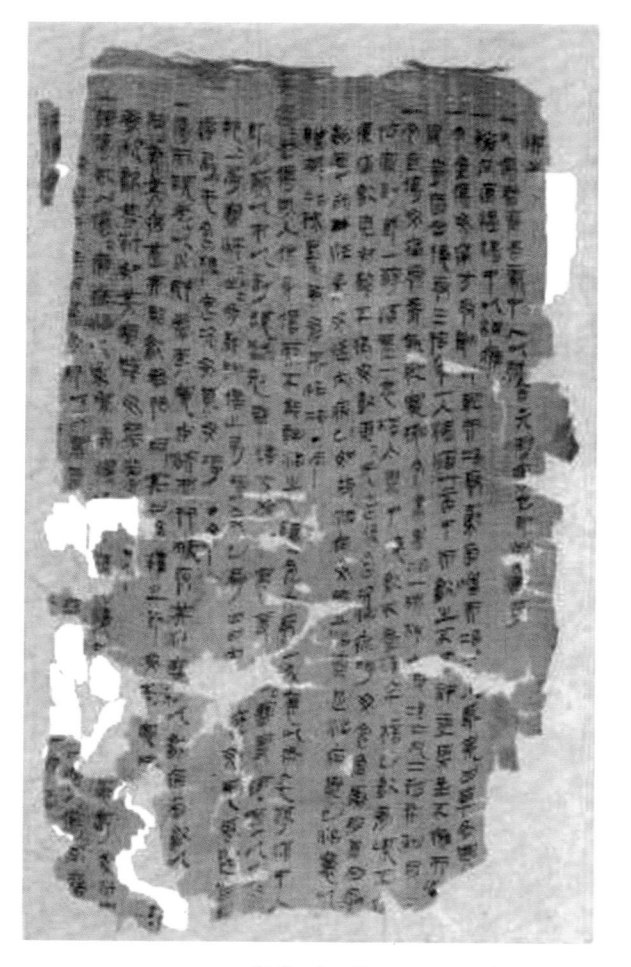

图 2-5-2

【解析】

将杏仁捣碎，用猪油调匀，涂抹在因受外伤后因迁延不愈溃疡上，可治愈伤口。

【方解】

久伤，指受外伤后因迁延不愈而成慢性的溃疡。杏仁性温味苦，小毒，能入肺经，具有杀虫疗疮止咳平喘、润肠通便、镇痛安神、美容养颜、增强骨骼等作用，故杏仁捣碎后与猪油调匀涂抹在伤口上，共奏杀虫灭毒，润肤生肌之效。

【方药文献研究】

1. 杏仁

《神农本草经》："主咳逆上气雷鸣。喉痹下气。产乳金疮。寒心奔豚。"

《名医别录》："治惊痫。心下烦热。风气去来。时行头痛。解肌。消心下急。杀狗毒。"

《本草拾遗》："杀虫，以利咽喉，去喉痹，痰唾，咳嗽，喉中热结生疮。"

《珍珠囊》："除肺热，治上焦风燥，利胸膈气逆，润大肠气秘。"

《本草纲目》："能降能散，故解肌散风，降气润燥，消积治伤损药用之。治疮杀虫，用其毒也。"

《本草新编》："除胸中气逆喘促，止咳嗽，坠痰，润大肠，气闭便难，逐痹散结。研纳女人阴户，又治发痒虫疽。"

《本草备要》："泻肺，解肌，润燥，下气。"

2. 古代医家对方的衍化发展

《华佗神方·卷八》治小儿鼻塞神方：杏仁半两，蜀椒、附子、细辛各六铢，以醋醋五合，渍药一宿，明日以猪脂五合，煎令附子色黄，膏成去滓，待冷更以涂絮，导鼻孔中，日再，兼摩顶。

《华佗神方·卷八》治小儿喉痹神方：桂心、杏仁各半两，上二味为末，以绵裹如枣大，含咽汁。治小儿脐肿神方：杏仁半两，猪颊车髓十二铢，上二味，先研杏仁如脂如髓，敷脐中肿上。

《华佗神方·卷九》治风眼赤烂神方：宣黄连（去须）半两，大枣肉

（去核）三七枚，杏仁（不去皮尖）五十粒，脑子一付，上以雪水一升，砂锅内文火煮，留一盏许，窨三七日，以铜箸点，食后临卧，日可三四次点之。

《华佗神方·卷十》治耳聋神方：巴豆、杏仁各七枚，印成盐两颗，生地黄（极粗者）长一寸半，头发鸡子大（烧灰）。上五味治下筛，以绵薄裹纳耳中，一日一夜，若小损即去之，直以物塞耳中，俟黄水及脓出，渐渐有效，不得更著。一宿后更纳，一日一夜还去之，依前。又方细辛、菖蒲、杏仁、曲末各十铢和捣为丸，干即着少猪脂，取如枣核大，绵裹纳耳中，日一易，小瘥，二日一易，夜去旦塞。治蛆虫入耳神方：杏仁捣如烂泥，取油滴入耳中，非出即死。

《千金翼方·卷第十一·小儿》主小儿大人咳逆上气方：杏仁（三升，去尖皮两仁，熬令黄）。上一味，熟捣如膏，蜜一升为三分，以一分纳杏仁，捣令强，更纳一分捣之如膏，又纳一分捣熟止，先食已含之。咽汁多少，自在量之。治赤眼方：取杏仁四十九颗，末之，绢袋裹饭底蒸之，热绞取脂，以铜青、胡粉各如大豆，干姜盐各如半大豆，熟研之，以鸡毛沾取掠眼中眦头，日二。不过三，瘥。又方：杏仁脂（一合），盐绿（枣核大），印成盐（三颗）。上三味，取杏仁脂，法先捣杏仁如脂，布袋盛，蒸热绞取，脂置蜜器中，纳诸药，直坐着其中，密盖二七日。夜卧注目四眦，不过七度，瘥止。治牙龈疼痛方：杏仁（一百枚，去皮尖两仁者），盐末（方寸匕）。上二味，以水一升，煮令沫出，含之。味尽吐却，更含。不过再三，瘥。

《千金翼方·卷第二十四·疮痈下》治头疮肿方：烧杏仁令黑磨涂，复取束柴葛蔓及干鱼头烧灰，和熏黄腊月猪脂涂之。

《太平圣惠方·卷第三十六》治冻耳诸方：上用杏仁一斤。汤浸去皮。压取油涂之。

《太平圣惠方·卷第三十七》治鼻中生疮诸方：杏仁（一分汤浸去皮尖双仁研为膏），川大黄（一分生为末），上件药。相和研令匀。以猪脂调涂鼻中。

《幼科证治准绳·集之一·初生门》真金散：治小儿初生，洗眼不净，则秽汁浸渍于眼眦中，使睑赤烂，至长不瘥，母食热物热药，名曰胎赤。

黄连（去须）、黄柏、当归、赤芍药（各一钱），杏仁（去皮、尖，半钱）上，锉散，乳汁浸一宿，晒干，为极细末。用生地黄汁调一字，频频点眼，新绵裹，荆芥汤浸温，时时洗浴。母服洗心散。

《本草纲目》阴疮烂痛：杏仁烧黑研成膏，时时敷之。

《千金方》身面疣目：杏仁烧黑，研膏，擦破，日日涂之。

《小儿卫生总微论方·卷十四》杏仁膏：治小儿卒然面目浮肿。杵杏仁膏敷之。

《小儿卫生总微论方·卷十八》治头疮出脓水不瘥，瘥而复发。以杏仁一百枚烧灰，入腻粉一分。同研匀细，生油调涂。

《金匮启钥（幼科）·卷二》治鼻痔症。杏仁丸：杏仁（去皮尖，捣碎，以纸包压，去油成粉为度，二钱），轻粉（一钱）。上共研和匀。吹患处。

一，稍（消）石直（置）温汤中，以泡（洗）痏。（《五十二病方》第十五治方）

【解析】
芒硝适量。将芒硝溶解在温水中，冲洗伤口。

【方解】
芒硝是一味泻下药，为硫酸盐类矿物芒硝族芒硝，经加工精制而成的结晶体。芒硝苦寒沉降，咸能软坚，入胃、大肠、三焦经。内服泻热通便，润软燥屎，加速排便，为治实热内结、燥屎坚硬难下之要药，外用能软散坚硬肿块、回乳、清火，为治疮肿、痔疮肿痛所常用。功似大黄，泻热通肠，长于润软燥结粪便与肿块，既稀软燥结之便，又促肠蠕动而泻热排便，为容积性泻药，泻热通便力甚强，善治里热燥结之便秘。其中含有硫酸钠，还含有少量氯化钠、硫酸镁、硫酸钙等无机盐。具有泻下通便，润燥软坚清火消肿的功效。用于治疗心腹疼痛、吐泻、黄疸、淋病、疔毒、痈肿等症。

【方药文献研究】

1. 芒硝

《神农本草经》："味苦寒。主百病，除寒热邪气，逐六腑积聚，结固留癖，能化七十二种石。"

《名医别录》："辛，大寒，无毒。主胃中食饮热结，破留血闭绝，停痰痞满，推陈致新。"

《药性本草》："能治腹胀，大小便不通，女子月候不通。"

《日华子本草》："主通泄五脏症结。治天行热疾，消肿毒及头痛，排脓，润毛发。凡入饮药，先安于盏内，搅热药浇服。"

《本草衍义》："以人乳汁调半钱，扫一切风热毒气攻注目睑外，及发于头面，四肢肿痛。"

《珍珠囊补遗药性赋·主治指掌》："玄明粉……沉也，阴也。其用有二：去胃中之实热；荡肠中之宿垢；其效不可尽述，大抵用此而代盆硝也。"

《御药院方》："白龙粉，亦名玄明粉，治肾水衰虚，肝经邪热，视物不明，或生障翳，胬肉攀睛，或迎风泪出，眼见黑花，或如蝇翳，或如油星，或睛涩肿痛，或痒不可忍，并皆治之。"

《医学启源》："《主治秘要》云：芒硝性寒味咸，气薄味厚，沉而降，阴也。其用有三：治热淫于内一也；去肠内宿垢二也；破坚结热块三也。妇人有孕忌之。又云：咸寒，纯阴，热淫于内，治以咸寒，正谓此也。"

《丹溪手镜》："咸寒，伐伤寒大热，治关节不通，利大小便，除肠胃垢，佐大黄攻实满、同甘草陷结胸。"

《增广和剂局方药性总论》："芒硝味苦，大寒，主五脏积聚，久热胃闭，除邪气破留血，腹中痰实结搏，通经脉，利大小便及月水，破五淋，推陈致新，化七十二种石，消肿毒，疗天行热病。"

《寿世保元》："玄明粉辛，能蠲宿垢，化积消痰，诸热可疗。"

《本草纲目》："朴硝澄下，硝之粗者也，其质重浊。芒硝、牙硝结于上，硝之精者也。其质清明。甜硝、风化硝，则又芒硝、牙硝之去气味而甘缓轻爽者也。故朴硝止可施于敷涂之药，若汤散服饵，必须芒硝、牙硝为佳。张仲景《伤寒论》只用芒硝不用朴硝，正此义也。硝气寒味咸，走血而润下，荡涤三焦肠胃实热阳强之病乃折治火邪药也。唐时紫雪、红雪、碧血，皆用此硝炼成者。通治积热诸病有效，贵在用者中的尔。"

《景岳全书》："朴硝其性峻速，咸能软坚，推逐陈积，化金石药毒，去六腑壅滞胀急，大小便不通，破瘀血坚症实痰，却湿热疫痢伤寒肠闭热狂，消痈肿排脓，凡属各经实热悉可泻除。孕妇忌用，最易坠胎虚损，误吞伤生反掌。"

2. 古代医家对方的衍化发展

陈实功《外科正宗》取玄明粉（芒硝）、朱砂、硼砂合而为散，取其清热解毒，止痛消肿功效。治疗口舌生疮，乳娥咽痛。

> 治黄黔（芩）、甘草相半，即以兎（麤）膏财足以煎之溃（沸），即以布足（捉）之，取其汁，哨傅□。（《五十二病方》第二十四治方）

【解析】

黄芩、甘草等份，猪脂膏适量。将三味药拌匀后煮沸，用布包药，滤出药汁，外敷于伤口上。

【方解】

黄芩味苦，性寒。入肺、胆、脾、大肠、小肠经。具有清热燥湿，泻火解毒，止血，安胎之效。甘草甘补润缓，生用性平偏凉，炙用性平偏温，主入脾、肺经，兼入胃、心经。既益气补中，又缓急止痛、缓和药性，还祛痰止咳、解毒。蜜炙补气缓急力强；生用能泻火解毒。猪脂膏主润泽皮肤，与甘草配伍以缓急止痉。用于治疗痉症。

【方药文献研究】

1. 古代医家对方的衍化发展

《千金翼方》载：甘菊膏，治金疮痈疽方。取甘菊花、防风、大戟、黄芩、川芎、甘草各一两，黄芪、芍药、细辛、大黄、杜仲、川椒各半两，生地黄四两。以猪膏四升煎诸药，至芍药色黄去渣成膏，外敷疮上，一日三次。

《保婴撮要》载：九味柴胡汤。取柴胡、炒黄芩各五分，人参、炒栀子、半夏、炒龙胆草、当归、炒芍药各三分，甘草二分。水煎服。方用柴、芩、栀子、胆草清肝泻火，当归、芍药行血和血，参、草扶正安中，半夏化痰散结，增强了原方清热解毒之力，更增行血散结之功。主治肝经热毒下注，便毒肿痛，或小腹胁间结核，一切疮疡或风毒，恶核瘰疬等症。

　　禺（遇）人毒者，取藁（蘽）芜本若□荠一□□□，治产□□□宰（滓）傅宥（痏）。（《五十二病方》第四十三治方）（见图2-5-3）

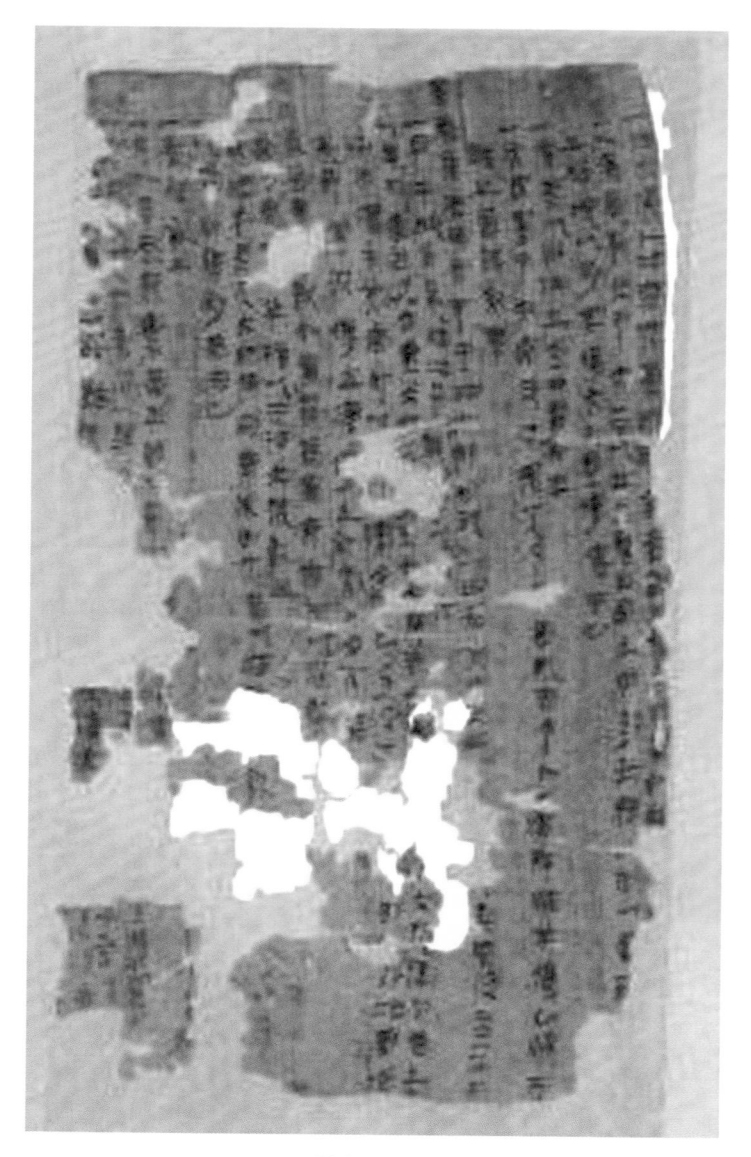

图2-5-3

一二七

【解析】

川芎、败酱草各适量。将两药捣碎后加入水煎煮，滤取其汁，外敷在伤口处。

【方解】

川芎辛温香燥，走而不守，既能行散，上行可达巅顶；又入血分，下行可达血海。活血祛瘀作用广泛，适宜瘀血阻滞等各种病症；还可治疗头风头痛、风湿痹痛等症。败酱草味辛、苦，性微寒；入胃、大肠、肝经。本品辛散苦泄，微寒能清，入胃、大肠、肝经。走气入血，既清热解毒、排脓消痈，又祛瘀止痛，凡热毒瘀血，或热毒兼瘀者可选。内外痈均治，长于治内痈。主治肠痈腹痛，兼治肝痈、肺痈及血瘀胸腹痛。川芎与败酱草配伍外用，清热解毒，消肿止痛。

【方药文献研究】

1. 川芎

《神农本草经》："芎䓖，味辛、温。主中风入脑头痛，寒痹筋挛，缓急金创，妇人血闭无子。生川谷。"

《医学启源》："川芎气味辛温，补血，治血虚头痛之圣药也。妊妇胎动加当归，二味各二钱，水二盏，煎至一盏，服之神效。《主治秘要》云：性温，味辛苦，气厚味薄，浮而升，阳也。其用有四：少阳引经一也，诸头痛二也，助清阳之气三也，去湿气在头四也。又云：味辛纯阳，少阳经本药。捣细用。"

《药鉴》："川芎气温，味辛，无毒，气厚味薄，升也，阳也。血药中用之，能助血流行，奈过于走散，不可久服多服，中病即已，过则令人暴卒死。能止头疼者，正以有余能散不足，而引清血下行也。古人所谓血中之气药者，以能辛散，又能引血上行也。痈疽药中多用之者，以其入心而能散故耳。盖心帅气而行血，川芎入心，则助心帅气而行血，气血行则心火散，邪气不留而痈疽亦散矣。"

《本草纂要》："川芎味辛，气温，无毒。少阳经药，入手足厥阴经。上治头目，下调经水，中开郁结，血中气药也。"

《得配本草》："芎䓖辛、温，入手足厥阴经气分，血中气药。上行头目，下行血海。散风寒，疗头痛，破瘀蓄，调经脉，治寒痹筋挛、目泪多涕、痘疮不发、血痢滞痛、心胁诸病。"

《景岳全书》："味辛微甘，气温，升也，阳也。其性善散，又走肝经，气中之血药也。反藜芦。畏硝石、滑石、黄连者，以其沉寒而制其升散之性也。"

《长沙药解》："味辛，微温，入足厥阴肝经。行经脉之闭涩，达风木之抑郁止痛切而断泄利，散滞气而破瘀血。"

2. 败酱草

《神农本草经》："主暴热火疮，赤气，疥瘙疽痔，马鞍热气。"

《名医别录》："疗肠，渴，热中疾，恶疮。耐饥寒。"

《日华子本草》："治赤眼，障膜，胬肉，聤耳，血气心腹痛，破结，产前后诸疾，催生、落胞、血晕，排脓，补瘘，鼻洪吐血，赤白带下，疮痍癣，丹毒。"

《本草从新》："解毒排脓，治痈肿，破疑血，疗产后诸病。"

《本草纲目》："败酱，善排脓破血，故仲景治痈及古方妇人科皆用之。"

《本草衍义》："折之白乳汁出，常常点瘊子自落。"

《滇南本草》："凉血热、寒胃，发肚腹中诸积，利小便。"

3. 古代医家对方的衍化发展

《广济方》载：败酱散方，治产后腰痛，及血气流注受阻，腰腿痛不可转者，败酱草、当归各八分，川芎、药、桂心各六分，水煎，忌葱。

《外台秘要》载：治产后恶露，七八日不止，败酱、当归各六分，续断、芍药各八分，川芎、竹茹各四分，生地（炒）十二分，水煎，空心服。

徐大椿《医略六书》载：败酱草散。取败酱草（炒黑）三两，炒生地五两，当归身（醋炒）三两，小川芎一两，白芍药（炒）二两，川续断（炒灰）三两，甜竹茹一两，上为散。每服五钱，水煎，去滓温服。主治产后冲任脉虚，蓄泄无权，血露日久不止，脉虚数。

冶麋（蘪）芫本、方（防）风、乌豙（喙）、桂皆等，渍以淳酒而垸（丸）之，大如黑叔（菽），而吞之。始食一，不智（智—知）益一，□为极。有（又）可为领伤。

恒先食（食食）之。（《五十二病方》第一百六十六治方）
（见图2-5-4）

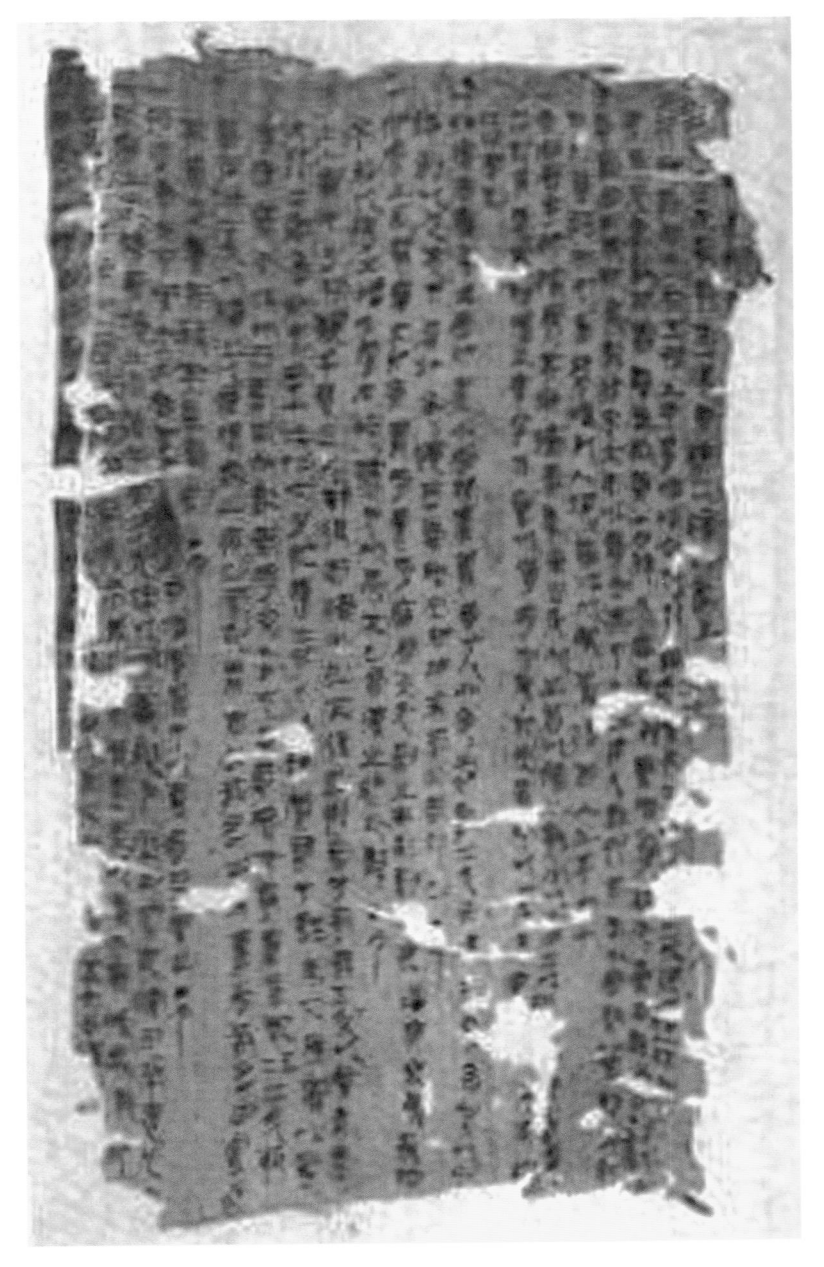

图2-5-4

【解析】

川芎、防风、乌头、肉桂。用浓厚的酒浸沾后制成药丸。开始时先吃一丸，没有效果时再增加一丸。

【方解】

本条是治疗痔病的内服中药配伍方。有活血、解毒、祛风、镇痛等作用。方中所用四药均治痔常用药。如《医部全录》卷二百零八的"收肠方"，卷二百零九的"大瘘方"等方都是用川芎、防风、肉桂（或桂枝）等药加味治疗痔漏者。

【方药文献研究】

1. 防风

《神农本草经》："主大风头眩痛，恶风，风邪，目盲无所见，风行周身，骨节疼痹，烦满；久服轻身。一名铜芸。"

《名医别录》："胁痛、胁风头面去来，四肢挛急。字乳金疮内痉。"

《日华子本草》："治三十六般风，男子一切劳劣，补中益神，风赤眼，止泪及瘫缓，通利五脏关脉，五劳七伤，羸损盗汗，心烦体重，能安神定志，匀气脉。"

《千金方》："解乌头、芫花、野菌毒。"

《医学启源》："防风，气温味辛，疗风通用，泻肺火，散头目中滞气，除上焦风邪之仙药也，误服泻人上焦元气……味甘纯阳，太阳经本药也，身去上风，去下风…水泻，米谷不化，防风……上部血，防风使。"

《珍珠囊补遗药性赋》："防风主一切风，仍蠲脑痛……明目止汗疗崩……恶干姜、藜芦、白、芫花、制附子毒……其用有二：以气味能泻肺金；以体用通疗诸风。"

《增广和剂局方药性总论》："主风行周身，骨节疼痹。"

《普济方》："防风一味辛温，若疮在膈上，虽无手足太阳经证，亦当用之，为能散结去上部风药。"

《本草汇言》："防风，风寒湿痹之药也。故主诸风周身不遂，骨节酸痛。四肢急，痿痹痉等证。又伤寒初病太阳经，头痛发热，身痛无汗，或伤风咳嗽，鼻塞咽干或痘瘄将出，根点未透，用防风辛温轻散，润泽不燥，能发邪从毛窍出，故外科痈疮肿毒、疮痍风癫诸证，亦必须也。"

《本草正》："气味俱轻，故散风邪治一身之痛，疗风眼，止冷泪。风能胜湿，故亦去湿，除遍体湿疮。"

《长沙药解》："防风辛燥发扬，最泄湿土而达木郁，木达而风自息，非防风之发散风邪也。风木疏泄，则窍开而汗出，风静而汗自收，非防风之收敛肌表也。"

2. 乌头

《神农本草经》："辛，温，有大毒。主治中风恶风，洗洗出汗，除寒湿痹，咳逆上气，破积聚寒热。其汁煎之名射罔，杀禽兽。"

《名医别录》："消胸上痰冷，食不下，心腹冷疾，脐间痛，肩胛不可俯仰，目中痛不可久视。又堕胎……主风湿，丈夫肾湿阴囊痒，寒热历节掣引腰痛，不能步行，痈肿脓结。"

《本草经集注》："莽草为之使。反括楼、贝母、白蔹、白及（一本有半夏）。恶藜芦。"

《药性本草》："味苦辛，大热，有大毒……能治恶风，憎寒，冷痰包心，肠腹疗痛，癖气块，益阳事，治齿痛，主强志……治男子肾衰弱，阴汗，主疗风温湿邪痛……远志为之使。忌豉汁。"

《药类法象》："治风痹血痹，半身不遂，行经药也。"

《本草纲目》："治头风喉痹，痈肿疗毒……主大风顽痹…畏饴糖、黑豆。冷水能解其毒……草乌头、射罔，乃至毒之药，非若川乌头、附子，人所栽种，加以酿制，杀其毒性之比，自非风顽急疾，不可轻投……此类止能搜风胜湿，开顽痰，治顽疮，以毒攻毒而已，岂有川乌头，附子补右肾命门之功哉？"

《本草汇言》"平素禀赋衰薄，或向有阴虚内热吐血之疾，并老人、虚人、新产人，切宜禁用。"

《本草纲目拾遗》："追风活血；取根入药酒。"

《本草速》："草乌头类，泂为至毒之药，第先圣用毒药以去病，盖期于得当也。如草乌辈之用，固沉寒痼冷，足以相当，或寒湿合并，结聚癖块，阻塞真阳，一线未绝，非是不足以相当而战必克。如瘫痪症，先哲多用之，盖为其寒湿之所结聚，顽痰死血，非是不可以开道路，令流气破积之药得以奏绩耳。"

《本草求真》："草乌头，专入肝，兼入肾……按书论此，唯长洲张璐辨之明晰。言此与射罔，乃至毒之物。草乌系野所生，状类川乌，亦名乌啄。姜汁炒，或豆腐煮。熬膏名射罔，敷箭，兽见血立死。《本经》治恶风洗洗汗出，但能去风而不能回阳散寒可知，乌附五种，主治攸分：附子大壮元阳，虽偏下焦，而周身内外无所不至；天雄峻温不减于附子，而无顷刻回阳之功；川乌专搜风湿痛痹，却少温经之力；子善行四末，不入脏腑；草悍烈，仅堪外治。此乌、附之同类异性者。至于乌啄，禀气不纯，服食远之可也。"

《本草述钩元》："草乌头，处处有之，根苗花实，并与川乌头相同。唯其根外黑内白，皱而枯燥为异，然其毒甚焉。其汁煎之，名射，杀禽兽。乌即偶生两歧者，今俗呼为两头尖，因形而名，其实一物也。又附子天雄之偶生两歧者，亦称乌啄，功亦同于天雄，非此乌头也……或生用、或炮用，或以乌大豆同煮熟，去其毒用。"

3. 古代医家对方的衍化发展

《太平圣惠方》载：治顽麻风方。川乌头半斤（用黑豆三升煮烂切片晒干），天麻、羌活、防风、肉桂、黄芪、当归各二两。研末，用生姜汁六两，蜜十二两，和药，搅匀为丸，如绿豆大。每服十丸，食前，温酒下。

《兰室秘藏》载：川芎肉桂汤，丁未冬曹通甫自河南来，有役人小翟，露宿寒湿之地，腰痛不能转侧，两胁搐急作痛，已经月余不愈矣。《腰痛论》中云：皆为足太阳、足少阴血络中有凝血作痛，间有一二证属少阳胆经外络脉病，皆去血络之凝乃愈。其《内经》有云：冬三月，禁不得用针，只宜服药，通其经络，破其血络中败血，以此药主之。酒汉防己、防风各三分，炒神曲、独活各五分，川芎、柴胡、肉桂、当归梢、炙甘草、苍术各一钱，羌活一钱五分，桃仁五个去皮尖，研如泥。上㕮咀，都作一服，好酒三大盏，煎至一大盏，去渣，稍热，食远服。

　　　雎（疽）病：冶白蔹（蔹）、黄蓍（耆）、芍乐（药）、桂、畺（姜）、（椒）、朱（茱）臾（萸），凡七物。骨雎（疽）倍白蔹（蔹），肉雎（疽）倍黄蓍，肤雎（疽）倍芍药，其余各一，并以三指大冣（最一撮）一入音（杯）酒

中，日五、六歓（饮）之，须巳（已），□▨（《五十二病方》第一百七十三治方）（见图2-5-5）

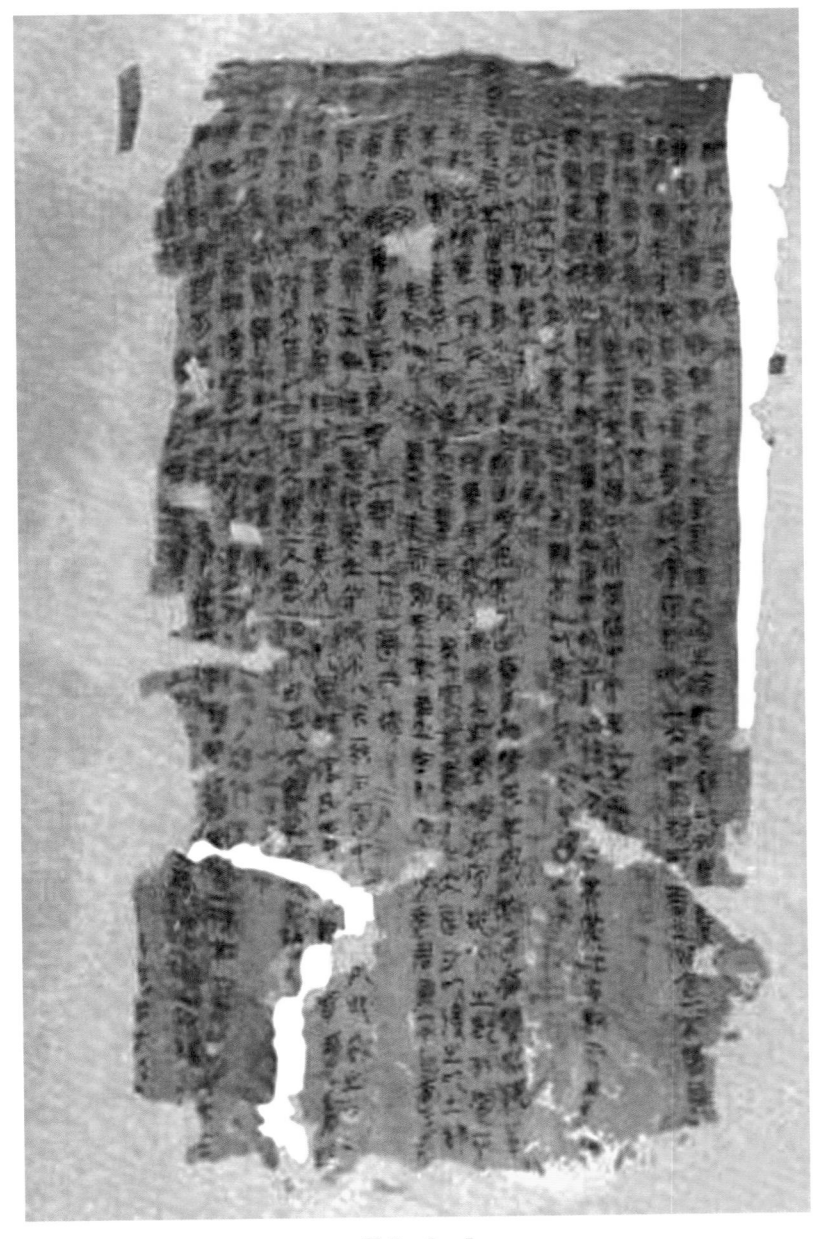

图2-5-5

【解析】

白蔹、黄芪、芍药、肉桂、干姜、花椒、吴茱萸。分别研末，可以取一个三指大撮的药末放到一杯酒里去，每日喝五六次。

【方解】

白蔹散结治疽，消脓敛疮。黄芪补益元气，升提陷气，佐以芍药、吴茱萸活血、镇痛。干姜、花椒温阳散寒、舒滞开郁。

【方药文献研究】

1. 白蔹

《神农本草经》："味苦，平。主痈肿疽疮，散结气，止痛。除热，目中赤，小心惊痫，温疟，女子阴中肿痛。"

《名医别录》："下赤白，杀火毒。"

《药性本草》："味苦，平，有毒。治面上疱疮。"

《日华子本草》："止惊邪，发背，瘰疬，肠风，痔漏，刀箭疮，扑损，温热疟疾，血痢，烫火疮，生肌止痛。"

《本草图经》："治风，金疮。"

《本草纲目》："解狼毒毒。"

《景岳全书》："取根捣敷痈毒及面上疮疱、刀箭伤、汤火毒、诸疮不敛，生肌止痛俱宜为末敷之。若为丸散亦治眼目赤痛、小儿惊痫，妇人阴中肿痛、赤白带下。"

《本草经疏》："白蔹，苦则泄，辛则散，甘则缓，寒则除热，故主痈肿疽疮，散结止痛。"

《长沙药解》："白蔹苦寒疏利，入肝胆之经。散结滞而清郁热。其诸主治消瘰病，平痔漏，清赤口，止血痢，除酒鼓，灭粉刺，理痈肿，收带浊，解女子阴中肿痛。"

《罗氏会约医镜》："敷一切痈疽恶毒，及面上疮疱、刀箭伤，杀火毒，冻耳，生肌止痛。敛疮方多用之。亦治妇人阴肿，系外科要药。若痈疽已溃，不宜服，以其性寒也。"

《徐大椿医书全集》："苦辛甘寒，泻火散结，为敛疮专药。赤者同功，但走血分为异。"

2. 黄芪

《神农本草经》："黄芪味甘微温。主痈疽，久败疮，排脓止痛，大风癞疾，五痔鼠瘘，补虚，小儿百病。一名戴糁。"

《名医别录》："妇人子脏风邪气，逐五脏间恶血，补丈夫虚损，五劳羸瘦，止渴，腹痛泄痢，益气，利阴气。"

《药性本草》："主虚喘，肾衰耳聋，疗寒热，治发背，内补。"

《日华子本草》："助气壮筋骨，长肉补血，破癥癖，瘰疬瘿赘，肠风血崩，带下赤白痢，产前后一切病，月候不匀，痰嗽，头风热毒赤目。"

《增广和剂局方》："生白水煮，冷补。其茎叶疗渴及筋挛，痈疽疮肿。"

《医学启源》："肌热亦可用黄芪。虚热用黄芪，亦止虚汗；治虚劳自汗，补肺气，实皮毛，泻肺中火，脉弦，自汗，善治脾胃虚弱疮疡血脉不行，内托阴证疮疡必用之药也……《主治秘要》云……气薄味厚，可升可降，阴中阳也。其用有五：补虚不足一也；益元气二也；去肌热三也；疮疡排脓止痛四也；壮脾胃五也。又云：甘，纯阳，益胃气，去诸经之痛。"

《汤液本草》："治气虚盗汗并自汗，即皮表之药，又治肤痛，则表药可知。又治咯血，柔脾胃，是为中州药也。又治伤寒尺脉不至，又补肾脏元气，为里药。是上中下内外三焦之药。"

《脉因证治》："气虚头痛，黄芪主之，病则耳鸣九窍不和，参者主之，血虚头痛，归主之。"

《珍珠囊补遗药性赋》："补虚弱，排疮脓，莫若黄者……止泻补虚收盗汗，黄者奏莫大之功；黄耆（恶龟甲、白鲜皮，蜜炒用）……升也，阳也。其用有四：温肉分而实腠理；益元气而补三焦；内托阴证之疮疡；外固表虚之盗汗。"

《本草纲目》："杲曰……黄芪既补三焦，实卫气，与桂同功，特比桂甘平，不辛热为异耳。但桂则通血脉，能破血而实卫气，耆则益气也。又黄芪与人参、甘草三味为除燥热肌热之圣药。脾胃一虚，肺气先绝，必用黄芪温肉分，益皮毛，实腠理，不令汗出，以益元气而补三焦。震亨曰：黄芪补元气，肥白而多汗者为宜；若面黑形实而瘦者服之，令人胸满，宜以三拗汤泻之。宗奭曰：防风、黄者，世多相须而用……杲曰：防风能制黄者，黄得防风其功愈大，乃相畏而相使也。"

《万病回春》："黄芪性温，收汗固表，托疮生肌，气虚莫少，得防风，其功愈大，用绵软箭干者，以蜜水浸，炒用之。"

《普济方》："腹痛倍芍药，口未闭倍薏苡仁，脓多倍黄芪。内塞散：黄芪、细辛、芍药、薏苡、白芷、瞿麦、赤小豆、干地黄、人参、防风。疗痈疽溃漏，血脉空竭；黄芪护皮毛间腠理虚。乃活血脉，亦疮家圣药，又能补表之元气消弱也通和阳气，泄火邪也；其亡阳其自汗，秋冬用桂枝，春夏用黄者代之，黄者，能治虚劳自汗阳明胃主自汗，小便数，若以人参甘草之类补之，脾胃实则卫气行，卫气行则表自实，表既实自汗何由而出，清气上行虽飧泄亦止矣，此治其本也；其次肺气受邪为热所伤，必须用黄者最多，甘草次之，人参又次之。三者皆甘温之阳药也。脾始虚肺气先绝，故用黄者之甘温，以益皮毛之气而闭理。不令自汗而损其元气也，上喘气短懒语须用人参以补之，心火乘脾须用炙甘草以泻火热，而补脾胃中元气，甘草最少。"

《本草汇言》："黄芪，补肺健脾，实卫敛汗，驱风运毒之药也。故阳虚之人，自汗频来乃表虚而腠理不密也，黄者可以实卫而敛汗；伤寒之证，行发表而邪汗不出，乃里虚而正气内乏也，黄者可以济津以助汗；贼风之疴，偏中血脉，而手足不随者，黄芪可以荣筋骨；痈疡之脓血内溃，阳气虚而不愈者，黄可生肌肉；又阴疮不能起发，阳气虚而不溃者，黄芪可以托脓毒。"

《景岳全书》："因其味轻，故专于气分而达表，所以能补元阳，充腠理，治劳伤，长肌肉，气虚而难汗者可发，表疏而多汗者可止，血崩血淋者，以气固而血自止也，故曰血脱益气，其所以除泻痢带浊者，以气固而陷自除也，故曰陷者举之，然其性味俱浮，纯于气分，故中满气滞者当酌用之。"

《国医宗旨》："痰火初作发咳，不可擅用参芪，《本草》云：黄芪能动三焦之火，人参补火人髓，多致难救，又云：肺寒可用，肺热勿施，肺热者，以沙参代之可也。"

《药品化义》："若气有余，表邪旺，腠理实，三焦火动，宜断戒之。至于中风手足不遂痰壅气闭，始终皆不加。"

《雷公炮制药性解》："里虚者忌服，恐升气于表，愈致其虚；表邪者忌服，恐益其邪也；唯表虚邪凑，不发汗者，可酌用之，生者，亦能泻火。"

《长沙药解》："入肺胃而补气，走经络而益营，医黄汗血痹之证，疗皮水风湿之疾，历节肿痛最效，虚劳里急更良，善达皮腠，专通肌表……入肺胃而益卫气，佐以温辛则能发，辅以酸凉则善敛，故能发表而出汗，亦能敛表而止汗……凡一切疮疡总忌内陷，悉宜黄芪蜜炙用。生用微凉，清表敛汗宜之。"

3. 芍药

《神农本草经》："味苦，平。主邪气腹痛，除血痹，破坚积寒热，疝瘕，止痛，利小便，益气。生川谷及丘陵。"

《名医别录》："通顺血脉，缓中，散恶血，逐贼血，去水气，利膀胱、大小肠，消痈肿（治）时行寒热，中恶腹痛，腰痛。"

《药性本草》："治肺邪气，腹中疗痛，血气积聚，通宣脏腑拥气，治邪痛败血，主时疾骨热，强五脏，补肾气，治心腹坚胀，妇人血闭不通，消血，能蚀脓。"

《日华子本草》："治风补痨，主女人一切病，并产前后诸疾，通月水，退热除烦，益气，治天行热疾，瘟瘴惊狂，妇人血晕及肠风泻血，痔瘘发背，疮，头痛，明目，目赤，努肉。"

《丹溪手镜》："味苦酸，专入太阴经，除湿益津液，缓中通五脏，止腹痛，利膀胱，赤者泻，白者补。"

《医学启源》："白芍药气微寒，味酸，补中焦之药，炙甘草为辅，治腹中痛，如夏月腹痛，少加黄芩；若恶寒腹痛，加肉桂一分，白芍药二分，炙甘草一分半，此仲景神品药也。如冬月大寒腹痛，加桂一钱半，水二盏，煎至一盏服。"

《珍珠囊补遗药性赋》："芍药苦平，赤者破血通经，而白者可安胎止痛。"

《本草纲目》："白芍药益脾，能于土中泻木；赤芍药散邪，能行血中之滞。"

《医学纲目》："产后不可用芍药，以酸寒伐生发之气故也。"

《名医类案》："白芍药酸，微寒，补金、泻木，以防热伤肺气为佐也，不数服良愈。"

《景岳全书》："芍药有小毒，白者味甘补性多，赤者味苦泻性多，生者更凉，酒炒微平其性沉阴，故入血分，补血热之虚，泻肝火之实，固理，止热泻，消痈肿，利小便，除眼疼，退虚热，缓三消诸证，于因热而致者为宜，若脾气寒而痞满难化者忌用。止血虚之腹痛，敛血虚之发热，白者安胎热不守，赤者能通经破血。此物乃补药中之稍寒者，非若极苦大寒之比……若产后血热而阴气散失者，正当用之不必疑也。"

《本草经疏》："木芍药色赤，赤者主破散，主通利，专入肝家血分，故主血气腹痛。其主除血痹、破坚积者，血瘀则发寒热，行血则寒热自止，血痹疝皆血凝滞而威，破凝滞之血，则痹和而疝痕自消。"

《药品化义》："赤芍，味苦能泻。带酸入肝，专泻肝火。盖肝藏血，用此清热凉血，入洞然汤，治暴赤眼……以其能主降，善行血滞，调女人之经，消通乳。以其性禀寒，能解热烦，祛内停之湿，利水通便。较白芍味苦重，但能泻而无补。"

《滇南本草》："泻脾火，降气，行血，破察，散血块，止腹痛，退血热，攻痈疮，治疥癞。"

《医经小学》："赤芍酸寒攻血痹，消症破血遂经良，止疼解热除痈肿，益气荣白芍强。

4. 古代医家对方的衍化发展

《千金翼方》载：治金疮出血，多虚竭，内补散方。苁蓉、芍药、当归、芎䓖、干姜、人参、黄芩、厚朴、桑白皮、吴茱萸、黄芪、桂心、炙甘草各一两，蜀椒三分，上一十四味，捣筛为散，饮服方寸匕，日三。

《太平圣惠方》载：内补当归散，取当归半两，微炒肉蓉二两，酒浸一宿，芎䓖半两，川椒半两，干姜半两，甘草半两，白芍药半两，桂心半两，黄芩半两，人参二两，黄芪二两，厚朴二两，吴茱萸半两，桑根白皮半两，上件药捣细罗为散，每服以温酒调下一钱，日三四服。治金疮去血多，虚竭。

《大德重校圣济总录圣》载：瞿麦散，取瞿麦穗、芍药、细辛、桔梗、芎䓖、当归、炙甘草、干姜、熟干地黄、防风、续断、蜀椒、人参辛夷、牡蛎、瓜蒌根、白蔹各半两，桂、厚朴各半两，上一十九味，捣罗为散。每服二钱匕，熟水调下，空心日午临卧半夜各一服。筋骨断者，加续断三分。治金疮烦闷及渴，内补。

　　益（嗌）雎（疽）者，白蔹（蔹）三，罢合一，并冶，□□□□□氿□歙（饮）之。（《五十二病方》第一百七十九治方）（见图2-5-6）

图2-5-6

【解析】

白蔹三份，百合一份。研末冲服。

【方解】

此方用白蔹治嗌疽（喉痹），与后世医方多用白蔹医疗疮痈诸外证之法相符。百合一药首载《本经》。《别录》谓其可治"喉痹"。《日华子本草》谓其主"诸疮肿"（《证类本草》卷八），也与本条用途相近。

【方药文献研究】

1. 百合

《神农本草经》："百合，味甘，平。主邪气，腹胀，心痛，利大、小便，补中益气。"

《名医别录》："除浮肿颅胀、痞满、寒热，通身疼痛，及乳难、喉痹。止涕泪。"

《药性本草》："除心下急、满、痛，治脚气、热咳。"

《日华子本草》："安心，定胆，益志，养五脏。治邪啼泣、狂叫、惊悸，杀蛊毒气，胁乳痈、发背及诸疮肿，并治产后血狂晕。"

《景岳全书》："能补益气血，润肺除嗽，定魄安心，逐惊止悸，缓时咳逆解乳痈喉痹，兼治痈疽，亦解蛊毒，润大小便，消气逆浮肿。仲景用之以治百合证者，盖欲借其平缓不峻，以收失散之缓功耳，虚劳之嗽用之颇宜。"

《本草述》："百合之功，在益气而兼之利气，在养正而更能去邪，故李氏谓其为渗利和中之美药也。如伤寒百合病，《要略》言其行住坐卧，皆不能定，如有神灵，此可想见其邪正相干，乱于胸中之故，而此味用之以为主治者，其义可思也。"

《长沙药解》："百合凉金润燥，泻热消郁，清肃气分之上品。其诸主治，收涕泪，止悲伤，开喉痹，通肺痈，清肺热，疗吐血，利小便，滑大肠，调耳耳痛，理胁痛乳痈发背诸疮。水渍一宿，白沫出，去其水，更以泉水煎汤用。"

《罗氏会约医镜》："润肺宁心，治虚劳久嗽，定惊悸，止涕泪，疗肺痿，利二便，除百合病。按，百合气平功缓，难图速效，若中寒者勿用。"

《医方十种汇编》:"百合清心肺热,气安神。凡余热未清,坐卧不安,咳嗽不已,涕泪不收,胸浮气胀,状有鬼神皆治。即仲景用此治百合病之义。但初嗽不宜用。花白者入药。"

2. 古代医家对方的衍化发展

《普济方》载:接骨种效方。百合、白蔹、白及、乳香、没药、赤小豆、甜瓜子、自然铜、糯米、白芷、血余灰、赤芍药各一两,川乌头、草乌各五钱,右为细末。好酒调一钱服后。骨折处听之有声,不过三服止。

《医宗金鉴》载:乌龙膏。主治跌打损伤,骨折筋断,肿硬青紫。组成:百草霜,白及,白蔹,百合,百部,乳香,麝香,炒糯米,陈粉子。上为细末,醋熬为膏。外敷患处。

血睢(疽)始发,佟(儵—儵儵)以热,痛毋(无)适,□□□□□□睢(疽)□□□□□□□□□□□○戴糜(糵—糁)、黄芩、白蔺(蔹),皆居三日,旦□□□□□为□□□虽□□□□□□□□□□□之,令汗出到足,巳(已)。(《五十二病方》第一百八十二治方)

【解析】

黄芪、黄芩、白蔹。

【方解】

本条处方所用黄芪、黄芩、白蔹三药均中医常用治痈疽药,惟药味尚有缺损,全方方义不详。

【方药文献研究】

《外台秘要》卷三十引《古今录验》白蔹散:赤小豆四分,黄芪三分,赤芍二分,白蔹二分,黄芩三分,桂心三分,蜀附子炮、牡蛎各二分。上八味,捣筛为散,酒若泔汁服方寸匕,日三服。主治痔瘘流脓,便血。

《备急千金要方》内消散,凡是痈疽,皆宜服此方。赤小豆一升,人参、甘草、瞿麦、当归、猪苓、黄芩各二两,白蔹、黄芪、薏苡仁各三两,防风一两,升麻四两。上十二味,治下筛。以酒服方寸匕,日三夜一，长服取瘥。

《外台秘要》疗痈肿：黄芪一两半，黄芩一两，川芎一两，黄连二两，白芷二两，芍药二两，当归一两半。上七味捣筛，以鸡子白和如膏。诸暴肿起处，以涂著布上，已贴燥易，肿处不觉贴冷便愈，热势毒者，加白敛一两尤佳。

第六章　儿科方药学术传承与发展

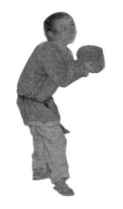

中医儿科学是在中医基础理论体系指导下，以中药、针灸、推拿等治疗方法为手段，研究自胎儿至青少年这一时期小儿的生长发育、生理病理、喂养保健，以及各类疾病预防和治疗的一门医学科学。因小儿具有脏腑娇嫩，发病易虚易实，易寒易热，预后变化多端的生理病理特点，且不适症状容易表达不清，又称"哑科"。中医儿科源于中医内科学，自唐太医署把"少小"作为医学教育的独立分科，《备急千金要方》《外台秘要》对小儿病分门别类进行论述，儿科作为独立的临床专科已初具规模。在出土的4000年前商代殷墟甲骨文中记载了20余种病名，其中涉及儿科的有"龋"（龋齿）、"蛊"（寄生虫病），直接记载的小儿疾病有"贞子疾首"，是指商王武丁妹妃之子头部生病。到秦汉时期就有了儿科医生的出现，《史记·扁鹊仓公列传》中记录："扁鹊名闻天下，……来入咸阳，闻秦人爱小儿，即为小儿医"。这是对儿科医生的最早称谓，此外治疗儿科的最早病案也见于该书："齐王中子诸婴儿小子病……臣意即为之作下气汤……三日即病愈。马王堆汉墓出土的许多医书中虽未有专门论述儿科的专著，但其《五十二病方》中有了"婴儿索痉""婴儿病间（痫）"、"婴儿瘈（瘛）"等小儿疾病治疗的记载，其中相关的方药配伍得当，药简力宏，为中医儿科学的发展提供了理论与临床支撑，后经过历代医家不断实践与应用，其理论逐渐趋于完善，治疗病种日益细化，治疗手段日益丰富，下文列举部分方药进行讨论。

　　婴儿索痉者，如产时居湿地久，其宵（肎）直而口扣（噤），筋孿（挛）难以倍〈信（伸）〉。取封殖土治之，□□二，盐一，合挠而㽅（蒸），以扁（遍）尉（熨）直宵（肎）挛筋所。道头始，稍□手足而巴（已）。尉（熨）寒□□复㽅（蒸），尉（熨）干更为。（《五十二病方》第二十五治方）

【解析】

治疗因母亲久居于潮湿的地方，小儿出生后患有脐风，见项背强直，口噤难开，角弓反张，难以屈伸等症，可取打碎好的东壁土二份、盐一份，加入适量的水搅拌均匀后蒸热，然后做成扁形的泥片，从头部开始，再到四肢、躯干熨烫全身有肌肉抽搐挛缩的地方。如果泥土冷了，需要将泥片取下来重新蒸热了再熨治。

【方解】

东壁土，为房屋东边上的土，气味甘温，具有补益脾胃、解毒杀虫、镇静止痛等功效，配伍食盐热熨外用，具有杀菌灭毒、祛风除湿、消肿止痛，解痉镇静的作用。可以用来治疗泄泻、湿疹、疮癣、脐风等病证。

【方药文献研究】

1. 东壁土

《新修本草》："东壁土，主治下部疮，脱肛（此屋之东壁上土耳，当取东壁之东边，谓恒先见日光，刮取用之）。疗小儿风脐，又可除油污衣书，胜石灰、滑石。"

《本草拾遗》："止泄痢霍乱烦闷。"

《得配本草》："治脾胃湿多，吐泻霍乱。"

《本草分经》："治瘟疫泄痢疔疮癣。"

《本草详节》："主补脾胃。"

2. 古代医家对方的衍化发展

《肘后备急方·卷七》：治服药过剂，烦闷，及中毒多，烦闷欲死方。刮东壁土少少，以水一二升和，饮之，良。目中翳膜：东壁土细末，日点之，泪出佳。

《外台秘要》：治肛门凸出，故东壁土一升研，皂荚三挺长一尺二寸，壁土抱粉肛门。其头出处，取皂荚炙暖更递熨之，瘥。

《通变要法》：解乌头毒，不拘川乌、草乌毒。用多年陈壁土，泡汤服之。

《证类本草·卷第四》：东壁土，亦或单用。性平。刮末细筛，点目中去翳。又东壁土一蚬壳细末，敷豌豆疮及主温疟。

《太平圣惠方·卷第八十二》：治小儿脐肿湿久不瘥方，上以东壁土。细研敷之。

《普济方》：治豌豆疮，取东壁土一蚬许。为细末，敷之

《苏恭方》：东壁土，摩干湿二癣，极效。

《良朋汇集经验神方·卷之四》：专治小儿脱肛，苦参、五倍子、东壁土（各等分），上三味煎汤洗，再用木贼为末上之即收。

婴儿病闲（痫）方：取靁（雷）尾〈（矢）〉三果（颗），冶，以猪煎膏和之。小婴儿以水半斗，大者以一斗，三分和，取一分置水中，挠，以浴之道头上始，下尽身，四支（肢）毋濡，而日一浴，三日巳（巳—已。已）浴，辄弃其水圂中。闲（痫）者身热而数惊，颈脊强而复（腹）大。□闲（痫）多众，以此药皆巳（已）。（《五十二病方》第二十六治方）

【解析】

治疗小儿痫证，取雷丸三粒，研末，与热猪油相混合。如果为小婴儿则准备半斗水，大婴儿则准备一斗水。把混合好的雷丸、猪油分成三份，取其中一份放入水中充分搅拌均匀。患儿取仰卧位，四肢部不能沾水，从头部开始清洗，逐次向下。每日洗浴一次，将洗完的水就倒入厕所，洗浴三日就会治愈。

【方解】

小儿痫证常见全身发热，伴惊厥，颈、脊部肌肉强直，腹部膨大等症。雷丸性寒味苦，有小毒，入胃、大肠经。主杀虫消积，解毒。治虫积腹痛，癫狂，风痫。配伍猪油可清热解毒祛风，解痉止痛。

【方药文献研究】

1. 雷丸

《神农本草经》："主杀三虫，逐毒气胃中热。利丈夫，不利女子。作摩膏，除小儿百病。"

《名医别录》："逐邪气，恶风，汗出，除皮中热结，积聚蛊毒，白虫、寸白自出不止。久服令人阴痿。"

《本草蒙筌》："主癫痫狂走，疗汗出恶风。"

《本草征要》："酒蒸。杀脏腑诸虫，除婴儿百病。"

《本草正》："杀三虫，逐蛊毒、诸毒，降胃中实热、痰火癫狂，除百邪恶气并一应血积气聚。"

《本草备要》："消积杀虫。"

《本草详节》："主散皮肤中热结毒气，杀寸白三虫，疮疥中虫。作摩膏，除小儿百般积病。"

《罗氏会约医镜》："惟治男子，不治女人。消积杀虫，并疗胃中实热、痰火癫狂、百邪恶气。"

2. 古代医家对方的衍化发展

《普济方》雷丸膏治小儿风病，掣疭戴眼，极者日数十发：雷丸、莽草各如鸡子黄大，猪脂一斤。上先煎猪脂去滓，下药，微火上煎七沸，去滓，逐痛处摩之，小儿不知痛处，先摩腹背，乃摩余处五十遍，勿近朋及目，一岁以帛包膏摩微炙身。及治大人贼风。

《外台秘要·卷第三十六》疗少小新生肌肤幼弱，喜为风邪所中，身体壮热，或中大风，手足惊掣。五物甘草等生摩膏方：甘草、防风（各一两），白术、桔梗（各二十铢），雷丸（二两半）上药切，以不中水猪脂一斤煎，取成膏合诸药，于微火上煎之，消息视之，凝膏成去滓，取如弹丸大一枚，炙手以摩儿百过，寒者更热，热者更寒，小儿虽无病，常以少膏摩囟上。及手足心，甚避风寒良。

《华佗神方·卷八》治小儿寒热神方：雷丸二十枚，大黄四两，黄芩一两，苦参、石膏各三两，以水二斗，煮取一斗半，浴儿。避眼及阴，浴讫以粉粉之，勿厚衣，一宿复浴。

《太平圣惠方·卷第八十二》治小儿寒热，惊啼不安。雷丸浴汤方：

雷丸（三分），牡蛎（三分），黄芩（三分），细辛（三分），蛇床子（一两）上件药。以水一斗。煎取七升。去滓。分为两度。看冷暖。用先令浴儿头。勿令水入耳目。次浴背膊。后浴腰以下。浴讫避风。以粉扑之。

《太平圣惠方·卷第八十三》：麻黄根（二两），雷丸（二两），干姜（一两），粱米（二两）上件药。捣罗为末。日三四度。以粉其身。汗即自止。

《太平圣惠方·卷第八十四》治小儿伤寒后，余热不除，四肢不利。宜用此汤浴方：川大黄（半两），甘草（半两），防风（半两去芦头），丹参（半两），雷丸（三分），白术（半两）上件药。捣粗罗为散。每服一两。以水三升。煎至二升半。去滓。看冷热。于密室中浴儿。后宜避风。隔日再用。

《太平圣惠方·卷第八十五》治小儿欲发痫，壮热如火。洗浴石膏汤方：石膏（五两），菖蒲（二两），雷丸（三两）上件药，捣碎。以水煮取三升，适寒温浴儿，并洗头面佳。治小儿痫，及百病伤寒。雷丸膏方：雷丸（一分），甘草〔一分（两）〕，防风（一两去芦头），白术（三分），桔梗（二分去芦头），莽草（一两），川升麻（一两）上件药。捣罗为末，以猪膏一片。先入铛，慢火煎令熔。后下药末，以柳篦不住手搅成膏。绵滤，入瓷合盛之。每有患者，摩其顶及背上。治小儿蛔虫发作，心痛多吐。青葙子散方：青葙子、苦参（锉）、黄连（去须）、蔚竹、狼牙草（以上各三两），雷丸（一两），雄黄（半两细研），桃仁（一两汤浸去皮尖双仁麸炒微黄），上件药。捣细罗为散。一二岁儿，不计时候，以稀粥饮调下半钱。儿稍大，以意加之。若下部痒，绵裹少许纳之，日二度。如不痒，即勿用。

《圣济总录·卷第一百七十九》治小儿小便不通，发热腹满。七物浴汤方：滑石（屑二两），大黄（二两），雷丸（三十枚），麻黄（一两半），苦参（一两），石膏（半两），秦皮（一两），上七味，粗捣筛。以水七升，煮取五升，去滓，避风处温浴儿，先从脐淋之。治小儿三虫。雷丸散方：雷丸（微煨过）、芎䓖（各半两），上二味，捣罗为散。一二岁儿每服半钱比，五六岁儿一钱比，用米饮调下，空心服之，日三。治小儿盗汗。麻黄根散方：麻黄根、雷丸、牡蛎（火煅过各一两半），甘草（炙一两），干姜（炮半两），粱米（半升），上六味，捣罗为散。以粉儿身体。及头，甚验。

《千金方》小儿出汗有热：雷丸四两，粉半斤，为末扑之。

以原蚕種（种）方尺，食衣白鱼一七，长足二七。熬蚕種（种）令黄，靡（磨）取蚕種（种），冶，亦靡（磨）白鱼、长足。节三，并，以酰二升和，以先食歓（饮）之。婴以一升。（《五十二病方》第一百四十四治方）（见图2-6-1）

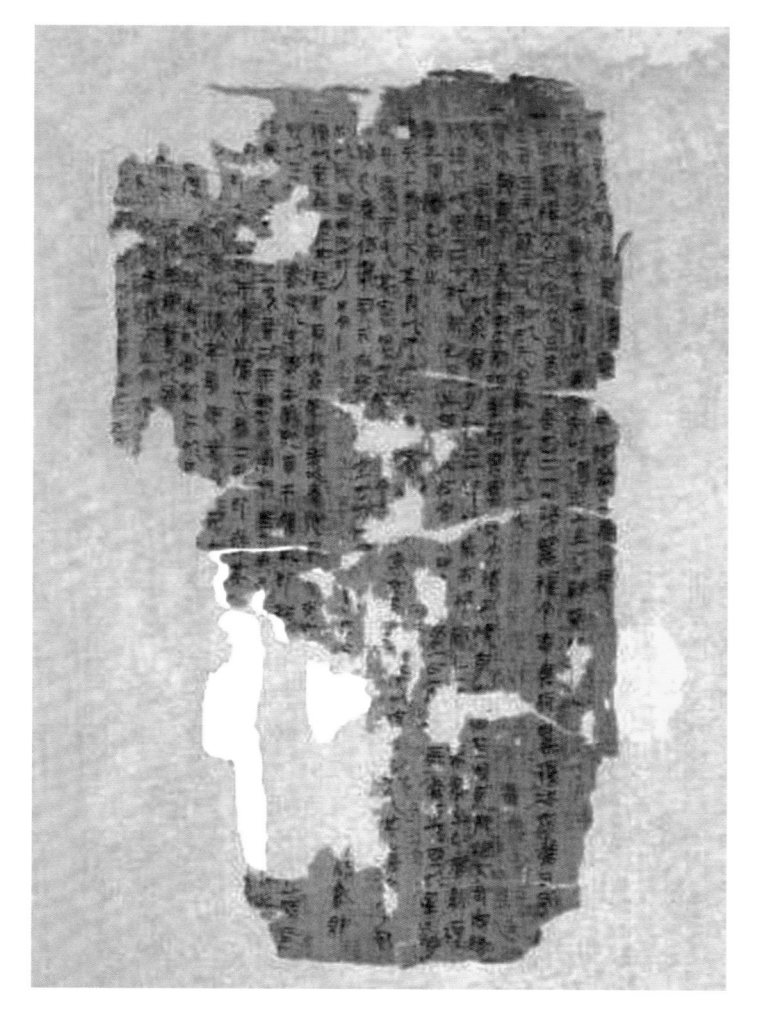

图2-6-1

【解析】

用晚蚕产卵的布一尺见方，衣鱼七个，蜘蛛十四个。先把蚕种焙烤使之焦黄，将其研磨成末，再研磨衣鱼和蜘蛛，然后取三种药末适量放到醋（成人二升，儿童一升）里与之混合，在饭前服用。

【方解】

衣鱼和蜘蛛是古代用来治疝病的药，《神农本草经》载："衣鱼治妇人疝瘕，小便不利，小儿中风，项强。"《金匮要略》载："蜘蛛散治疝气。"疝病病机以寒凝气滞多见，故用药组方多以祛寒助阳，疏通气机为主。

【方药文献研究】

1. 衣鱼

《神农本草经》："主妇人疝瘕，小便不利，小儿中风、项强，背起摩之。"

《本草经集注》："治淋，堕胎，涂疮灭瘢。亦可用于小儿淋闭，以摩脐及小腹，即溺通也。"

《本草详节》："主小儿脐风撮口，客忤天吊，风痫口㖞，利小便。"

2. 蜘蛛

《本草经集注》："主治大人小儿溃。"

《日华子本草》："治疟疾，疗肿。"

《本草纲目》："主蛇毒温疟，止呕逆霍乱。取汁，涂蛇伤。烧啖，治小儿腹疝。主口㖞、脱肛、疱肿、胡臭、齿䘌。"

3. 古代医家对方的衍化发展

《千金翼方卷第十一》治小儿重舌方：衣鱼烧作灰以敷舌上。

《太平圣惠方》小儿胎寒，腹痛汗出：用衣中白鱼二七枚，绢包，于儿腹上回转摩之，以愈为度。小儿撮口：壁鱼儿研末。每以少许涂乳，令儿吮之。

《食医心镜》小儿客忤，项强欲死：衣鱼十枚，研敷乳上，吮之入咽，立愈。或以二枚涂母手中，掩儿脐，得吐下愈，外仍以摩儿顶及项强处。

《太平圣惠方》小儿天吊，目睛上视：并口手掣动用壁鱼儿干者十个，湿者五个，用乳汁和研，灌之。

《外台秘要》小儿痫疾：白鱼酒：用衣中白鱼七枚，竹茹一握，酒一升，煎二合，温服之。

《孙真人》偏风口㖞：取白鱼摩耳下，左㖞摩右，右㖞摩左，正乃已。

《外台秘要》目中浮翳：书中白鱼末，注少许于翳上，日二。

《千金方》沙尘入目不出者：杵白鱼，以乳汁和，滴目中，即出。或为末，点之。

《金匮要略》小便不通。滑石白鱼散：用白鱼、滑石、乱发（烧）等分，为散。饮服半钱匕，日三。

《千金方》小便转胞不出：纳衣鱼一枚于茎中。

《子母秘录》妇人尿血：衣中白鱼三十枚，纳入阴中。

《圣济总录》治小儿胎寒，腹痛汗出。衣中白鱼摩方：衣中白鱼（二七枚）。上一味，以薄熟绢包裹，于儿腹上，回转摩之。

《金匮要略》疗阴狐疝气，偏有大小，时时上下者，蜘蛛散主之：蜘蛛十四枚熬焦，桂半两，二物为散，每服八分一匕，日再。蜜丸，亦通。

《千金方》中风口㖞：向火取蜘蛛摩偏急颊车上，候正即止。

《直指》小儿口噤。立圣散：用干蜘蛛一枚（去足，竹沥浸一宿，炙焦），蝎梢七个，腻粉少许。为末。每用一字，乳汁调，时时灌入口中。

《太平圣惠方》治小儿十日内，口噤不能吮乳：蜘蛛一枚，去足，炙焦研末。入猪乳一合，和匀。分作三服，徐徐灌之，神效无比。止截疟疾。

取陈葵茎，燔冶之，以（彘）职（膱）膏敊（毇）弁，以傅痏。（《五十二病方》第二百三十治方）（见图2-6-2）

【解析】

取陈年冬葵的根茎，烧灰变成粉末，加入腊猪肉滴的油脂，搅匀后外敷患处。

【方解】

陈葵茎泛指陈年冬葵的根茎，陈葵茎甘凉平，入肺、大肠、膀胱经，可清热解毒，配合腊猪肉滴的油脂适量能清热解毒，润燥散血。外用捣敷，或烧存性研末调敷，治无名肿毒、水炎烫伤、金疮、小儿口疮。

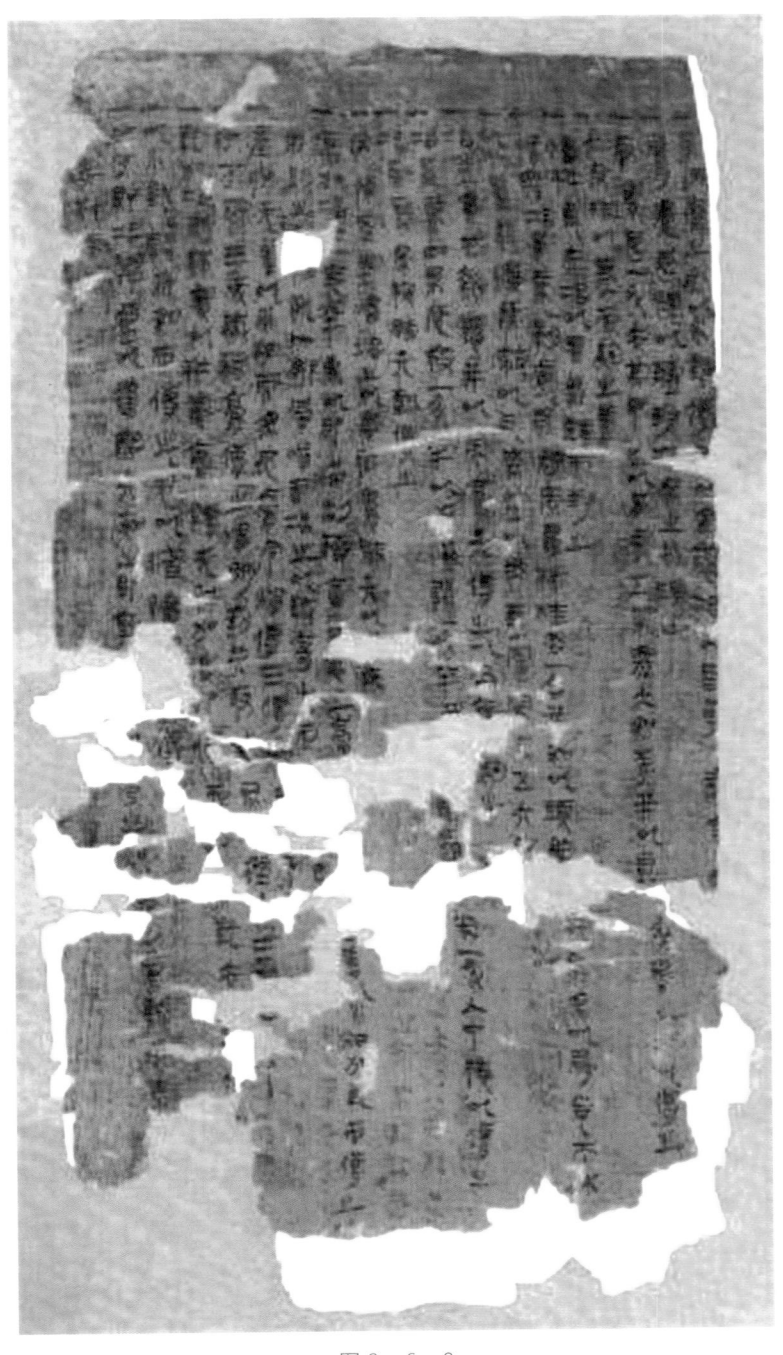

图 2 - 6 - 2

【方药文献研究】

1. 冬葵根

《本草经集注》："葵根汁解防葵毒。"

《名医别录》："主恶疮，疗淋，利小便，解蜀椒毒。"

孟诜："主疳疮生身面上，汁黄者，可取根作灰和猪脂涂。"

《滇南本草》："破结气，下中气，止气疼，散痰，消瘿瘤，生吃令人泻，用蜜炒。"

《本草纲目》："利窍滑胎，止消渴，散恶毒气。"

《分类草药性》："治妇人白带，虚咳，盗汗。"

2. 古代医家对方的衍化发展

《华佗神方卷八》华佗治小儿唇紧神方：葵根烧灰，酥调涂之。

《太平圣惠方卷第九十一》治小儿白秃疮诸方：以葵根烧灰。细研敷之。

《圣济总录·卷第一百七十二》治漏痔口疮。葵根散方：葵根（切）、赤小豆、土瓜根（各一两），麝香（研一分）。四味，捣罗为散，每用一字贴疮。

《圣济总录·卷第一百七十九》治小儿小便不通，二三日闷绝者。葵根汤方：葵根（锉一握），壁鱼（研七枚）。以水一盏，煎葵根取汁六分，后入壁鱼，同煎五七沸，放温服，量儿大小，以意加减。

《太平圣惠方·卷第九十二》治小儿小便不通。脐腹妨闷。心神烦热。栀子仁散方：栀子仁（五枚），茅根（半两锉），冬葵根（半两），甘草（一分炙微赤锉）。捣粗罗为散。每服一钱。以水一小盏。煎至五分。去滓。不计时候。量儿大小。分减温服。

《圣济总录·卷第九十五》治大小便不通，冬葵根汁方：生冬葵根（净洗二斤捣绞取汁三合），生姜（四两捣绞取汁一合）。二味搅匀，分作两服，空腹一服，有顷再服，服尽即通。

《药性论》治恶疮小儿吞钱不出方：煮冬葵根饮之即出，神妙。

　　乾骚（瘙）：煮弱（溺）二斗，令二升；豕膏一升，冶黎（藜）卢二升，同傅之。（《五十二病方》第二百六十三治法）（见图2-6-3）

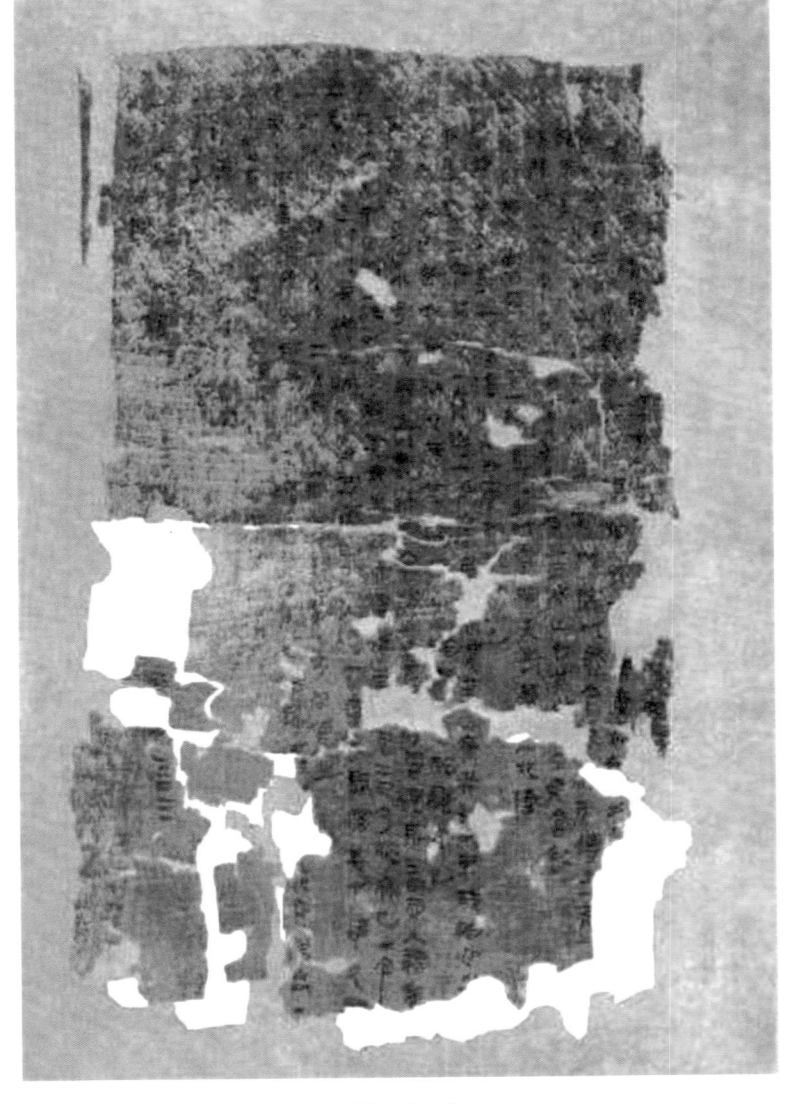

图 2 - 6 - 3

【解析】

瘙痒性皮肤病：火上加热两斗童子尿使其浓缩至两升；取猪脂膏一升，藜芦粉两升加入尿中，一同敷在患处。

【方解】

瘙痒性皮肤病包括一组以瘙痒为突出表现的皮肤病，多数病因复杂，发病机制不明，但一般多认为直接或间接与神经精神因素密切相关，造成瘙痒—搔抓—瘙痒的恶性循环。方中童子尿为 10 岁以下儿童的小便为佳，又称"童便"，具有滋阴降火，止血消瘀的作用。患痔疮、脚癣、皮肤病及阴道疾病者，可将患部浸泡于尿液中；藜芦外用治疗于疥癣秃疮；以本品研末外渗，有灭虱功效；藜芦可以杀灭蚊蝇及其幼虫，也作农药杀虫剂。猪脂膏润肤解毒，所以，本方所治疗的病症是多种瘙痒性皮肤病，如牛皮癣、荨麻疹、疱疹、脓疱疮、疥疮、鱼鳞病、婴儿尿布疹、蟯虫性皮炎、湿疹、皮肤瘙痒症以及性传播疾病有梅毒、尖锐湿疣、淋病、非淋菌性尿道炎等。具有杀虫止痒，润肤解毒的作用。

【方药文献研究】

1. 童子尿（童便）

《名医别录》："疗寒热，头疼，温气。"

《唐本草》："主卒血攻心，被打内有瘀血，煎服之，一服一升。又主症积腹满，诸药不差者服之皆下血片肉块。亦主久嗽上气失声。"

《本草拾遗》："主明目益声，润肌肤，利大肠，推陈致新，去咳嗽肺痿，痓病。"

《日华子本草》："止劳渴，嗽，润心肺，疗血闷热狂，扑损瘀血运绝及困乏。揩洒皮肤治皲裂，能润泽人。蛇犬等咬，以热尿淋患处。难产及胞衣不下，即取一升，用姜、葱各一分，煎三、两沸，乘热饮，便下。吐血，鼻洪，和生姜一分，绞汁，乘热顿饮瘥。"

《本草衍义补遗》："降火最速。"

《本草纲目》："杀虫解毒，疗疟、中暍。"

《长沙药解》："清心泄火，退热除烦。"

《医林纂要》："通利三焦，降热去瘀，滋补心血，降泻肾邪。"

2. 藜芦

《神农本草经》："主蛊毒，咳逆，泄痢，肠澼，头疡，疥瘙，恶疮，杀诸虫毒，去死肌。"

《名医别录》："疗哕逆，喉痹不通，鼻中息肉，马刀，烂疮。"

《药性论》："主上气，去积年脓血泄痢。治恶风疮、疥癣、头秃，杀虫。"

《本草图经》："大吐上膈风涎，暗风痫病，小儿鰕齁；用钱匕一字则恶吐人，又用通顶，令人嚏。"

《四川武隆药植图志》："治毒蛇咬伤及杀虫用。"

3. 古代医家对方的衍化发展

《太平圣惠方·卷第八十六》治小儿一切疳，腹肚胀满，手脚枯细，眼目口鼻生疮，身体壮热，痢下沇淀，日渐羸瘦，面无光泽。青黛散方：青黛（细研）、雄黄（细研）、朱砂（细研水飞过）、石盐（细研）、白矾（烧令汁尽）、薰陆香（研入以上各一两）、麝香（细研）、蚺蛇胆（研入）、细辛、黄连（去须）、青矾（烧令通赤）、黄矾（烧令通赤）、盐黄柏（锉）、苦参（锉）、桂心、杏仁（汤浸去皮尖双仁麸炒微黄）、干姜（炮裂锉）、藜芦（去芦头以上各半分）、附子（炮裂去皮脐）、莨菪子（水淘去浮者水浸令芽出焙干炒令黑黄色）、熊胆（研入）、石胆（细研以上各一分），虾蟆（一枚涂酥炙微焦）。捣细罗为散。同研令匀。如疳在内。三岁每服。以井华水一合调下半钱。一岁一字。三岁以上。临时加之。若口内疳疮。以蒜一片研。和少许散。每夜涂之。须臾自然流引涎出。若鼻内有疮。用蒜如皂荚子大研。和少许散。纳入鼻中。若外有疳疮。以猪脂和散涂之。立瘥。

《太平圣惠方·卷第九十》治小儿恶疮方：藜芦（一两去芦头烧为灰），虎头骨（一两烧灰）。细研为散。以腊月猪脂调涂。日三用之。

《圣济总录·卷第一百八十二》治小儿病癣风痒。雌黄膏方：雌黄（研）、黄连（去须）、莽草、蛇床子（炒）、黄柏（去粗皮炙）、苦参、芜荑（炒各半两），藜芦、硝石（研各一分），松脂（二两半），杏仁（汤浸去皮尖双仁别研如膏一两），除雌黄、松脂、杏仁外，捣罗为末，取腊月猪脂半斤，和松脂入铛中，煎令沸，下杏仁，次下诸药末，搅匀凝为膏，每用先以醋泔洗拭干涂之，日三。

《本草单方·卷十四幼科》小儿惊窜，两眼看地不上者：皂角烧灰，以童尿浸刮屎柴竹用火烘干为末。贴在囟门，便苏。王氏《小儿方》

《救生集·卷三》童子痨：陈南酒一杯，童便一杯（先煎），人乳一杯，白蜜一杯。共熬成膏，不时挑服，如病重者多熬，服数次立愈。

《救生集·卷三》法制小儿免出痘蛋方：鸡蛋七个，入童便桶内浸七日。每日空心食一个。每年于腊月廿四日浸起，次第浸七日至正正月初一。日服食一个，吃七日。如邻家有出痘者即浸服，重者可轻，轻者免出，宝之。

《傅青主先生秘传小儿科方论》小儿发热方：凡潮热、积热、疟热，乃脾积寒热，俱当用姜梨引。柴胡、人参、黄芩、前胡、秦艽、甘草（各一分），青蒿（童便浸，晒干，一分），生地（一寸），薄荷（二叶）（或生梨、生藕一片），水煎服，甚效。

《验方新编·卷一》小儿头面胎毒：浮水石煅存性。研末，放碗内童便调匀，用艾绒烧烟熏透，以里面均带黄色为止，俟冷，用麻油调敷。虽十年不愈者，敷三、五日必愈，神效无比。一切疮毒年久不愈者，皆可治。

《验方新编·卷十九》小儿赤游丹毒：明雄黄三钱，人中白钱半，青黛五分，冰片三分。共研为细末，蚯蚓粪（粗壮者佳）用六钱（若湿者用一两），研细和匀，用童便调涂数次即愈，重者须涂数日愈。

《箓竹堂集验方·卷二》小儿吐方：砂仁（不拘多少，童便炒制三四次，为末，一两），丁香（三钱），藿香（三钱）。共为末，每服一匙，姜汤下。

曰：取丘（蚯）引（蚓）之矢，〔一〕丞（蒸），以尉（熨）之。（《疗射工毒方》）

【解析】

取地龙粪将其蒸热，并用火熨贴使其平整。

【方解】

蚯蚓为白颈蚯蚓，其味咸，寒，大寒，无毒。主蛇瘕，去三虫，伏尸，鬼疰，蛊毒，杀长虫，仍自化作水。疗伤寒伏热，狂谬，大腹，黄疸。一名土龙。生平土，三月取。阴干。蚯蚓之矢可称为"蚓蝼""蚯蚓粪""蚯蚓泥""六一泥""地龙粪"，可治蛇、犬咬并热疮。

【方药文献研究】

1. 蚯蚓之矢（蚓蝼、蚯蚓粪、蚯蚓泥、六一泥、地龙粪）

《本草图经》："并盐敷疮，可去热毒。"

《日华子本草》："以盐研敷疮，去热毒，及蛇犬伤。"

2. 古代医家对方的衍化发展

《本草纲目·第七卷》："小儿阴囊忽虚热肿痛，以生甘草汁入轻粉末调涂之。"

《本草纲目·第四卷》丹毒：蚯蚓（同生姜，捣涂。）

《本草纲目·第三卷》吐血衄血：地龙粪（吐血，水服二钱。）

《本草纲目·第三卷》疝：地龙粪、马齿苋（并涂小儿阴肿。）

《太平圣惠方·卷第八十二》治孩子吐奶方：取田中地龙粪一两。研末，空心，以粥饮调下半钱。不过三二服。

《太平圣惠方·卷第八十七》治小儿痄渴，壮热惊悸。宜服此方：地龙粪（一分），龙胆（一分去芦头），白梅肉（一分微炒），龙骨（一分细研），黄连（一分去须）。捣罗为末，以獖猪胆汁和丸。如绿豆大，不计时候，以新汲水化破五丸服之。量儿大小，以意加减。

《太平圣惠方·卷第八十二》治小儿卒中客忤方：地龙粪（一两），灶中黄土（一两）。以水和如鸡子黄大，涂儿头上，及五心。即愈。

《太平圣惠方·卷第八十九》治小儿头热。鼻塞不通方：取湿地龙粪，捻作饼子。贮囟门上。日三二易之。

《太平圣惠方·卷第八十九》治小儿脑热鼻干。宜用贴顶散方：地胆草（半两），芒硝〔一两（分）〕，地龙粪（半两），黄柏（一分锉）。捣细罗为散，以猪胆汁和。捏作饼子两枚。更互贴于囟门上。

《太平圣惠方·卷第九十》治小儿痈疮肿方：上地龙粪。以新汲水调涂之。

《太平圣惠方·卷第九十》治小儿月蚀疮：上地龙粪。烧令赤。研如粉。以猪脂和如膏。敷之。

《太平圣惠方·卷第九十一》治小儿卒被狗咬方：上以地龙粪封之。毛出即瘥。

《太平圣惠方·卷第九十三》治小儿痄渴，烦热不止。地龙粪散方：地龙粪（半两），人参（半两去芦头），龙骨（一两），乌梅肉（半两微炒），蜗牛壳（一两微炒）。捣粗罗为散。每服一钱，以水一小盏，煎至五分，去滓，不计时候。量儿大小。分减温服。

《圣济总录·卷第一百七十三》治小儿疳痢，日夕不止，手足逆冷，或下鲜血，虚渴不止。乌梅丸方：乌梅肉（炒）、龙胆、龙骨（各一两），黄连（去须一两半），地龙粪（炒一两一分）。捣罗为末，炼蜜丸如麻子大，一岁儿米饮下三丸，食前服，以瘥为度。

《圣济总录·卷第一百七十七》治小儿猝中客忤，惊啼大叫。伏龙肝膏方：伏龙肝（研二两），鸡子（去壳一枚），地龙粪（研一两）。相和研匀，或干更入少水，调如膏，先用桃柳汤浴儿，后将药涂儿五心，及顶门上。

《圣济总录·卷第一百七十九》治小儿疳痢，不知行数，手足逆冷，或下鲜血，渴不止。龙胆丸方：龙胆、地龙粪（炒令干）、乌梅（去核炒令干）、龙骨（各一两），黄连（去须二分）。捣罗为末，炼蜜为丸，如麻子大，一二岁儿每服三丸，三五岁儿五丸，并用新汲水下，食后服、日三，随儿大小，以意增减。

《圣济总录·卷第一百七十九》治小儿夏秋患痢后渴不止，变作疳。人参饮方：人参、龙骨、地龙粪（各半两），乌梅（七枚去核炒干）。粗捣筛，一二岁儿每服半钱匕，水七分一盏，煎至四分，去滓分为二服，空心午后各一服，更随儿大小，以意增减。

《叶氏录验方·下卷》治小儿眉上生疮。治眉上生疮方：以地龙粪二两，饭二两，饭须才揭开甑，就上面取者，和地龙粪细炭火烧令烟出，细研。如疮干，用浆水调敷，疮湿则干掺之。

第七章　产科方药学术传承与发展

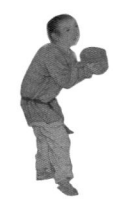

　　中医妇科学是运用中医学理论研究妇女生理病理特点和防治妇女特有疾病的临床学科。中医理论包括阴阳五行学说、脏腑经络学说、气血津液学说、病因病机、四诊八纲、辨证施治等。中医妇科学就是要运用这些基本理论，以整体观念为主导思想，系统地研究妇女生理病理特点和特有疾病的病因、病机、症状、诊断、治疗和预防。中医妇科学传统的研究范围，包括月经不调、崩漏、带下、临产、产后、乳疾、癥瘕、前阴诸疾及杂病等项。人体脏腑经络气血的活动规律，男女基本相同。但妇女在脏器方面有胞宫，在生理上有月经、胎孕、产育和哺乳等特有的功能，必然在病理上会发生经、带、胎、产等特有的疾病。妇女脏腑、经络、气血的活动有其特殊的方面，必须进行专门的研究和讨论。马王堆汉墓出土的《胎产书》《五十二病方》中就已经可以看到妇科治疗的方法和方剂。内容涵盖妇女受孕、养胎、崩漏、带下、闭经等，下文列举部分方药进行讨论。

　　五月而火受（授）之，乃始成气，晏起□沐，厚衣居堂，朝天光，辟（避）寒央（殃），其食稻麦，其羹牛羊，和以茱臾（萸），毋食□，以养气。《胎产书》（见图2-7-1）

【解析】

第五个月火行开始影响胎儿，气就开始有了，这个时候，孕妇应晚起，起床后随即沐浴，穿得略厚点，早晨吸收阳光的照射以逼退寒气，吃

稻麦，喝加入茱萸的牛肉汤或羊肉汤，不要食用（寒凉的食物？），这样的
目的是养气。

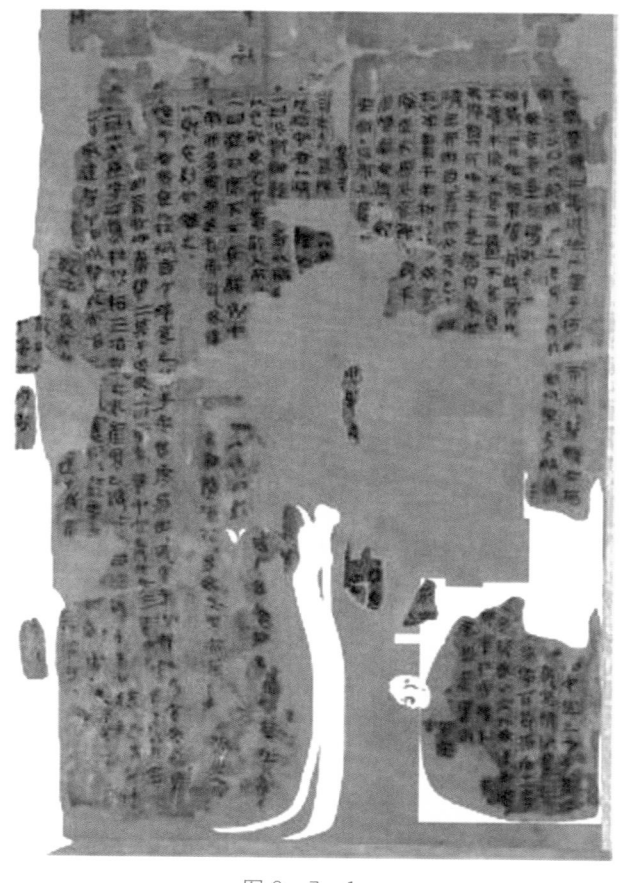

图 2 - 7 - 1

【方解】

《神农本草经》及之前并不分吴茱萸和山茱萸，陶弘景《本草经集
注》始分，冲虚子认为这里的茱萸应为山茱萸，山茱萸有治疗因中气不足
导致的子宫下垂，牛、羊肉有益气养血的功效，可能是怀胎五月后，气血
聚于胞宫养胎，孕妇气血不足，出现不适感。

【方药文献研究】

1. 山茱萸

《神农本草经》：味酸，平。主心下邪气，寒热；温中，逐寒湿痹；去

三虫。久服轻身。

《雷公炮炙论》："缓火熬之方用，能壮元气，秘精。核能滑精。"

《寿世保元》："其核勿用为要，恐其滑精难治。"

《本草通玄》："核能滑精，切勿误用。"

《医宗说约》："一云核味涩，遗精者连核用。"

《握灵本草》："酒浸（蜜丸）（补元气）。"

《圣济总录》："山茱萸，洗，焙，治冷骨节风冷""酒浸取肉，焙，壮元气，益精髓。"

《活幼心书》："山茱萸，酒浸润，蒸透，去核取皮为用，治肾气虚。"

《普济方》："山茱萸，醋浸一宿，炒，治妊娠小便不禁。"

《名医别录》："肠胃风邪，寒热疝瘕，头脑风，风气去来，鼻塞，目黄耳聋，面疱，温中下气，出汗强阴，益精，安五脏，通九窍，止小便利，久服明目强力。"

《药性论》："去脑骨疼痛，止月水，疗耳鸣，除面上疮，能发汗，止老人尿不节。"

《汤液本草》："气平微温，味酸。无毒。入足厥阴经、少阴经。"

《得配本草》："收少阳之火，滋厥阴之液，补肾温肝，固精秘气。暖腰膝，缩小便，敛内风，涩阴汗，除面疱，止遗泄。去核酒蒸，带核则滑精。"

《日华子本草》："暖腰膝，助水脏，除一切风，逐一切气，破癥结，治酒皶。"

《珍珠囊补遗药性赋》："山茱萸，治头晕遗精之药。"

《本草求原》："止久泻，心虚发热汗出。"

《开宝本草》："肠胃风邪，寒热，疝瘕，头脑风，风气去来，鼻塞，目黄，耳聋，面疱，温中，下气，出汗，强阴，益精，安五脏，通九窍，止小便利。明目，强力，长年。"

《本草发挥》："味酸，阳中阴也。温肝脏。"

《本草分经》："固精秘气，补肾温肝，强阴助阳，而通九窍，兼能发汗。"

《医学启源》："山茱萸酸，阳中之阴，温肝。"

《本经逢原》："详能发汗，当是能敛汗之误，以其酸收，无发越之理。仲景八味丸用之，盖肾气受益，则封藏有度，肝阴得养，则疏泄无虞，乙癸同源也。命门火旺，赤浊淋痛，及小便不利者禁服。"

《本草易读》："山茱萸去核酒蒸。蓼实为使，恶防风、防己、桔梗强阴益精，破积通窍，缩小便而温肝，暖腰膝而助水，除一切风，解诸般气。"

《本经疏证》："总之，山茱萸之长，在结实于春而备受夏秋冬之气，不吐不茹，能常保其酸温之气味，常布其煦育之清标，在阴则能使阴谐而阳不僭，在阳则能使阳秘而阴不耗，山茱萸之功毕于此矣。"

《本草述钩元》："方书治中风虚劳，眩晕，伤燥咳嗽，消瘅自汗，恐，腰痛胁痛，挛痹着痹，痿，脚气，遗精，浊淋，泄泻，大便不通，疝痔……凡久泻初用参术姜桂罔功……而用山萸关实取其收肝肾之阴气，以资脾阴之化源也；凡心血虚，致虚火外淫而汗出不止者，不用黄正固表，但君此味以敛于中，使真阴之气不泄，而真阳乃固，则心血可益，虚火可静也。"

《本草思辨录》："今人用山茱萸，唯取其强阴益精，原非不是……而实酸温，足以温肝祛风宣窍，故又治鼻塞耳聋、目黄面疱；至主心下邪气寒热与出汗之文，或疑其无是能矣……汗为心液，焉得不漆漾以出汗，汗出则寒热之邪亦去，凡此又当于补益之外详究其义也。"

《长沙药解》："温乙木而止疏泄，敛清液而缩小便……助壬癸蛰藏之令，收摄精液，以秘阳根，八味中之要药也。"

《徐大椿医书全集》："入肾而固精秘气，补肾养肝，为肾虚精滑酸涩专药。"

2. 古代医家对方的衍化发展

《太平圣惠方·卷二十三方》山茱萸散："治五种腰痛，下焦风冷，腰脚无力：牛膝一两（去苗），山茱萸一两，桂心（肉桂）三分。上药捣细罗为散，每于食前，以温酒调下二钱。"

《扶寿精方》草还丹："益元阳，补元气，固元精，壮元神：山茱萸（酒浸）取肉一斤，破故纸（补骨脂）（酒浸一日，焙干）半斤，当归四两，麝香一钱。上为细末，炼蜜丸，梧桐子大。每服八十一丸，临卧酒盐汤下。"

《金匮要略》崔氏八味丸："治脚气上入少腹不仁：干地黄（生地黄）八两，山茱萸、薯蓣（山药）各四两，泽泻、茯苓、牡丹皮各三两，桂枝、附子（炮）各一两。上八味，末之，炼蜜和丸梧子大，酒下十五丸，日再服。"

《小儿药证直诀》六味地黄丸："治肾怯失音，囟开不合，神不足，目中白睛多，面色㿠白：熟地黄八钱，山萸肉、干山药各四钱，泽泻、牡丹皮、白茯苓（去皮）各三钱。上为末，炼蜜丸如梧子大。空心服，温水化下三丸。"

《方龙潭家秘》："治老人小水不节，或自遗不禁：山茱萸肉二两，益智子（益智仁）一两，人参、白术各八钱，分作十剂，水煎服。"

《医学衷中参西录》来复汤："治寒温外感诸症，大病瘥后不能自复，寒热往来，虚汗淋漓；或但热不寒，汗出而热解，须臾又热又汗，目睛上窜。势危欲脱，或喘逆，或怔忡，或气虚不足以息：萸肉二两（去净核），生龙骨一两（捣细），生牡蛎一两（捣细），生杭芍（白芍）六钱，野台参四钱，甘草二钱（蜜炙）。"

《医学衷中参西录》定心汤："治心虚怔忡：龙眼肉一两，酸枣仁（炒，捣）五钱，萸肉（去净核）五钱，柏子仁（炒，捣）四钱，生龙骨（捣细）四钱，生牡蛎（捣细）四钱，生明乳香一钱，生明没药一钱。煎服。"

《本草汇言》引《缪氏家抄》："治脑骨痛：茱萸肉五两，沙苑蒺藜（沙苑子）、熟地黄各四两，人参、麦门冬（麦冬）（去心）、牛膝、甘菊花各三两。熟地黄、麦门冬以人乳和酒同煮，捣烂成膏；余药俱用酒拌炒，研为末；熟地黄麦门冬膏再和炼蜜为丸，桐子大。每早晚各服三钱，白汤下。"

《全生指迷方》茱萸丸："治累渴引水，一旦不饮不渴，小便日夜数十行，气乏，肉消脱，此消中肾气败也苁蓉（肉苁蓉）（洗切，酒渍，焙）、五味子（炒）、山茱萸、干山药等分。上为末，酒糊为丸，如梧桐子大。饮下三十粒，空心服"。

《景岳全书》左归丸："治真阴不足证。腰酸腿软，头晕眼花，耳聋失眠，遗精滑泄，自汗盗汗，口燥舌干，舌红少苔，脉细。熟地二三钱，山药、枸杞各二钱，炙甘草一钱，茯苓一钱半。用滚汤或淡盐汤送下。亦可水煎服"。

一曰：以方苴（咀）时，取蒿、牡、卑（蜱）稍（蛸）三，冶，饮之，必产男。已试。一□曰：遗弱（溺）半升，□□坚而少汁。（《胎产书》）（见图2-7-2）

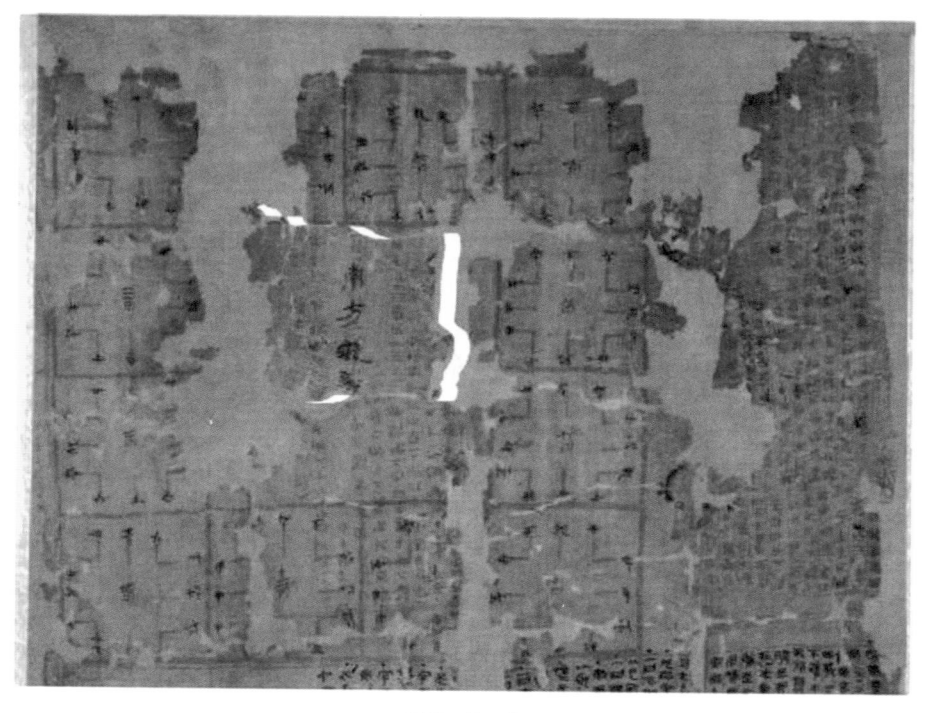

图2-7-2

【解析】

办法：在妊娠三个月时，取蒿、杜衡、三个桑螵蛸（也可能是螳螂卵），捣碎，喝下去，一定生男。已经试用过的。还有：取小便半升，……。

【方解】

青蒿有滋阴的功效，桑螵蛸能益精、生子，杜衡久服益精（艺文类聚引作益气）、明目轻身，青蒿、杜衡和桑螵蛸配伍，对治疗不孕症有疗效，但转胎儿性别为男只能是天方夜谭的事情了。

【方药文献研究】

1. 青蒿

《本草纲目·第十五卷草部》："青蒿，治疟疾寒热""黄花蒿治小儿风寒惊热。"

《本草新编·卷之三（角集）》："青蒿，味苦，气寒，无毒。入胃、肝、心、肾四经。专解骨蒸劳热，尤能泻暑热之火，愈风瘙痒，止虚烦盗汗，开胃，安心痛，明目辟邪，养脾气，此药最佳。"

《本草思辨录·卷二》："青蒿有二种，一黄色，一青色，生苗于二月，其深青者，更异于常蒿，至深秋犹碧，其气芳青蒿芳香疏达则能升，开花结子于七八月得金气多则能降，升与降互为牵制，故升降皆不得逞而力微，但其主留热在骨节间，则更有至理焉。"

《本草简要方·卷之三草部二》："主治泻热，清暑，辟秽。治劳瘦骨蒸风毒，热黄，酒痔，便血。青蒿散。"

《本草便读·草部隰草类》："得春初少阳之气。味苦而香。行肝胆血分之经。气升且散。辛能解表。营中郁热叶相宜。寒可除蒸。尸疰疳痨子可使"。

《本草从新·卷三草部》："泻热、理劳、清暑。苦寒。得春木少阳之令最早（二月生苗）。故入少阳、厥阴血分（肝、胆）。治劳瘦骨蒸（能除骨髓之热、用童便浸、捣汁熬膏），蓐劳虚热，久疟久痢，虚烦盗汗（能除阴分伏热），风毒热黄，瘙疥恶疮，鬼气尸疰。"

《本草述钩元·卷九隰草部》："气味苦寒。主治骨蒸劳热，疟疾寒热，虚劳盗汗。留热在骨节间，明目。疗风毒心痛，鼻衄。生捣敷金疮。止血止疼。取汁服。治热黄。得春木少阳之气最早。故所主皆少阳厥阴血分病，（濒湖）其味苦。已出乎阳，其气寒。未离乎阴，阴中之阳，阳中之枢象也。"

《证类本草·卷第十》："味苦，寒，无毒。主疥瘙痂痒恶疮，杀虱，留热在骨节间，明目。一名青蒿，一名方溃。生华阴川泽。"

《本草崇原·卷中本经中品》："气味苦寒，无毒。主治疥瘙痂痒恶疮，杀虱，治留热在骨节间，明目。"

《冯氏锦囊秘录·杂症痘疹药性主治合参卷三十九草部下》："禀天地芬烈之气以生，味苦气寒，芬芳无毒。苦能泄热杀虫，寒能退热，除阴分伏热，故治蓐劳虚热，男妇劳瘦骨蒸。"

《本草备要·草部》："泻热，补劳苦寒。得春木少阳之令最早（二月生苗），故入少阳、厥阴（肝胆）血分。治骨蒸劳热（童便捣汁，取汁熬膏），蓐劳虚热（凡苦寒之药，多伤胃气。惟青蒿芳香入脾，独宜于血虚有热之人，以其不犯胃气也），风毒热黄，久疟久痢，瘑疥恶疮，鬼气尸疰。"

《炮炙全书·卷第一草之属》："苦寒。用叶。童便浸一日夜，晒干用，根茎子叶不可同使，同使，则翻成痼疾。伏硫黄凡蒿淡青，此蒿青翠，至秋余蒿并黄，此蒿独青，谓之青蒿，其气芬芳，故谓之香蒿。"

《滇南本草·第二卷》："味苦，性寒。入脾胃，去湿热，治痰火嘈杂，消痰；上清头目痰火眩晕，头晕，利小便，凉血，止大肠风热下血。退五种劳热，发烧怕冷。少年气盛者吃之，有进饮食之功，令人善饿。痰气盛者，宽中下气，倒饱，心嘈，体虚者忌之。"

《本草害利·肝部药队〔凉肝次将〕》："〔害〕苦寒之药，多与胃家不利。凡产后气虚内寒作泻，及饮食停滞泄泻勿用。产后脾胃薄弱，忌与归地同用。雷公曰：使子勿使叶，使根勿使茎，子叶根茎四件若同使，翻然成痼疾。〔利〕苦寒入肝胆肾，治三焦，清暑，治骨蒸劳瘦，骨间伏热，杀鬼疰传尸。苦寒之药，多与胃家不和。惟青蒿芬芳袭脾，宜于血虚有热之人，取其不犯中和之气耳。〔修治〕四五月采茎叶，八九月采子，蒿梗功用相同，晒干入药，或熬膏，或蒸露。"

《品汇精要》："味厚于气，阴也，臭香。"

《滇南本草》："去湿热，消痰。治痰火嘈杂眩晕。利小便，凉血，止大肠风热下血，退五种劳热，发烧怕冷。"

《圣方总录》："疟疾寒热。"

2. 杜衡

《证类本草·卷第八》："味辛，温，无毒。主风寒咳逆。香人衣体。生山谷。三月三日采根，熟洗，曝干。"

《本草择要纲目·温性药品》："【气味】辛温无毒。【主治】风寒咳逆。作浴汤香人衣体。止气奔喘促。消痰饮。破留血项间瘿瘤之疾。下气杀虫。古方吐药往往用杜衡者。非杜衡也。乃及已也。及已似细辛而有毒吐人。昔人多以及已当杜衡。杜衡当细辛。故尔错误也。杜衡则无毒不吐人。功虽不及细辛。而亦能散风寒。下气消痰行水破血也。"

《本草纲目·第十三卷草部》："【气味】辛，温，无毒。【主治】风寒咳逆。作浴汤，香人衣体（《别录》）。止气奔喘促，消痰饮，破留血、项间瘿瘤之疾（甄权）。下气杀虫。"

《新修本草·卷第八》："味辛，温，无毒。主风寒咳逆，香人衣体。生山谷。三月三日采根，熟洗，曝干。根叶都似细辛，惟气小异尔。处处有之。方药少用，惟道家服之，令人身衣香。"

《本经逢原·卷一山草部》："辛温，无毒。发明杜衡香窜与细辛相似，故药肆以之代充细辛。亦能散头目风寒，下气消痰，行水破血。但其气浊，不能搜涤少阴经中之寒，稍逊细辛一筹耳。"

《证类本草·卷第七》："味辛，微温，无毒。主胸胁下逆气，温中，风入脑户，头肿痛，多涕泪出，眩倒目（莫郎切），止痛，除口臭气。久服益精，明目，轻身，令人不忘。"

《本草易读·卷三》："辛，温，无毒，性升。入足厥阴、少阴。去头风而止嗽，疗齿痛而通气，驱寒湿而荡浊，消水饮而破痰。除癫痫之风疾，解痹痛之风湿，调百节之拘挛，且润大便之燥结。息风目泪淋，兼治睫倒，通鼻气塞，亦解耳聋。不可过用。凡使勿用杜衡。"

《神农本草经·卷一上经》："味辛，微温。主胸胁下逆气，温中，风入脑户，头肿痛，多涕泪出。久服，益精（《艺文类聚》引作益气）、明目、轻身。一名杜衡（《艺文类聚》引作蘅，非）。"

《山海经》："可疗瘿。"

《药性论》："使能止气奔喘促，消痰饮，破留血，主项间瘤瘿之疾。"

3. 桑螵蛸

《本草简要方·卷之七虫部》："（螳螂之子。生于桑上者。）主治益气补精，利小便，通五淋，男子虚损，五脏气微，伤中，阴痿，梦遗，女子血闭腰痛。"

《本草衍义·卷十七》："治男女虚损，益精，阴痿，梦失精，遗溺，疝瘕，小便白浊，肾衰，不可阙也。"

《本经逢原·卷四虫部》："甘咸平无毒。桑枝上螳螂子也，火炙黄用。桑螵蛸，肝肾命门药也，功专收涩。故男子虚损，肾衰阳痿，梦中失精，遗溺白浊方多用之。"

《本草新编·卷之五（羽集）》："桑螵蛸，味咸、甘，气平，无毒。主女人血闭腰痛，治男子虚损肾衰，益精强阴，补中除疝，止精泄而愈白浊，通淋闭以利小便，又禁小便自遗。此物最佳，苦难得真者。"

《本草纲目·第三十九卷虫部》："【气味】咸、甘、平，无毒。之才曰：得龙骨，疗泄精。畏旋复花（戴椹）。【主治】伤中疝瘕阴痿，益精生子，女子血闭腰痛，通五淋，利小便水道疗男子虚损，五脏气微，梦寐失精遗溺。久服益气养神利（甄权）。【发明】时珍曰：桑螵蛸，肝、肾、命门药也，古方盛用之。"

《证类本草·卷第二十上品》："味咸、甘、平，无毒。主伤中，疝瘕，阴痿，益精生子，女子血闭腰痛，通五淋，利小便水道。又疗男子虚损，五脏气微，梦寐失精，遗溺。久服益气养神。"

《本草便读·昆虫部昆虫类》："咸平无毒。和血强阴，固摄疗遗，益精壮肾。"

《本草述钩元·卷二十七虫部》："桑螵蛸深秋乳子，固蛰于房，交芒种乃奋出。其生在大火成功之后，其出当大火秉辛相辛以命门又用能行能固。适如乎精专之气而已，但行止补泻，必酌于他味以主之耳。其气味虽咸平，走肾而利水道。然得秋时收敛之气，凡失精遗溺火气太盛者，宜少少用之。"

《本草备要·鳞介鱼虫部》："补肾甘咸。入肝、肾、命门，益精气而固肾。治虚损阴痿，梦遗白浊，血崩腰痛，伤中疝瘕（肝肾不足），通五淋，缩小便。炙，饲小儿，止夜尿。炙黄，或醋煮汤泡，煨用。畏旋复花。"

《神农本草经》："主伤中疝瘕、阴痿，益精生子，女子月闭腰痛，通五淋，利小便水道。

4. 古代医家对方的衍化发展

《济阴纲目·卷六》青蒿乌鸡丸方："青蒿（即野蒿，五月采，一斤），香附子（童便、盐水、酒、醋各浸四两，炒，共一斤），蕲艾（醋煮）、秦当归（酒浸一宿，炒）、牡丹皮、地骨皮、白芍药（酒浸，炒）、黄耆（蜜炙）、茯苓、人参、白术、川芎（各二两），鳖甲（醋煮，一两五钱）。上为细末，取白毛乌骨雄鸡一只，初发声者，绞杀，干去毛，不用水汤，亦不用水洗，惟用水去脚上粗皮，用好酒入瓷器内，同熟地黄二两，煮鸡熟去骨，合前药捣烂作饼，复晒干为末；仍用煮鸡酒，调糯米粉为糊，丸如桐子大。每服七八十丸，酒下，日二三服，不拘时，一月见效。造药忌铁器。"

《妇人大全良方·卷之五妇人骨蒸方论第二》青蒿鳖甲煎丸："治骨蒸劳，退热解肌，进食。"

《博济方·卷一劳证》青蒿煎丸："治骨蒸劳。青蒿（一斤，切，净洗去土），甘草（一两，炙黄色，为末），杏仁（一两，汤浸，去皮尖，另研），柴胡（一两，去芦为末，银州者），鳖甲（一两，去裙，醋浸，炙令黄赤色，为末），蜜（二合）。上先用童子小便五升，煎青蒿，取一升，去蒿滓，入小净锅子内，再煎，如稀饧，入酥少许，及蜜，药末等，熬成膏，可丸如梧桐子大。每日空心，温酒下二十丸，渐加至三十丸，忌猪肉、面、毒物。"

《得配本草·卷八虫部》青蒿蠹虫："专治急慢惊风。用虫捣和朱砂、轻粉各五分，丸。一岁一丸，人乳化下。"

《灵苑方》："虚劳寒热，肢体倦疼，不拘男妇：八九月青蒿成实时采之，去枝梗，以童子小便浸三日，晒干为末。每服二钱，乌梅一个，煎汤服。"

《崔元亮海上方》："骨蒸鬼气：童子小便五大斗（澄清），青蒿五斗（八、九月拣带子者最好，细锉）。相和，纳大釜中，以猛火煎取三大斗，去滓，溉釜令净，再以微火煎可二大斗，入猪胆一枚，同煎一大斗半，去火待冷，以瓷器盛之。每欲服时，取甘草二三两，炙熟为末，以煎和捣千杵为丸。空腹粥饮下二十丸，渐增至三十丸止。"

《十便良方》："骨蒸烦热：青蒿一握，猪胆汁一枚，杏仁四十个（去皮尖，炒）。以童子小便一大盏，煎五分，空心温服。"

《仁存孙氏治病活法秘方》："赤白痢下：五月五日采青蒿、艾叶等分，同豆豉捣作饼，日干，名蒿豉丹。每用一饼，以水一盏半煎服。"

《经验方》："用端午日采青蒿叶（阴干），桂心等分。为末。每服一钱，先寒用热酒；先热用冷酒，发日五更服之。切忌发物。温疟痰甚，但热不寒：用青蒿二两（童子小便浸焙），黄丹半两，为末。每服二钱，白汤调下。"

《圣济总录》："鼻中衄血：青蒿捣汁服之，并塞鼻中，极验。"

《卫生易简方》："酒痔便血：青蒿（用叶不用茎，用茎不用叶），为末。粪前冷水，粪后水酒调服。"

《肘后备急方》："用青蒿捣封之，血止则愈。一方：用青蒿、麻叶、锻石等分，五月五日捣和晒干。临时为末，搽之。牙齿肿痛：青蒿一握，煎水漱之。"

《济急方》："毒蜂螫人：嚼青蒿封之即安。"

《太平圣惠方》："鼻中息肉：青蒿灰、锻石等分，淋汁熬膏点之。"

《妇人大全良方》引《千金要方》金城太守白薇圆方："白薇、细辛（各五分），人参、杜衡、浓朴、牡蒙、半夏、僵蚕、秦艽、当归、紫菀（各三分），川牛膝、沙参、干姜（各二分），川椒、附子、防风（各六分）。上为末，炼蜜丸如梧桐子大。先食服三丸；不知，稍加至四、五丸。此药不长，将服觉有身则止，用大验。忌饧、猪；羊肉、冷水、生葱菜。此方疗月水不利，闭塞绝产十八年，服此药二十八日有子。"

《杏林摘要》："饮水停滞：热行极，及食热饼后，饮冷水过多不消，停滞在胸不利，呼吸喘息者。杜衡三分，瓜蒂二分，人参一分。为末。汤服一钱，日二服，取吐为度。"

《肘后方》："痰气哮喘：马蹄香焙研，每服二三钱，正发时淡醋调下，少顷吐出痰涎为验。"

《普济方》："噎食膈气：马蹄香四两。为末，好酒三升，熬膏。每服二匙，好酒调下，日三服。"

《集效方》："吐血瘀聚：凡吐血后，心中不闷者必止；若烦躁闷乱刺胀者，尚有瘀血在胃，宜吐之。方同饮水停滞。喉闭肿痛：草药金锁匙，即马蹄草，以根捣，井华水调下即效。"

《本草简要方·卷之七虫部》："桑螵蛸散：桑螵蛸三十个，（炒）鹿茸（酥炙）、黄各三两，牡蛎（煅）、人参、赤石脂、厚朴各二两。研末。每服二钱。空腹米饮调下。治产后元气虚弱，小便频数。又方：桑螵蛸（盐炙）、远志、龙骨、石菖蒲（盐炙）、人参、茯苓、龟板（醋炙）、当归各一两。研末。每服二钱。临卧人参汤调下。治健忘及劳伤心肾，致小便频数。如稠米泔色。又方：桑螵蛸、地龙、贝母、黄柏各五钱，虢丹一两，乳香二钱五分，粳米粉二钱，麝香五分，雄黄、轻粉各一钱。研末。井水和砂糖调敷。治诸恶疮。桑螵蛸汤：桑螵蛸（炙）十枚，当归、白术（米泔浸炒）、白茯苓、官桂、附子（炮）、牡荆子、磁石（火醋淬）、菖蒲（米泔浸焙）、干地黄（焙）各一两，大黄（锉炒）、细辛、川芎、丹皮各五钱。咀。每服三钱匕。先以水煮猪肾一双。取汁一盏。”

《外台秘要》：“小便不通：桑螵蛸（炙黄）三十枚，黄芩二两，水煎。分二服。”

《经验良方》：“底耳疼痛：桑螵蛸一个（烧存性），麝香一字。研末。每用半字，掺入神效。有脓先缴净。”

《经验方》：“小儿软疖桑螵蛸烧存性，研末，油调敷之。”

《杨氏方》：“用蜣螂，镟出后，敷生肌散。螳螂、蜣螂，皆治惊风，今人罕用。蜣螂兼治腹痛、便秘、下痢、脱肛、疮疽、虫痔。”

《绛雪园古方选注·上卷下剂》：“柴胡二两，黄芩十八铢，人参十八铢，甘草十八铢（炙），生姜十八铢（切），半夏五枚（洗）。上前七味，以水四升，煮取二升，去滓〔法〕，下芒硝大黄桑螵蛸，煮取一升半，去滓〔法柴胡加桑螵蛸汤，此亦有方而无证。大都用柴胡汤，其邪必从少阳而来，热及于阳明者，加芒硝。热实于阳明者，加大黄。其邪入阳明，而后可议下。然里虚之应下者，加芒硝当佐人参以安中，若加大黄，当佐桑螵蛸固阴续绝以安下，此少阳而有阳明症者，下之之方也。”

一曰：取逢（蜂）房中子、狗阴，干而冶之，以饮怀子，怀子产男。一曰：□鲜鱼□□食之。（《胎产书》）

【解析】

办法：取蜂的卵蛹，狗鞭，晾干后捣碎，服用后以成功怀孕，且生的是男孩。还有：取鲜鱼……食用。

【方解】

狗阴《神农本草经》载"主治伤中，阴痿不起，令强热大，生子，除女子带下十二疾"，蜂蛹《别录》言"轻身益气"，二者相配，可提高性欲、精子活性，对男性的少精症、性功能障碍、不孕不育症等有辅助治疗的功效。

【方药文献研究】

1. 狗阴

《名医别录·中品·卷第二》："无毒。六月上伏取，阴干百日。胆，主痂疡，恶疮。心，治忧恚气，除邪。脑，痹痛，疗下部疮，鼻中息肉。齿，治癫痫，寒热，卒风痹，伏日取之。头骨，主金血。四脚蹄，煮饮之，下乳汁。白狗血，味咸，无毒。治癫疾发作。肉，味咸、酸，安五脏，补绝伤，轻身益气。屎中骨，治寒热，小儿惊痫。又，狗骨灰，主下痢，生肌，敷马疮。乌狗血，主产难横生，血上荡心者。"

《神农本草经》："牡狗阴茎，味咸，平。主伤中，阴痿不起，令强热大，生子，除女子带下十二疾。一名狗精。"

《千金翼方·卷第三·本草中人兽部》："味咸，平，无毒。主伤中，阴痿不起，令强热大，生子，除女子带下十二疾。一名狗精。六月上伏取阴干，百日。"

《神农本草经赞·卷二中经》："味咸平。主伤中阴痿不起。令强热大生子。除女子带下十二疾。一名狗精胆。主明目。"

《本草蒙筌·卷之九兽部》："味咸，气平。无毒。大者狗唤，小者犬称。煮啖尚色黄，入药取毛白。六月上伏，将茎刮收。文火烘干，方不臭腐。专助房术，又名狗精。坚举男子阳茎，两三时不痿；禁止妇人带漏，十二疾咸瘳。"

《本草经集注·虫兽三品中品》："味咸，平，无毒。主治伤中，阴痿不起，令强热，大生子，除女子带下十二疾。一名狗精。六月上伏取，阴干百日。"

《新修本草·卷第十五·兽中》："味咸，平，无毒。主伤中，阴痿不起，令强热，大生子，除女子带下十二疾，一名狗精。六胆，主明目，痂疡，恶疮。心，主忧恚气，除邪。脑，主头风痹痛，疗下部唇疮，鼻中息肉。齿，主癫痫，寒热，卒风、痱，伏日取之。头骨，疗金创，止血。四脚蹄煮饮之，下乳汁。白狗血，味咸，无毒。主癫疾发作。肉，味咸、酸，温。主安五脏，补绝伤，轻身益气。屎中骨，主寒热，小儿惊痫。"

《本草乘雅半偈·第六帙》："功能警御严守，令强大，必持其精气满溢而写则生子矣。女子带下十二疾，可默会矣。"

《证类本草·卷第十七》："味咸，平，无毒。主伤中，阴痿不起，令强热大，生子，除女子带下十二疾。一名狗精。六月上伏取，阴干百日。臣禹锡等谨按日华子云：犬阴治绝阳及妇人阴。"

《本草经疏》："阳事易举者忌之，内热多火者勿服。"

2. 蜂蛹

《本草纲目·虫部第三十九卷虫之一》："【气味】甘，凉，有小毒。大明曰：见蜜蜂下。【主治】心腹胀满痛，干呕，轻身益气。"

3. 古代医家对方的衍化发展

《普济方》："雀斑面：七月七日取露蜂子，于漆碗中水酒浸过，滤汁，调胡粉敷之。"

> 燔白鸡毛及人䰂（发），冶各等。百草末八亦冶而
> □□□□□□毁一垸（丸），温酒一音（杯）中而歓（饮）
> 之。（《五十二病方》第四治方）

【解析】

一方，将相等量的白鸡毛和人的头发分别焙烤成炭后研成粉末，再取八倍于上述药量的百草霜同样焙烤成炭后研成粉末（此处所缺之字可能为将以上三种药炭末混合，加入水及蜂蜜制成药丸，每次服用），应用时可把药丸放到一杯温酒里，溶解后饮用。

【方解】

人的头发烧成灰即血余炭，《本草纲目》记载有止血之效；白鸡毛烧成灰后其成分功能与血余炭类似，可用以消瘀止血补血止血；百草霜多种草药制成的炭末剂，局部外用可止血生肌。本条为治疗金疮外伤出血，用白鸡毛、人发和百草末均经火炙烤成的炭末剂，止血作用强，用于外伤流血不止。服用时以蜂蜜为丸，可增加补益作用；温酒调服，使止血而不留瘀。

【方药文献研究】

1. 血余炭

《医学衷中参西录·药物》："血余者，发也，不则其质不化，故必为炭然后入药。其性能化瘀血、生新血有似三七，故善治吐血、衄血。而常服之又可治劳瘵，因劳瘵之人，其血必虚而且瘀。"

《本草征要·第一卷·通治部分补益药》："味苦，性温，无毒。入心、肝、肾三经。去瘀血，补真阴。父发与鸡子同煎，免婴儿惊悸。已发与川椒共，令本体乌头。吐血衄红取效，肠风崩带宜求。发者，血之余也。故于血证多功。入罐中，盐泥固济，存性。肺肾阴虚之失音，以血余炭加入适当方中，活血补阴，颇有裨益。"

《马王堆医书考注》："人发燔灰。"

《本草纲目》："经火燔，名血余炭，止血。"

2. 白鸡毛

《本草纲目·卷四十八》："鸡翮翎，以白雄鸡者良，主止上下诸血。"

《名医别录》："乱发，……止血，烧灰吹之，立已。"

《本草拾遗》："百草灰主腋臭及金疮。五月五日采露取之一百种阴干烧作灰，……又主金疮止血生肌，取灰和石灰为团，烧令白，刮傅疮上。"

《刘涓子鬼遗方》："百草头，治刀斧打仆损伤见血。"

3. 百草霜

《本草图经》："主消化积滞，今人下食药中多用之。"

《本草纲目》："止上下诸血，妇人崩中带下、胎前产后诸病，伤寒阳毒发狂，黄疸，疟痢，噎膈，咽喉口舌一切诸疮。"

《玉楸药解》："敛营止血，请热消瘀。专止失血，吐衄便血，产漏诸血。"

《医林纂要》："泻心降火，去妄热，止妄血，下气消积行痰。"

《本草经疏》："百草霜乃烟气结成，其味辛，气温无毒。辛主散，故能消化积滞及下食也。凡血见灰则止，此药性能止血，复能散瘀滞，故主上下诸血及崩中带下、胎前产后诸病。虽能止血，无益肠胃，救标则可，治本则非；故不宜多服。"

《本草汇言》："百草霜，解三焦结热，化藏府瘀血之药也。苏颂主化小儿食积症块，妇人气痞血瘕，取此得火气之轻扬，而散阴凝陈聚之物也。濒湖治黄疸疟胀，咽喉肿闭，口舌生疮，取此得火气之轻升，而发越湿热痰气搏结之疾也。杂病方用治吐、衄、崩血不止者，谓其轻浮火化之质，且色之黑也，血见黑即止，亦从治热胜动血而安营血之暴走也。"

4. 古代医家对方的衍化发展

《金匮要略·黄疸病脉证治第十五》猪膏发煎方："诸黄，猪膏发煎主之。猪膏发煎方：猪膏半斤，乱发如鸡子大三枚。上二味，和膏中煎之，发消药成，分再服，病从小便出。"

《疡科纲要·卷下第四章》膏丹丸散："治阴虚喉癣。真血余炭（一钱），真坎气（一条漂净焙炭研），血珀（五分），腰黄（二钱），花龙骨（二钱），上梅片（四分）。各为细末和匀吹之。"

《竹林女科证治·卷三保产上》保生无忧散："当归（酒浸）、枳壳（盐炒）、川芎、木香、白芍、炙甘草（各一钱半），血余炭（另研），乳香（另研，各五分）。水煎，入血余炭、乳香二末服。"

《奇方类编·卷下痔漏门》："瑁一个（皮纸湿包，烧灰存性），血余炭一两，牛角腮一只（烧灰存性），猪悬蹄二十个（烧灰存性），苦参二两，木耳一两，石菖蒲一两，枯矾一两，槐角子五钱，地榆五钱，胡麻仁五钱，旧棕（烧灰存性）一两，防风五钱，雷丸五钱，漏芦五钱，芜荑五钱，麝。上共为细末，蜜丸桐子大。每服一钱，日三服，白滚水送下。"

《景岳全书·卷五十一》赞化血余丹："血余八两，熟地八两（蒸捣），枸杞、当归、鹿角胶（炒珠）、菟丝子（制）、杜仲（盐水炒）、巴戟（肉酒浸，剥，炒干）、小茴香（略炒）、白茯苓（乳拌蒸熟）、肉苁蓉（酒洗，去鳞甲）、胡桃肉各四两，何首乌（小黑豆汁拌蒸七次，如无黑豆，或人乳、牛乳拌蒸俱妙）四两，人参（随便用，无亦可）。此药大补气血，故能乌须发，壮形体，其于培元赞育之功，有不可尽述者。"

《圣济总录·卷七十方》血余散："乱发灰一钱，人中白半两，麝香半钱。主治鼻衄久不止。"

《圣济总录·卷二十六方》血余散："乱发灰两钱匕，大麻根（切）一两。主治伤寒，小肠不通，便如血淋。"

《医学衷中参西录》化血丹："花蕊石（煅存性）三钱，三七两钱，血余（煅存性）一钱。治咯血，吐血，衄血，及二便下血。"

《备急千金要方·卷三》治产后中风流肿。洗浴方："盐五升（熬令赤），鸡毛一把（烧作灰）。适冷暖以浴大良。又浴妇人阴冷肿痛。"

《疡科纲要·卷下》血余膏："壮人头发净四两，猪毛净四两，羊毛净四两，鸡毛净四两，鹅毛净四两（各洗净，晒干，鸡毛、鹅毛须去中心硬梗），猪板油（去膜，净）二两，桐油二两，麻油二十两，白川占二两，龙脑香一钱，麝香一钱。恶疮久不收口，及臁疮多年不收，瘰疬久溃，疮口多水无脓者。"

《千金方·卷二十三》引《圣济总录·卷一第二九方》："雄鸡顶上毛、雄鸡屎。肠痈。"

《奇方类编·卷下妇人门》："治产后诸症。百草霜（山野人家者好）一两，血竭一两，胡索一两（醋炒），血余炭一两，归身一两，肉桂一两，赤芍一两，鲤鱼鳞一两，松炳墨一两（陈醋淬）。以上共为细末，酒糊为丸，每丸重二钱，黄蜡为壳。"

以水一斗煮胶一参、米一升，孰（熟）而歠（啜）之。夕毋食。（《五十二病方》·第一百一十五治方）

【解析】

在一斗水中放入一升阿胶和一升粳米同煮，煮熟后趁热慢慢饮用，但是晚上勿食。

【方解】

阿胶有滋阴补血、安胎的功用；粳米有健脾养胃、补中益气、强壮筋骨、止虚寒泻痢等功效。粳米粥配合阿胶能健脾养胃，补中益气，滋阴补阳，补肾通利。

【方药文献研究】

1. 阿胶

《名医别录》："主丈夫小腹痛，虚劳羸瘦，阴气不足，脚酸不能久立，养肝气。"

《本草思辨录·卷四》："阿胶为补血圣药，不论何经，悉其所任。味浓为阴，阿胶之味最浓，用必以补，不宜补者勿用。"

《本草纲目·第五十卷兽部》："甘，平，无毒。主治心腹内崩，劳极洒洒（音癣）。如疟状，腰腹痛，四肢酸痛，女子下血，安胎。"

《神农本草经》："久服，轻身益气。"

《名医别录》："丈夫小腹痛，虚劳羸瘦，阴气不足，脚酸不能久立，养肝气。"

《药性论》："坚筋骨，益气止痢。"

《本草简要方·卷之八兽部》："主治清肺，养肝，滋肾补血，利大小肠。治瘫痪，偏风一切风痛，虚劳羸瘦，肺痿吐脓，咳嗽喘急，吐血，衄血，心腹内崩，水气浮肿，腰痛，四肢骨节酸痛血淋，尿血，虚秘，肠风，下痢，妇人血痛，血枯，经水不调，或经行不止，崩中带下，妊娠尿血，胎动，及胎前产后诸疾。"

《证类本草·卷第十六》："味甘，平、微温，无毒。主心腹内崩，劳极洒洒（音癣）如疟状，腰腹痛，四肢酸疼，女子下血，安胎，丈夫小腹痛，虚劳羸瘦，阴气不足，脚酸不能久立，养肝气。久服轻身益气。一名敷致胶。生东平郡，煮牛皮作之。出东阿。"

《本草新编·卷之五（羽集）》："阿胶，味甘辛，气平、微温，降也，阳也，无毒。入太阴肺经，及肝、肾二脏。止血止嗽，止崩止带，益气扶衰，治劳伤，利便闭，禁胎漏，定喘促，止泻痢，安胎养肝，坚骨滋肾，乃益肺之妙剂，生阴之灵药，多用固可奏功，而少用亦能取效。唯觅真者为佳。"

《本草述钩元·卷三十一兽部》："阿胶以阿井水煎乌驴皮而成。取其质于皮。而化其质之气于水。故命名在阿。夫皮毛者。肺之合。人物一也。乌驴皮合北方水色。犹人身肾至于肺之义。阿水清而重。其性下趋。合火化以成其顺下而返于所始。所以入手太阴足少阴。益肺元而不病于僭阳。调肺气而不类于耗散也。抑气阳也。此味益阴。又言补肺气不足。义似相戾。不知肺贯心脉而行呼吸。气者火之灵。心乃火之主也。因离中有坎。故肾脉之直者。上贯肝膈入肺中。而其支者。又从肺出络心。注胸中。是肺脉贯心。而心脉更借肺阴以下注也。"

《汤液本草·卷之六兽部》："气微温，味甘平。无毒。甘，平。味薄，气升阳也。入手太阴经、足少阴经、厥阴经。"

《本草从新·卷十六禽兽部》："甘平。清肺养肝，滋肾补阴，止血去瘀，除风化痰，润燥定喘，利大小肠。治虚劳咳嗽，肺痿吐脓，吐血衄血，血淋血痔，肠风下痢，腰酸骨痛，血痛血枯，经水不调，崩带胎动，及一切风病，痈疽肿毒，胃弱作呕吐，脾虚食不消者。"

2. 粳米

《证类本草·卷第二十五》："味甘苦，平，无毒。主益气，止烦，止泄。"

《本草思辨录·卷二》："粳米平调五脏，补益中气，有时委顿乏力，一饭之后，便舒适异常，真有人参不逮者，可以想其功能矣。"

《饮膳正要·卷第三米谷品》："味甘苦，平，无毒。主益气，止烦，止泄，和胃气，长肌肉。"

《本草经解·卷四谷菜部》："气平，味甘苦，无毒。主益气，止烦止泄，粳米气平。"

3. 古代医家对方的衍化发展

《太平惠民和剂局方·卷四》大阿胶丸："麦门冬（去心）、丹参、炒贝母、防风、柏子仁、茯神（去木）、杜仲（去粗皮，炒）、百部根各半两，山药、炒阿胶、茯苓（去皮）、熟地黄、五味子各一两，远志（去心）、人参各一分。主治肺虚客热，咳嗽气急，胸中烦悸，肢体倦疼，咽干口燥，渴欲饮冷，多吐涎沫，或有鲜血，肌瘦发热，减食嗜卧；又治或因叫怒，或因房劳，肺胃致伤，吐血衄血者。"

《太平圣惠方·卷七十五》阿胶散："阿胶一两（捣碎，炒令黄燥），白茯苓三分，麦门冬三分（去心），柴胡三分（去苗），甘草半两（炙微赤，锉），黄芩半两，当归半两（锉，微炒），芎䓖一两。妊娠胎动不安，心神虚烦，腹内疼痛。"

《妇人大全良方·卷二十二》阿胶丸："阿胶、赤石脂各一两，续断、川芎、当归、甘草、丹参各一两，龙骨、鹿茸（酥炙）、乌贼骨、鳖甲（炙）各二两。产后崩中，下血不止，虚羸无力。"

《广济方》："肺风喘促：涎潮眼窜。用透明阿胶切炒，以紫苏、乌梅肉（焙研）等分，水煎服之。"

《仁斋直指方》："老人虚秘：阿胶（炒）二钱，葱白三根。水煎化，入蜜二匙，温服。胞转淋：阿胶三两，水二升，煮七合，温服。"

《千金方》黄连阿胶丸："用阿胶（炒过，水化成膏）一两，黄连三两，茯苓二两。治肠胃气虚，冷热不调，下痢赤白，里急后重，腹痛口渴，小便不利。"

《太平圣惠方》："月水不调：阿胶一钱，蛤粉炒成珠，研末，热酒服即安。一方入辰砂末半钱。月水不止：阿胶炒焦为末，酒服二钱。妊娠血痢：阿胶二两，酒一升半，煮一升，顿服。"

《乾坤生意秘韫》："妊娠尿血：阿胶炒黄为末，食前粥饮下二钱。"

《杨氏产乳》："妊娠下血不止：阿胶三两炙为末，酒一升半煎化，一服即愈。又方：用阿胶末二两，生地黄半斤捣汁，入清酒三升，绞汁分三服。"

《圣济总录·卷第五十七》附子粳米汤："附子一枚（炮裂，去皮脐），半夏（汤洗，去滑，切，烘）、甘草（炙，锉）各一两，粳米一撮，生姜三片，枣二枚去核。"

《金匮要略·腹满寒疝宿食病脉证治第十》附子粳米汤："附子一枚（炮），半夏半升，甘草一两，大枣十枚，粳米半升。主腹中寒气，雷鸣切痛，胸胁逆满呕吐。"

《全生指迷方·卷四》粳米汤："附子（炮）半两，半夏二两半，甘草（炙）一两，陈粳米二两半。腹痛而呕，脉紧细而滑。"

《伤寒论·辨阴阳易差后劳复病脉证并治第十四》竹叶石膏汤："竹叶二把，石膏一斤，半夏半升（洗），麦门冬一升（去心），人参二两，甘草二两（炙），粳米半升。病人脉已解，而日暮微烦，以病新差，人强与谷，脾胃气尚弱，不能消谷，故令微烦，损谷则愈。"

> 女子瘅，煮隐夫木，歙（饮）之。居一日，盗〈盎（罋）〉阳□，羹之。（《五十二病方》第一百二十二治方、第一百二十三治方）

【解析】

女子患瘅病者，以水煎屋脊木，取其汁饮用。隔日将韭叶做成羹汤服食。

【方解】

隐夫木指屋脊木，位置高属阳，陈年干枯，纹理通直，具有理气通窍、利水通淋、分清别浊、消炎解毒之效。韭菜有温中开胃、行气活血、补肾助阳、散瘀的功效。隐夫木、韭菜相配，温阳补阳、气化得行，小便自通。

【方药文献研究】

1. 韭菜

《本草经疏》："韭，生则辛而行血，熟则甘而补中，益肝、散滞、导瘀是其性也。以其微酸，故入肝而主血分，辛温能散结，凡血之凝滞者，皆能行之，是血中行气药也。心主血，专理血分，故曰归心，五脏之结滞去，则气血条畅而自安矣。胃中热，乃胃中有瘀滞而发热也，瘀血行，热自除矣。病人之气抑郁者多，凡人气血惟利通和，韭性行而能补，故可久食。"

《本经逢原·卷三菜部》："生辛涩，熟甘温，无毒。叶细根紫者良。韭子入药，蒸熟曝干，簸去黑炒黄研用。韭初生芽，食之伤人心气。"

《本草新编·卷之四（征集）》："韭，味辛微散，气温性急。温中下气，归心益阳，暖膝胫，和脏腑，除胸腹癖痼冷，止茎管白浊遗精，活血解毒。少用则有益于肾，多食则有损于心，蜜食杀人，不可不戒。韭子善止遗精，功胜于叶，然亦不可多用也。"

《本草衍义·卷十九》："春食则香，夏食则臭，多食则昏神。子，止精滑甚良。未出粪土为韭黄，最不益人，食之即滞气。"

《名医别录·中品·卷第二》："味辛，酸，温，无毒。归心，安五脏，除胃中热，利病患，可久食。子，主治梦泄精，溺白。根，主养发。"

《饮膳正要·卷第三菜品》："味辛，温，无毒。安五脏，除胃热，下气，补虚。可以久食。"

《本草蒙筌·卷之六菜部》："味辛、微酸，气温。性急。属金，有水与土。无毒。各处乡村，俱种园圃。久刈不乏，故以韭名。字书因之，亦合九数。虽充菜品，最利病患。春食则香，夏食则臭。温中下气，归心益阳。暖膝，和脏腑。除胸腹癖痼冷，止茎管白浊精遗。又捣如泥，加盐少许。蛇犬伤毒，作浓籍频换立安。刑枚打血凝，薄敷连拍即散。同鲫鱼煮食，断卒下痢。同牛肉煮食，生寸白虫。食同蜜糖，杀人诚验。病后食发困，酒后食昏神。久食过多，两目易暗。"

《雷公炮制药性解·卷六菜部》："味辛，性温无毒，入肺脾肾三经。主下气和中，补肾益阳，利腰膝，和脏腑，除胸腹癖痃冷，止白浊遗精。其根捣汁，下膈中瘀血殊效。其子较根叶犹胜，忌糖蜜及牛肉。"

2. 古代医家对方的衍化发展

《千金方》治虚劳尿精："韭子二升，稻米三升。上二味，以水一斗七升煮如粥。取汁六升，为三服。"

《千金方》治女人带下及男子肾虚冷，梦遗："韭子七升。醋煮千沸，焙，研末，炼蜜丸，梧子大，每服三十丸，空心温酒下。"

《千金方》治喉卒肿不下食："韭一把，捣熬薄之，冷则易。"

《千金方》治百虫入耳不出："捣韭汁，灌耳中。"

《太平圣惠方》治脱肛不缩："生韭一斤。细切，以酥拌炒令熟，分为两处，以软帛裹，更互熨之，冷即再易，以入为度。"

《太平圣惠方》治聘耳出汁："韭汁日滴三次。"

《魏氏家藏方》治肾与膀胱虚冷，真气不固，小便滑数："韭子四两，舶上茴香（炒）、补骨脂（炒）二两、益智子二两、鹿角霜二两、白龙骨三两（煅，别研细如粉）。上为细末，以青盐、鹿角胶各一两，同煮酒糊为丸，如桐子大。每服五十丸，空心温酒送下，盐汤亦得。"

《海上集验方》治腰脚无力："韭子一升（拣净，蒸两炊久，曝干，簸去黑皮，炒黄，捣粉），安息香二大两（水煮一、二百沸，慢火炒赤色）。和捣为丸，梧子大，如干，入少蜜。每日空腹酒下三十丸，以饭三、五匙压之。"

《救急易方》烟熏虫牙："瓦片煅红，安韭子数粒，清油数点，待烟起，以筒吸，引至痛处。良久，以温水漱吐。"

《孟诜方》治胸痹，心中急痛如锥刺，不得俯仰，自汗出或痛彻背上，不治或至死："生韭或根五斤（洗），捣汁。灌少许，即吐胸中恶血。"

《方脉正宗》治阳虚肾冷，阳道不振，或腰膝冷疼，遗精梦泄："韭菜白八两，胡桃肉（去皮）二两。同脂麻油炒熟，日食之，服一月。"

《方脉正宗》治吐血、唾血、呕血、衄血、淋血、尿血及一切血症："韭菜十斤，捣汁，生地黄五斤（切碎）浸韭菜汁内，烈日下晒干，以生地黄黑烂，韭菜汁干为度；入石臼内，捣数千下，如烂膏无渣者，为丸，弹子大。每早晚各服二丸，白萝卜煎汤化下。"

《丹溪心法》治翻胃："韭菜汁二两，牛乳一盏。上用生姜汁半两，和匀。温服。"

《食医心镜》止水谷痢："韭作羹粥，爆炒。任食之。"

《政和本草》治消渴引饮无度："韭苗日吃三、五两。或炒或作羹，无入盐，但吃得十斤即佳。过清明勿吃。"

《袖珍方》治痔疮："韭菜不以多少，先烧热汤，以盆盛汤在内，盆上用器具盖之，留一窍，却以韭菜于汤内泡之，以谷道坐窍上，令气蒸熏；候温，用韭菜轻轻洗疮数次。"

《妇人良方》治产后血晕："韭菜（切）入瓶内，注热醋，以瓶口对鼻。"

《濒湖集简方》治金疮出血："韭汁和风化石灰，日干，每用为末，敷之。"

《斗门方》治漆疮作痒："韭叶杵敷。"

第八章　眼科方药学术传承与发展

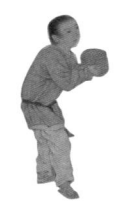

中医眼科学历史悠久，传承千年而历久弥新，其是在中医基础理论指导下，认识和研究眼的解剖、生理、病因、病机和眼病的各种临床表现、诊断、辨证、治疗与预防的一门临床学科。医学的发展要求精细的分工，临床各科逐渐独立，在各自的领域内向纵深拓展，独具特色的中医眼科早已形成了独立的学科。最早记载眼及眼病的文字资料可追溯到公元前14世纪—公元前13世纪的殷朝武丁时代，河南安阳殷墟出土的甲骨文载有"贞王弗疾目""大目不丧明"等，可见当时已将"眼"这一视觉器官称之为"目"。1973年马王堆汉墓出土的帛书中，计有医书十一种，它是目前我国现存最早的医学书籍，集中反映了先秦时期的医学成就。帛书对五官部位的认识已比较详细，不仅有目、耳、鼻、咽、喉、口、舌、齿等五官部位名称，具备了后世所称五官科部位的完整名称——眼耳鼻咽喉口齿科，并且对五官各部还进一步进行了划分，如眼部除目外，还有目前、目内眦、目外眦、目内廉、目外廉、大眦旁等名。其对五官疾病的认识已不局限于甲骨文中的疾目、疾耳等概念，而是通过对疾病较为详细的观察，根据疾病的临床特征，立有五官科疾病症名二十多种三十多个，本文讨论的目病，帛书中论述的症名就有目痛、目外渍（眦）痛、目黄等。马王堆医书中《五十二病方》虽以外科、内科多见，但涉及眼科病对后世亦有重要参考意义。下文列举部分方药进行讨论。

冶齐石，以淳酒渍而饼之，煏瓦鬶炭□□□□□□□□

□□□□□渍、饼、煏之如前，即冶，入三指宷（最一撮）半音（杯）温酒□□□□□□□□□□□□□□□□多者百冶，大深者八十，小者卅（四十），冶精。（《五十二病方》·第三治方）

【解析】

皮肉受伤后，把荠菜籽放入醇酒中浸泡后，做成饼状，放入陶䰝中烤成炭状，再将某药如前浸泡到醇酒中后烤干做成饼状（后缺字当为该配方中所缺之药）然后立刻粉碎，接着取该药末三撮，放入半杯温酒之中，（后有缺字）要多次粉碎，大的粉碎八十次，小的粉碎四十次，要做到精工细研，才能见效。

【方解】

荠菜籽味甘，性平，无毒，归肝、脾、肾经，具有止血、利水、和脾、明目等功效。后世研究认为其对于软骨病、麻疹、皮肤角化、呼吸系统感染、前列腺炎、泌尿系感染、高血压、肾炎性水肿等均有较好的疗效。由此可推论，酒炒荠菜籽末方可用于治疗伤科内伤，其中又以治疗眼伤、头部内伤、腹部脏器内伤等效果最佳。

【方药文献研究】

1. 荠菜籽（蒵冀子）

《吴普本草》："治腹胀。"

《名医别录》："主明目，目痛。"

《药性论》："主青盲病不见物，补五脏不足。"

《食性本草》："主壅，去风毒邪气，明目去翳障，能解毒。久食视物鲜明。"

2. 古代医家对方的衍化发展

《本草图经·草部上品之上卷第四》崔元亮《海上方》：疗眼热痛泪不止，以蒵冀子一物，捣筛为末。欲卧，以铜箸点眼中，当有热泪及恶物出，并去瘀肉。可三、四十夜点之，甚佳。

《证类本草·卷第二十七》陶隐居云：荠类又多，此是今人可食者，叶作菹羹亦佳。《诗》云：谁谓荼苦，其甘如荠是也。臣禹锡等谨按药性论云：荠子，味甘，平。患气人食之，动冷疾，主青盲病不见物，补五脏不足。其根、叶烧灰，能治赤白痢，极效。孟诜云：荠子，入治眼方：中用。不与面同食，令人背闷。服丹石人不可食。陈士良云：实，亦呼菥蓂子。主壅，去风毒邪气，明目，去障翳，解热毒，久食，视物鲜明。四月八日收实，良。其花挼去席下辟虫。日华子云：荠菜，利五脏。根，疗目疼。

《本草纲目·第四卷》菥蓂子（目痛泪出，益精光，去弩肉，为末，卧时点之。）

《本草纲目·第二十七卷莱部》眼目热痛，泪出不止：菥蓂子，捣筛为末。卧时铜簪点少许入目，当有热泪及恶物出，甚佳。

《本草纲目·第二十七卷莱部》眼中胬肉：方同上，夜夜点之。（崔元亮《海上方》）

《本草从新·卷十一》荠菜子、名蒫实、又名菥蓂子。明目。甘平。去风热毒。明目。治目痛青盲。（饥岁采子、水调成块、煮粥作饼、甚黏滑。）花、治久痢。（阴干研末、枣汤日服二钱。）辟蚊蛾。（布席下、辟诸虫。）

《太平圣惠方·卷第三十二》治眼赤，风泪出，痒及胎赤障，翳睑急痛。栀子散方：栀子仁（半两），秦皮（三分），蔓荆子（三分），白芷（三分），细辛（三分），玄参（三分），决明子（三分），菥蓂子（三分），防风（三分去芦头），车前子（三分），赤茯苓（三分），枳壳（三分麸炒微黄去瓤），蕤仁（三分汤浸去赤皮），甘菊花（三分），黄芩（三分）。上件药，捣细罗为散。每于食后，煎竹叶汤调下一钱。忌炙爆油腻生果热面。

《太平圣惠方·卷第三十二》治眼生胬肉，翳膜，赤脉风赤，涩痛难开。宜服真珠散方：真珠（细研水飞过）、犀角屑、琥珀（细研水飞过）、羚羊角屑、朱砂（细研水飞过）、车前子、地肤子、甘菊花、甘草（炙微赤锉各一两），芜蔚子（二两），川升麻（一两半），菥蓂子（二两），胡黄连（半两），细辛（半两）。上件药，捣细罗为散。每于食后，以竹叶汤调下二钱。

《太平圣惠方·卷第三十二》治眼赤痛，或生翳膜，头面多风，泪出不止。宜服决明子散方：决明子（微炒）、车前子、芜蔚子、黄连（去须）、防风（去芦头）、赤茯苓、人参（去芦头）、蒺藜子、远志（去心）、蔓荆子、甘菊花、白芷、秦皮、玄参、枳壳（麸炒微黄去瓤）、蕤仁（汤浸去赤皮）、细辛（各一两）。上件药，捣细罗为散。每于食后，以温酒调下一钱。

《太平圣惠方·卷第三十三》治眼生肤翳，昏暗，头额疼痛。宜服石决明散方：石决明（一两捣碎细研水飞过），葳蕤（一两），黄连（三分去须），蒺藜子（一两），决明子（三分），秦皮（三分），川升麻〔三（二）分〕，犀角屑（一两），栀子仁（三分），甘菊花（一两），细辛（半两），甘草（半两炙微赤锉）。上件药，捣细罗为散。每于食后，以竹叶汤，调下二钱。

《太平圣惠方·卷第三十三》治眼视物漠漠，似隔绢看物。宜服石决明丸方：石决明（一两捣碎细研水飞过），黄连（三分去须），秦皮（三分），细辛（半两），蒺藜子（一两），蕤仁（三分汤浸去赤皮），车前子（三分），甘草（炙微赤锉半两），羚羊角屑（三分）。上件药，捣罗为末，炼蜜和捣三二百杵，丸如梧桐子大。每于食后，以温水下二十丸。

《太平圣惠方·卷第八十九》治小儿肝热，眼生翳膜，或生血轮，胀切须急疗。宜服车前子散方：车前子、防风（去芦头）、甘菊花、甘草（炙微赤锉）、人参（去芦头）、蒺藜子、青葙子（以上各一分），栀子仁（半两），黄连（半两去须）。上件药，捣粗罗为散。每服一钱，以水一小盏。入淡竹叶七片，煎至五分。去滓温服，日三四服。量儿大小，以意加减。

《圣济总录·卷第一百二》治肝实，目生赤脉息肉碜痛。决明子丸方：决明子、车前子、苦参、黄连（去须）、黄芩（去黑心）、大黄（各一两半），蒺藜子、人参（各一两）。上八味，捣罗为末，炼蜜和丸，如梧桐子大。每服二十丸，食后以淡浆水下，临卧再服。

《圣济总录·卷第一百三》治目赤肿痛。车前子散方：车前子、决明子（微炒）、蒺藜子、枳壳（去瓤麸炒各一两）。上四味，捣罗为散。每服二钱匕，温水调下，食后，临卧再服。

《圣济总录·卷第一百七》治肝心风热目昏赤。蒺藜子丸方：蒺藜子

（一两半），兔肝（一具细切炙），细辛（去苗叶）、蔓荆实、车前子、羚羊角（镑）、防风（去叉）、黄连（去须）、黄芩（去黑心）、决明子（炒各一两）。上一十味，捣罗为末，炼蜜和丸，如梧桐子大。每服三十丸，食后浆水下。

《圣济总录·卷第一百七》治眼赤痛，或生翳，及多风泪。决明散方：决明子（微炒）、菊花、蔓荆实（去皮）、车前子、茺蔚子、黄连（去须）、防风（去叉）、蒺藜子、远志（去心）、白芷、秦皮（去粗皮）、玄参、枳壳（去瓤麸炒）、细辛（去苗叶）、蕤仁、赤茯苓（去黑皮）、人参（各一两）。上一十七味，捣罗为散。每服二钱匕，食后良久，温酒调下，临卧再服。

《圣济总录·卷第一百八》治眼目风毒昏暗。决明丸方：草决明（汤洗三遍晒干）、蒺藜子（上音锡下音觅）、甘草（炙）、细辛、京芎、甘菊花、荆芥穗、木贼、旋覆花、苍术（河水浸切作片子曝干各等分）。上一十味，捣罗为末，炼蜜为丸，如樱桃大。每服一丸，细嚼茶酒下，不计时候。

《圣济总录·卷第一百九》治眼见黑花昏暗。还睛散方：独活（去芦头）、麻黄（去根节）、白茯苓（去黑皮）、厚朴（去粗皮生姜汁炙）、五味子、蒺藜子（炒去角）、槐子、枸杞子、蒺藜子、麦门冬（去心焙）、人参、细辛（去细叶）、白芷、决明子、车前子、茺蔚子、复盆子、地肤子、丹参、芎䓖、防风（去叉）、黄芩（去黑心）、升麻、黄连（去须各一两一分），远志（去心）、木通（锉）、柏子仁（各二两）。上二十七味，捣罗为散，以米饮调服方寸匕，食后服日再，或因饮热酒食五辛，致黑风入眼，或因重病后昏暗，或因赤眼不见物，或因虚损视物不明，但瞳子不破者，皆可愈。

《圣济总录·卷第一百一十二》治青盲障翳积热，但瞳仁未损，即无不治。还睛散方：人参、细辛（去苗叶）、决明子（炒）、车前子、防风（去叉）、芎䓖、丹参、升麻、复盆子、地肤子、黄连（去须）、远志（去心）、茺蔚子、桂（去粗皮）、蒺藜子（炒）、厚朴（去粗皮生姜汁炙锉）、槐实、麦门冬（去心焙）、柏子仁、白芷、蜀漆、白茯苓（去黑皮）、麻黄（去根节汤煮掠去沫）、木通（锉）、黄芩（去黑心）、五味子、附子

（炮裂去皮脐）、菥蓂子、枸杞子、禹余粮（煅醋淬各一两）。上三十味，捣罗为散，每服二钱匕，食前白米饮调下、日再，渐加至三钱匕。

《圣济总录·卷第一百一十二》治眼昏晕，不以年月深浅，恐变为内障。秦皮散方：秦皮（去粗皮二两），瞿麦穗、升麻、枳壳（去瓤麸炒）、黄连（去须）、前胡（去芦头）、栀子仁（各一两半），菥蓂子、车前子、大蓝实、防风（去叉）、决明子（炒各二两），苋实、羚羊角（镑）、黄柏（去粗皮炙各一两）。上一十五味，捣罗为末，炼蜜和丸，如梧桐子大。每服二十丸，食后米饮下，临卧再服，加至三十丸。

《圣济总录·卷第一百一十二》治眼昏暗，渐成内障。菊花丸方：菊花（二两），黄连（去须一两半），槐子（一两半），车前子、芫蔚子、青葙子、地肤子、决明子（微炒）、菥蓂子、苦参、防风（去叉）、黄芩（去黑心）、蕤仁（各一两）。上一十三味，捣罗为末，炼蜜和丸，如梧桐子大。每服二十丸，食后米饮下，临卧再服。

《圣济总录·卷第一百八十一》治小儿肝热，眼生翳膜，或生血轮肿胀，切宜急治。车前子汤方：车前子、防风（去叉）、甘菊花、甘草（炙锉）、人参、菥蓂子、青葙子（各三分），栀子仁、黄连（去须各半两）。上九味，粗捣筛，每服一钱匕。水一盏，入淡竹叶七片，煎至五分，去滓温服日三，量儿大小加减。

《普济方·卷七十一》治眼赤，迎风泪出痒，及胎赤障翳，睑急痛栀子散：栀子仁（半两），秦皮、蔓荆子、白芷、细辛、防风、玄参、决明子、菥蓂子、车前子（各三分），赤茯苓（二分），枳壳（三分麸炒），蕤仁（三分汤浸去赤皮），菊花、黄芩（各三分）。上捣为散。于食前，竹叶汤下一钱。忌炙爆油腻，生果热面等物。

《普济方·卷七十二》决明子丸出《圣济总录》，治肝实热，目生赤脉息肉，磣痛。决明子、车前子、苦参、黄连（去须）、黄芩（去黑心）、大黄（各一两半），菥蓂子、人参（各一两）。上为末，炼蜜和丸，如梧桐子大，每服二十丸，食后以淡浆水下，临卧再服。

《普济方·卷七十二》菥蓂子丸：治肝心风热，目昏赤。菥蓂子（一两半），兔肝（一具细切炙），细辛（去叶）、蔓荆子、车前子、羚羊角（镑）、防风、黄芩（去黑心）、决明子（炒），黄连，上为末。炼蜜为丸。

如梧桐子大。每服三十丸。食后浆水下。

《普济方·卷七十四》车前散出《圣济总录》治眼赤肿痛。车前子、决明子、蒺藜子、枳壳（各一两）。上为细末。每服二钱，温水调下，食后临卧再服。

《普济方·卷七十四》治眼热痛泪不止。用蒺藜子为末。欲卧。以铜箸点眼中。当有热泪及恶物出。并去胬肉。三四十夜点之甚效。

《普济方·卷七十八》明目去障翳，解热毒（出《本草》）。以蒺藜子食之，久食视物鲜明。四月八日收实良。

《普济方·卷七十九》密蒙花散出《危氏方》：治十六般内障，多年昏暗，及近日不明，泪出眩烂，并皆治之。密蒙花（二两），羚羊角（水煮，锉屑，炒干），人参、覆盆子、蛴螬（醋浸）、地肤子、甘草、枸杞子（各一两），荒蔚子、蒺藜子、菊花、槐花（各半两），上为末。每服二钱。食后用饭饮调下。

《普济方·卷七十九》：治眼昏晕，不以年月深浅，恐变为内障。秦皮散：秦皮（去粗皮）、蒺藜子、车前子、大蓝实、防风（去叉）、决明子（炒各二两），瞿麦穗、升麻枳壳（去瓤麸炒）、黄连（去须）、前胡（去芦头）、栀子仁（各一两半），黄柏（去粗皮炙）、羚羊角（镑）、苋实（各一两），上为散。每服三钱温浆水汤调下，食后临卧服。

《普济方·卷八十》石决明散出《圣惠方》：治眼生肤翳昏暗。头额疼痛。石决明（一两捣碎水飞过），葳蕤（一两），黄连（去须三分），蒺藜子（一两），决明子（三分），秦皮（三分），川升麻（三分），犀角屑（一两），栀子仁（三分），甘菊花（一两），细辛（半两），甘草（半两炙微赤锉），上为细散。每于食后。以竹叶汤下二钱。

《普济方·卷八十一》治眼暗方出《千金方》：古钱（十枚），铜青、干姜、石盐、胡粉、蒺藜子（各中枣大），乌头（枣核大），黄连（三铢），细辛（五铢），蕤仁（一百二十枚），酢（二合），清酒（五合），楸叶（一把取汁）。上治筛合煎。取三分去一，盛瓷器中。若燥，取人乳和敷目。慎风冷。

狂犬啮人：取恒石两，以相靡（磨）殹。取其靡（磨）如麋（糜）者，以傅犬所啮者，巳（已）矣。（《五十二病

方》第二十八治方)

【解析】

疯狗咬伤人后：用两块恒石互相摩擦，并加入适量的水，磨出像米汤一样的汁液，然后将磨出的药汁外敷在被疯狗咬过的伤口上，可以治好。

【方解】

对于恒石，有学者认为其为长石，亦有学者认为应当作矾石或者胆矾解。长石味辛、苦，性寒，入肺、肝、胃、膀胱经，有清热泻火，利小便，明目去翳之功效，胆矾味酸、辛，性寒，有毒。入肝、胆二经。具有催吐，祛腐，解毒的功效，治疗风痰壅塞，喉痹，癫痫，牙疳，口疮，烂弦风眼，痔疮，肿毒等。

【方药文献研究】

1. 长石

《神农本草经》："主身热，四肢寒厥，利小便，通血脉，明目去翳眇。"

《名医别录》："主胃中结气，止消渴，下气，除胁肋肺间邪气。"

《本草纲目·第四卷》：钟乳石、赤石脂、青石脂、长石、理石（并明目）。

2. 胆矾

《神农本草经》："主明目，目痛，金疮，诸痫痓，女子阴蚀痛，石淋，寒热，崩中下血，诸邪毒气。"

《名医别录》："散症积、咳逆上气及鼠瘘恶疮。"

《药性论》："破热毒。"

《唐本草》："主下血赤白，面黄，女子脏寒。"

《日华字本草》："治蚛牙，鼻内息肉。"

《本草图经》："吐风痰。"

《本草蒙筌》："治喉蛾毒。"

《本草汇言》："消喉痹，疗齿疳龈烂。"

《玉楸药解》："治脚疽、痔瘘、杨梅、金疮、白癜、一切肿痛，带下、崩中，上气，眼疼弦烂，疯狗咬伤，百虫入耳，腋下狐臭。"

《医林纂要》："行肝风，泻肝火，敛肺气，清肺邪，亦兼补心，软坚去毒。功用略同白矾。"

3. 古代医家对方的衍化发展

《圣济总录·卷第一百二》治肾虚眼目昏暗，及风毒上冲，脑脂流下，变为内障。摩顶膏方：生麻油（二大升），酥（三两），莲子草汁（一大升七八月采），淡竹叶（一握），长石（别研一两半一名理石），槐子（一两一分），曾青（研一两），盐花（三两），栀子叶、朴硝（碎）、葳蕤、大青、吴蓝（各一两半）。上一十三味。除油酥外细锉，以厚绵裹，先下油并酥在铛内煎，后下绵裹药，并莲子草汁，文火养经三日，渐加火急煎，以莲子汁尽为度，膏成绞去滓，用瓷瓶盛，每夜卧时，取半匙许涂顶上，渐渐不住手摩，令消散入发内，觉脑中清凉为度，轻者不过五六度瘥，重者半剂即愈。

《圣济总录·卷第一百四》治赤目。艾烟丸方：黄连（去须一两半），杏仁（汤浸去皮尖双仁炒研十四粒），胆矾（研半豆许），铅丹（研半两），腻粉（一分）。上五味。再同研匀，入粟米粥和，以艾烟熏之，丸如鸡头大，每用一丸，以绵裹，井华水浸点眼。

《圣济总录·卷第一百五》治眼连睑赤烂涩痛羞明。四物澄波散方：胆矾（走水洗去沙土四钱），干姜（炮裂半两），滑石（研），秦皮（去粗皮各一两）。上四味。捣研为散，每用半钱匕，以沸汤浸，澄清洗之。

《普济方·卷七十三》四物登皮散出《圣济总录》)治眼连睑赤烂，涩痛羞明。干姜（炮制半两），滑石（研）、秦皮（去粗皮各一两），胆矾（走水）。上为散。每用水半钱，以沸汤浸，澄清洗之。

《普济方·卷七十四》治暴赤眼。艾烟丸：黄连（去须一两半），胆矾（半豆许研），铅丹（研半钱），腻粉（一分），杏仁（汤浸去皮尖双仁炒研十四粒）。上同研匀，入粟米粥和。以艾烟熏之，丸如鸡头大。每用一丸，以绵裹，井华水浸点服。

《普济方·卷七十四》黄连丸出《圣济总录》治眼赤，及风赤眼肿痛。黄连（一两去须为末），杏仁（七个汤浸去皮尖），胆矾（半两），腻粉（一钱），黄丹〔半两（分）〕。上都研令匀，入粟米粥和。稀稠得所，涂于瓷盒子内。别用艾一两，烧烟出，合盒子于上面熏之。候烟尽为度，丸如鸡头子大，每用一丸。以绵裹来，用花水少许，浸点眼中。

《奇效良方·卷之五十七》点翳膜障眼。神妙散：辰砂、乳香、胆矾、南硼砂、硇砂（以上各半钱），麝香、片脑（各三字），玄明粉（一字），朴硝（二两，安豆腐淋过，将建盏煅）。上为细末，以铜箸点之，研须极细。

《种福堂公选良方·卷三·公选良方》治风火眼洗方：归尾、胆矾、铜青（各一分），防风、荆芥、赤芍、川连（各二分），杏仁（十四粒去皮尖研）。上绢包煎洗。

《种福堂公选良方·卷三·公选良方》治烂眼皮方：用挂金灯净壳，每壳一个，掺入研细透明绿色胆矾末二厘，或用壳十个，或二十个装套好，外用净瓷黄泥包裹好，勿令泄气，炭火煅至中间壳将成黑灰存性，放地上，用碗盖熄火，将中间灰研细包好，放土地上一夜出火毒，每用灰少许，放茶杯内，以冷松萝茶浸之，用薄棉纸盖在茶面上，俟茶渗出纸面上，将此水洗眼皮，每日五六次，二三日即愈。

《太医院秘藏膏丹丸散方剂·卷三》洗眼方：胆矾、红花、黄连、防风、归尾（以上各二分），桃仁（七个）。煎汤熏洗。此药专治暴发火眼赤肿，羞明目疾等症。

《明目经验方》风眼烂弦：胆矾二钱。烧研，汤泡，日洗。

《救生集·卷二》风烂眼：甘石（童便煅研末）三分，当归二分，胆矾一分。冲滚水时时炖热，洗之。

《验方新编·卷一》风火眼痛：黑枣一枚，胆矾（即绿矾）黄豆大一块，黄柏三分。水蒸透，温洗四五次，冷则再蒸，或加铜绿、生姜汁少许，立试立验。又方：川连、防风、白菊花、归尾各一钱，甘草、铜绿各五分，胆矾三分，杏仁七个（去皮尖打碎）。泡水蒸热，照前法洗之，甚效。

《验方新编·卷十七》治风烂眼方：炉甘石（童便煅过，研细末）三分，当归二分，胆矾一分。用滚水冲泡，时时炖热洗之，极效。洗诸般风火时眼经验方：当归、黄柏、防风、杏仁各一钱，甘草、铜青、胆矾各二分，水煎，先熏后洗。

《古今医彻·卷之三》沿眶烂眼：用甘菊、白芷各二钱，朴硝五钱，杏仁十七粒，胆矾三分，羌活一钱，水二钟。煎一钟，净洗神应。

《医述卷十一·杂证汇参》治赤眼、烂弦风。洗方：防风、归尾、赤芍、黄柏、蝉蜕、胆矾各等分。煎汤熏洗，早晚二次。

《证治摘要·卷上》治烂弦风方：胆矾（或用土吕志寸），枯矾，上二味水解，洗患所极效。

《外台秘要》主目翳及胬肉。用矾石最白者，纳一黍米大于翳上及胬肉上，即冷泪出，绵拭之。令恶汁尽，其疾日日减翳自消薄，便瘥。矾石须真白好者，方可使用。

以疾（蒺）黎（藜）、白蒿封之。（《五十二病方》第四十七治方）（见图2-8-1）

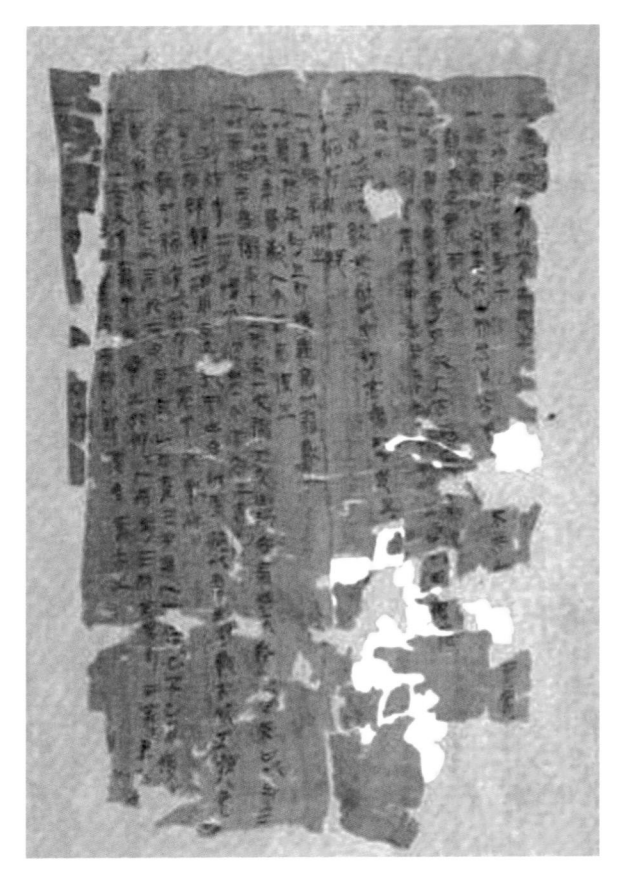

图2-8-1

【解析】

将蒺藜和白蒿两种药物捣烂后，涂敷在被蝎螫伤的伤口上。

【方解】

蒺藜味辛、苦，性微温，有小毒，入肝经。具有平肝解郁，活血祛风，明目，止痒的功效。用于头痛眩晕，胸胁胀痛，乳闭乳痈，目赤翳障，风疹瘙痒等。白蒿味苦、性平，微寒，无毒。具有清热利湿、凉血止血的功效；《本经逢原》说："白蒿有二种：一种叶细如青蒿者名绵白蒿，专于利水，为湿热黄疸要药。一种生子如铃者，名山白蒿，又名角蒿，其味苦辛小毒，专于杀虫，治口齿疮绝胜。"白蒿配伍蒺藜，其清热祛湿，解毒消肿，祛风止痒力胜。

【方药文献研究】

1. 蒺藜（刺蒺藜、白蒺藜）

《神农本草经》："主恶血，破癥结积聚，喉痹，乳难。"

《名医别录》："主身体风痒，头痛、咳逆伤肺，肺痿，止烦、下气；小儿头疮，痈肿阴癀，可作摩粉。"

《药性论》："治诸风疬疡，破宿血，疗吐脓，主难产，去躁热。"

《日华子本草》："治奔豚肾气，肺气胸膈满，催生并堕胎。"

《本草图经》："主痔漏，阴汗，及妇人发乳，带下。"

《本草纲目》："治风秘及蛔虫心腹痛。"

《会约医镜》："泻肺气而散肝风，除目赤翳膜，肺痈，乳岩，湿疮。"

《本草再新》："镇肝风，泻肝火，益气化痰，散湿破血，消痈疽，散疮毒。"

《南京民间药草》："治红白痢疾。"

《江苏植药志》："治肋痛，疗诸疡，去风活血。"

2. 白蒿

《神农本草经》："主五脏邪气，风寒湿痹，补中益气，长毛发令黑。疗心悬少食常饥。"

3. 古代医家对方的衍化发展

《肘后备急方·卷六》治三十年失明。补肝散：蒺藜子，七月七日收，阴干，捣散，食后，水服方寸匕。

《华佗神方·卷九》华佗治目肿神方，患者目红肿而痛，状如针刺，眵多泪多。治用：柴胡、栀子、白蒺藜各三钱，半夏、甘草各一钱，水煎服一剂，即可奏功。

《华佗神方·卷九》华佗治目中起星神方：白蒺藜三钱，水煎汁，日洗眼七八次，三日即除。

《太平圣惠方·卷第二十二》治头风目眩。宜服茯神散方：茯神（一两），甘菊花（一两），蔓荆子（一两），白蒺藜（一两微炒去刺），地骨皮（一两），石膏（二两），防风（三分去芦头），甘草（三分炙微赤锉），枳壳（三分麸炒微黄去瓤）。上件药，捣细罗为散。每服，不计时候，以熟水调下二钱。

《太平圣惠方·卷第三十》治虚劳腹痛，泪多，不明。宜服地肤子丸方：地肤子（半两），川大黄（一两锉碎微炒），柏子仁（三分），蕤仁（半两去皮），决明子（三分），甜瓜子（半两），青葙子（半两），白蒺藜（三分微炒去刺），茺蔚子（半两），蓝子（三分），菟丝子（一两酒浸三日曝干别捣为末），黄连（三分去须），细辛（三分），桂心（三分），萤火虫（三分）。上件药，捣罗为末，炼蜜和捣三二百杵，丸如梧桐子大。每日不计时候，以粥饮下三十丸。忌生冷、猪肉、热面、荤辛。

《太平圣惠方·卷第三十三》治眼青盲，无所见物。地肤子丸方：地肤子（半两），蓝子（半两微炒），白蒺藜（半两微炒去刺），细辛（一两），桂心（一两），车前子（二两），冬瓜子（二两微炒），黄连（一两去须），青葙子（一两），川大黄（一两锉碎微炒），决明子（一两），茺蔚子〔二（一）两〕，萤火虫（一两微炒去翅足），菟丝子（二两酒浸三日曝干别捣为末）。上件药，捣罗为末，炼蜜和捣三五百杵，丸如梧桐子大。每于食后，以温水下二十丸。

《太平圣惠方·卷第三十三》治肝虚风邪所攻，致目偏视。宜服此槐子丸方：槐子仁（二两），覆盆子、酸枣仁（微炒）、柏子仁、车前子、蔓荆子、茺蔚子、牛蒡子（微炒）、蒺藜子（微炒以上各一两）。上件药，捣罗为末，炼蜜和丸，如梧桐子大。每日空心，以温酒下三十丸。晚食前再服之。

《太平圣惠方·卷第三十三》治眼昏暗，漠漠不明。宜服冬瓜子散方：

冬瓜子（一两），青葙子、牡荆子、地肤子、蔓荆子、决明子、车前子、芜蔚子、白蒺藜（微炒去刺），松子仁、桂心、蘡薁根、蕤仁（汤浸去赤皮），菟丝子（酒浸三日曝干别捣为末），细辛（以上各三分）。上件药，捣细罗为散，不计时候，以温水调下一钱。

《太平圣惠方·卷第三十三》治眼补肝祛暗明目，能令远视。地肤子丸方：地肤子（三分），蓝子（一分），白蒺藜（三分微炒去刺），车前子（半两），甜瓜子（半两），芜蔚子（一分），青葙子（三分），细辛（半两），萤火虫（一分微炒去翅足），决明子（三分），黄连（三分去须），覆盆子（三分），生干地黄（一两），菟丝子（三分酒浸三宿曝干别捣为末）。上件药，捣罗为末，炼蜜和捣三二百杵，丸如梧桐子大。每服不计时候，以温酒下二十丸。

《博济方·卷二》治上焦虚热，头目昏疼，或眼赤肿，心胸烦闷。白蒺藜散：地骨皮（去土）、白蒺藜（去皮）、旋覆花、山茵陈、白菊花（以上各半两），鼠粘子、石膏（各一两）。上七味，并生，同杵为末。每服一钱，食后茶清调下，日进三服。

《博济方·卷三》治风毒，眼目昏暗，翳膜遮障。拨云散：菊花、防风、白蒺藜（炒令黄）、羌活、柴胡（去芦）、甘草（炙，各等分）。上六味同为末，每服一钱半，水一盏，煎至六分，食后临卧温服之。

《博济方·卷三》治一切风毒气眼，翳膜昏暗，眼睛涩疼，热泪时多。大明散：蝉蜕、白蒺藜、川羌活、荆芥穗、黄芪、乌蛇皮（各等分，蛇皮蝉蜕二味，入罐子内，盖好口洗般过）。上六味同为末，研令匀，每服一钱，酒调下，日三服，神效。

《博济方·卷三》治肝肾虚、风上攻、头旋、项筋急、眼有黑花、耳内虚鸣。伊祁丸：伊祁（半两，点醋微炒），穿心巴戟（糯米炒，候赤黄色，米不用）、黑附子（炮，去皮脐）、羌活、沙苑白蒺藜（慢火微炒，各一两）。上五味同为末，炼蜜为丸如梧桐子大。空心盐酒，下十五丸至二十丸，食后临卧米饮下。

《苏沈良方·卷第二》治肾脏风，治眼，治癣。四生散：白附子（下注脚生疮用黑附子）、肾形沙苑蒺藜、羌活、黄芪。上等分，皆生为末，每服二钱，盐酒调下，空腹。猪肾中煨服尤善。

《苏沈良方·卷第七》治内障，青盲，翳晕，及时暂昏暗，一切眼疾。狸鸪丸：花鸪（一只去毛肠嘴足炙熟），羊肝（一具炒），细辛、防风、肉桂、黄连、牡蛎、甘菊花、白蒺藜（各五两），白茯苓、瞿麦（各四两），羌活（三两），蔓荆子（二升蒸三炊），蕤仁（半升），决明（二合）。上炼蜜丸，如梧桐子大，每服二十至三十丸，空心，日午临卧，茶酒下，半月见效。忌房事、五辛蒜、鸡鱼猪。楚医陈中立，双盲数年，服此视物依旧。

《太平惠民和剂局方·卷之一》治男子、妇人肝肾风毒，上攻，眼赤痒痛，不时羞明多泪；下注，脚膝生疮，及遍身风癣，服药不验，居常多觉两耳中痒，正宜服此，无不取效。四生散：黄芪、川羌活、蒺藜（沙苑）、白附子（各等分，生用）。上为细末。每服二钱，薄荷酒调下。如肾脏风毒下注生疮，以腰子批开，以药末二钱合定，裹煨香熟，空心，细嚼，以盐酒送下。

《太平惠民和剂局方·卷之七》治风气攻注，两眼昏暗，眵泪羞明，睑生风粟，隐涩难开，或痒或痛，渐生翳膜，视物不明，及久患偏头疼，牵引两眼，渐觉细小，昏涩隐痛，并暴赤肿痛，并皆疗之。密蒙花散：密蒙花（净）、石决明（用盐同东流水煮一伏时漉出，研粉）、木贼、杜蒺藜（炒，去尖）、羌活（去芦）、菊花（去土，各等分）。上为细末。每服一钱，腊茶清调下，食后，日二服。

《太平惠民和剂局方·卷之七》治男子、妇人风气攻注，两眼昏暗，眵泪羞明，睑眦肿痒，或时赤痛，耳鸣头眩。菩萨散：荆芥穗（一两半），苍术（米泔浸一宿，去皮，锉，炒）、白蒺藜（炒）、防风（锉，炒，各二两），甘草（炒，一两）。上并为细末。不拘时，入盐少许，沸汤或酒调下一大钱，神妙。

《太平惠民和剂局方·卷之七》治肝经蕴热，风毒之气内搏，上攻眼目，翳膜遮睛，赤肿疼痛，昏暗视物不明，隐涩难开，多生眵泪，内外障眼。蝉花散：蝉蜕（洗净去土）、谷精草（洗去土）、白蒺藜（炒）、菊花（去梗）、防风（不见火）、草决明（炒）、密蒙花（去枝）、羌活、黄芩（去土）、蔓荆子（去白皮）、山栀子（去皮）、甘草（炒）、川芎（不见火）、木贼草（净洗）、荆芥穗（各等分）。上为末。每服二钱，用茶清调服，或用荆芥汤入茶少许调服亦得，食后及临卧时服。

《太平惠民和剂局方·卷之七》治肝经不足，内受风热，上攻眼目，昏暗视物不明，常见黑花，当风多泪，怕日羞明，堆眵赤肿，隐涩难开，或生障翳，倒睫拳毛，眼眩赤烂，及妇人血风眼，及时行暴赤肿眼，眼胞紫黑，应有眼病，并宜服之。流气饮：大黄（炮）、川芎、菊花（去枝）、牛蒡子（炒）、细辛（去苗）、防风（去苗）、山栀（去皮）、白蒺藜（炒，去刺）、黄芩（去芦）、甘草（炙）、玄参（去芦）、蔓荆子（去白皮）、荆芥（去梗）、木贼（去根、节，各一两）、苍术（米泔浸一宿，炒控，二两）、草决明（一两半）。上捣，罗为末。每服二钱半，临卧用冷酒调下，如婴儿有患，只令乳母服之。

《太平惠民和剂局方·卷之七》理肝气风毒，眼目赤肿，昏暗羞明，隐涩难开，攀睛瘀肉，或痒或痛，渐生翳膜，及治暴赤肿痛，悉皆治之。菊花散：白蒺藜（炒，去刺）、羌活（去芦，不见火）、木贼（去节）、蝉蜕（去头、足、翅，各三两）、菊花（去梗，六两）。上为细末。每服二钱，食后临卧，茶清调下。常服明利头目，洗肝去风。忌发风、腌藏、炙爆等物。

《太平惠民和剂局方·卷之七》治大人、小儿远年近日一切风眼，气眼攻注，眼目昏暗，睑生风粟，或痛或痒，渐生翳膜，侵睛遮障，视物不明，及久患偏正头风，牵搐两眼，渐渐细小，连眶赤烂，及小儿疮疹入眼，白膜遮睛，赤涩隐痛，并皆治之。常服祛风、退翳、明目。蝉花无比散：蛇蜕（微炙，一两），蝉蜕（去头、足、翅二两），羌活、当归（洗，焙）、石决明（用盐同东流水煮一伏时漉出，捣研如粉）、川芎（各三两），防风（去叉枝）、茯苓（去皮）、甘草（炙，各四两），芍药（赤者，十三两），蒺藜（炒，去刺，半斤），苍术（浸，去皮，炒，十二两）。上为末。每三钱，食后，米泔调服，茶清亦得。忌食发风毒等物。

《太平惠民和剂局方·卷之七》治眼暴赤肿痛，风气热上冲，睛疼连眶，睑眦赤烂，瘀肉侵睛，时多热泪，及因叫怒，逆损肝气，久劳瞻视，役损眼力，风砂尘土入眼涩痛，致成内外障翳，及一切眼患，悉皆治之。草龙胆散：蒺藜子（炒，去刺）、龙胆（各六两），赤芍药（半斤），甘草

（炙）、羌活、防风（去叉枝，各三两），菊花（去枝，半两），茯苓（去皮，四两）。上捣为末。每服二钱，食后临卧，温酒调下。

《太平惠民和剂局方·卷之七》治男子、女人风毒上攻，眼目赤肿，怕日羞明，多饶眵泪，隐涩难开，眶痒赤痛，睑眦红烂，瘀肉侵睛，或患暴赤眼，睛疼不可忍者，并服立效。又治偏、正头痛，一切头风，头目眩晕，皆治之。还睛丸：白术（生用）、菟丝子（酒浸，别研）、青葙子（去土）、防风（去芦）、甘草（炙）、羌活（去苗）、白蒺藜（炒，去尖）、密蒙花、木贼（去节）。上各等分，为细末，炼蜜为丸，如弹子大。每服一丸，细嚼，白汤吞下，空心，食前，日三服。

《圣济总录·卷第一百二》治一切眼疾，肝热上攻，羞明畏日泪出。菊花散方：菊花（一两），密蒙花、甘草生、栀子仁、芎劳、大黄（各半两），蒺藜子（炒去角）、防风（去叉）、当归（切焙各一两）。上九味。捣罗为散，每服二钱匕，食后临卧，麦门冬熟水调下。

《圣济总录·卷第一百二》治眼目昏暗，补益。猪肾丸方：附子（炮裂去皮脐）、黄芪（切酒浸焙）、牛膝（切酒浸焙各一两），肉苁蓉（切酒浸焙）、黄蜡（各半两），蜀椒（去目并闭口炒出汗）、白蒺藜（炒各三分）。上七味，除蜡外，捣罗为末。用猪肾一对，葱白五茎，各细切，以法酒炒欲熟，入蜡令溶尽，捣烂搜和药末，丸如梧桐子大。每服二十丸，空心食前盐汤下。

《圣济总录·卷第一百三》治赤眼。黄连丸方：黄连（去须一两），蒺藜子（炒去角一两半），枳壳（去瓤麸炒）、石决明（炒各一两），豉（炒一合）。上五味，捣罗为末，炼蜜丸如梧桐子大。每服二十丸，食后温浆水下，加至三十丸。

《原机启微》皇统年间，医官刘昌祖传于世。秘方拨云退翳丸：栝蒌根、枳实、甘草（炙）、蔓荆子（焙）、薄荷（各半两），川芎、木贼（浸一宿焙）、密蒙花荆芥穗、地骨皮、羌活、白蒺藜、甘菊花（各一两），蛇蜕、黄连（各三钱），川椒（七钱半，炒去目），当归（一两半，酒浸，焙干），蝉蜕（三钱）。上为细末，炼蜜为丸。每两作十丸，每服一丸，食后临卧，日进三服。翳者，米泔水下；睛暗，当归汤下；内障，木香汤下。按：此足太阳、厥阴、手少阴药也。然翳膜之疾，有气血虚实，或夹痰热七情六淫，或阴火动湿热致者。种种不同，皆宜求责。但以上法，不能以尽病情之变，学者宜扩充焉。

《原机启微》治小儿肝脏壅热，眼生浮翳。羌菊散：羌活、防风、山栀（各一分），甘草、菊花、白蒺藜（炒，去尖，各半两）。为末。三岁五分，食后，蜜汤调下，日三服。

《原机启微》：治小儿肝经积热，上攻眼目，逆顺生翳，血灌瞳子，羞明多眵。车前子散：密蒙花、羌活、菊花、粉草、白蒺藜、草决明、车前子（炒）、黄芩、龙胆草（净洗，各等分，炒）。为末。每服二钱，食后，饭汤调服。

《明目至宝·卷一》泻肝散：当归（一钱），茯苓（一钱），人参（一钱），防风（一钱），羌活（二钱），蒺藜（二钱），蝉蜕（一钱，去脚），荆芥（二钱），甘草。上为末，每服三五钱，酒送下，茶亦可。血轮属心，南方丙丁火位。（理心经热毒暴赤，血丝侵睛，血灌瞳人，昏涩难开，宜服）

《明目至宝·卷三》治翳障遮睛并美。太玄妙方：黄柏（二钱），黄连、石决明、黄芩、郁金、密蒙花、石斛、白芍药、防风、荆芥、川芎、白蒺藜、当归、地黄。上药为粗末，以碗盛之水浸，将樟脑放药上，用绵纸浆糊，谨封碗口，不要走气，以文武火煎之良久，待冷去封，药上碗，刮下樟脑，以瓷罐贮之，点药数次，其障膜即开也。

　　虒（癫）疾者，取犬尾〈戾（矢）〉及禾在圈垣上者，段冶，湮汲以歙（饮）之。（《五十二病方》第七十六治方）（见图 2 - 8 - 2）

【解析】

癫疾病人，可将房屋矮墙上的狗尾草穗及全草切成小段捣碎，加湮汲水一起服下。

【方解】

犬尾及禾指犬尾草的穗及全草。该方中狗尾草味淡，性平，入心、肝经，具有清热解毒、祛湿消肿、清肝明目的功能；主要治疗风热感冒、目赤肿痛、黄疸型肝炎、小便不利、痈肿、疮癣等。狗尾全草味甘淡，性平，入脾、胃、肝经，能清热解毒、健脾止泻、和胃止呕、清肝明目。狗

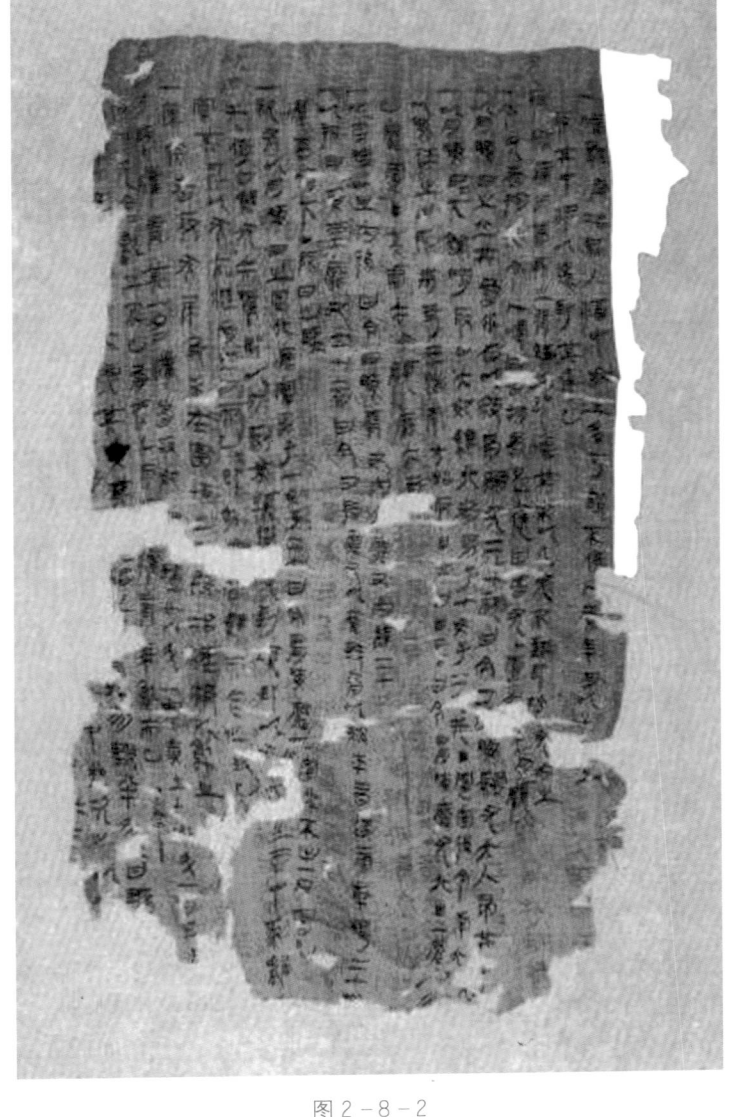

图 2-8-2

尾草畅肝气，用房屋上生长的狗尾草穗及全草处于高处，可引药上行至巅顶。湮汲水，尚志钧氏提出："按湮汲，本草无名。从字义上看，'湮'是湮没水中。'汲'，《说文》：'引水于井也。'湮汲似从井内湮没处引取水，不用井水表面的水。"具有利尿而不伤正之功效。方用狗尾草穗及全草、湮汲水三药，当为健脾和胃，疏肝祛风，清热泻火。

【方药文献研究】

1. 狗尾草

《本草纲目》："治疣目，贯发，穿之即干灭也。凡赤眼拳毛倒睫者，翻转目险，以一二茎蘸水戛去恶血。"

《本草纲目拾遗》："治疔痈癣。面上生癣，取草效茎揉软，不时搓之。"

《贵州民间方药集》："解热，治目疾。又用治麻（疹）子。"

《陆川本草》："去湿，消肿。治黄水疮。"

《重庆草药》："治目疾流泪起雾。"

2. 古代医家对方的衍化发展

《本草单方·卷十》：拳毛倒睫。凡赤眼患此者，翻转目睑，以狗尾草一二茎，蘸水戛去恶血，甚良。

《惠直堂经验方·卷二》落星障方：番尾草（即黄狗尾草子）入眼中。转下翳障。取出。用水湿剥去皮。可再用。

《分类草药性》治远年眼目不明：狗尾草研末，蒸羊肝服。

> 癃，取景天长尺、大围束一，分以为三，以淳酒半斗，三沥煮之，孰（熟），浚取其汁，歃之。不巳（已），复之，不过三歃（饮）而巳（已）。先莫（暮）毋食，旦歃（饮）药。（《五十二病方》第一百一十二治方）

【解析】

小便不通的病人的治疗方，将一把长约一尺的景天分为三份，加入美酒半斗，煮沸三次，煮熟后，滤去其药渣，饮其药汁。若病不愈，继续服用，这样重复三次，疾病就可痊愈。注意服药的前一日晚上不吃饭，第二日早上服药。

【方解】

景天味苦、酸，性寒，入心、肝经。具有清热解毒，活血止血作用。用于丹毒，疔疮痈疖，火眼目翳，烦热惊狂，风疹，漆疮，烧烫伤，蛇虫咬伤，吐血，咯血，月经量多，外伤出血等病。红景天配合烧酒具有清热解毒，理气活血，补肾通窍之功效。

【方药文献研究】

1. 景天

《神农本草经》："主大热火疮，身热烦，邪恶气。花主妇人漏下赤白，明目。"

《名医别录》："治痂疕，寒热风痹，诸不足。"

陶弘景："疗金疮，止血。以洗浴小儿，去烦热惊气。"

《药性论》："治风疹恶痒，主小儿丹毒，治发热惊疾。"

《日华子本草》："治心烦热狂，赤眼，头痛寒热，游风丹肿，女人带下。"

《本草衍义》："浓研取汁，涂火心疮。"

《本草从新》："专清热毒。捣敷蛇咬。"

《贵州民间方药集》："解热，止渴生津，止咳，治喉炎及虫咬伤。"

《四川中药志》："叶能贴火眼。"

2. 酒

《名医别录》："主行药势，杀百邪恶毒气。"

《本草拾遗》："通血脉，厚肠胃，润皮肤，散湿气。"

《日华子本草》："除风及下气。"

《饮膳正要》："阿剌吉酒，主消冷坚积，去寒气。"

《品汇精要》："解一切蔬菜毒。"

《本草纲目》："米酒，解马肉、桐油毒，热饮之甚良。""老酒，和血养气，暖胃辟寒。""烧酒，消冷积寒气，燥湿痰，开郁结，止水泄。治霍乱，疟疾，噎膈，心腹冷痛，阴毒欲死，杀虫辟瘴，利小便，坚大便；洗赤目肿痛。"

《医林纂要》："散水，和血，行气，助肾兴阳，发汗。"

3. 古代医家对方的衍化发展

《太平圣惠方·卷第三十三》治眼生花翳，涩痛：景天草捣绞取汁，日三五度点之。

　　身有体痛瘇（肿）者方：取牡□一，夸就，皆勿□□□□□炊之，候其洎不尽一斗，抒臧（藏）之，稍取以涂身膛（体）瘇（肿）者而炙之，□□□□□□痛瘇

（肿）尽去，巳（已）。尝试。●令。（《五十二病方》第二

百四十四治方）（见图2-8-3）

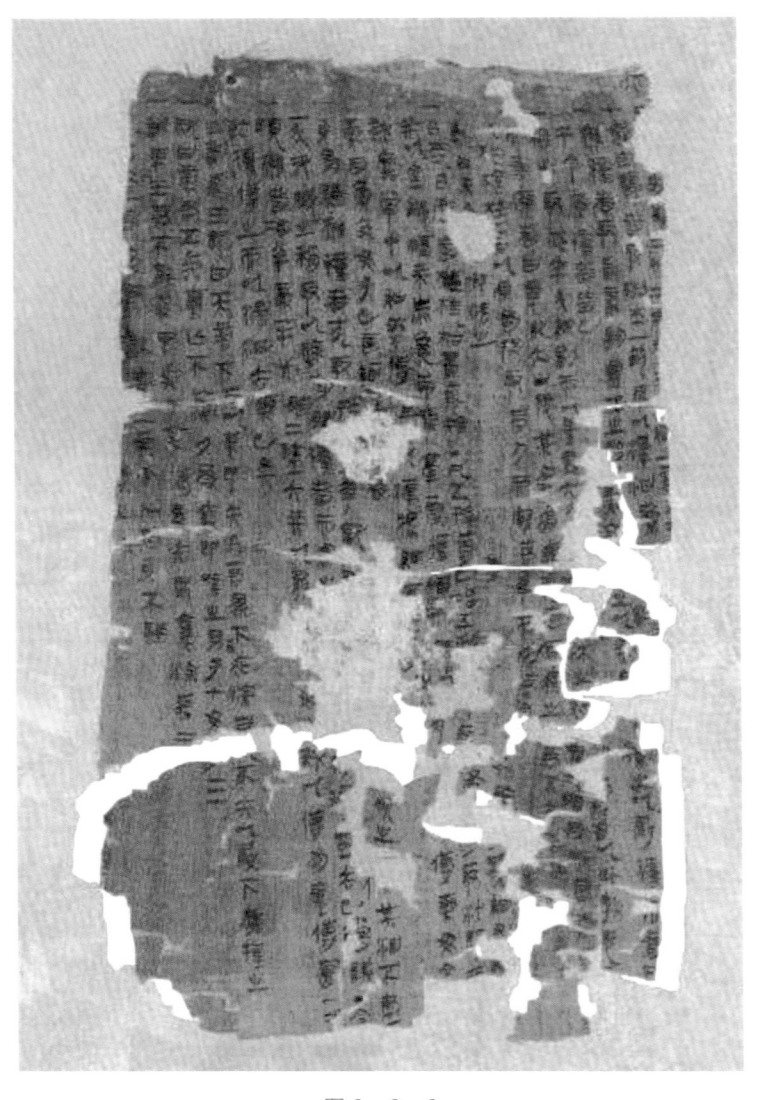

图2-8-3

【解析】

治疗身上患有水肿病人的方：取牡荆树，砍成小段煎煮，待其汁液不

到一斗时，收集其汁液，取适量药液外涂痈肿者患处，并且烘烤涂药部

位，水肿都能消退。

【方解】

牡荆沥味苦，性寒平，无毒；入手少阴、太阴、足阳明、厥阴经；能除风热，化痰涎，通经络，行气血。治中风口噤，痰热惊痫，头晕目眩，喉痹，热痢，火眼；外用可治疗疮肿及风湿等。

【方药文献研究】

1. 牡荆沥

《登真隐诀》："治心风。"

《本草拾遗》："饮之去心闷，烦热，头风旋，目眩，心头漾漾欲吐，卒失音小儿心热惊痫；止消渴，除痰唾，令人不睡。"

《丹溪心法》："开经络，行气血。"

《本草纲目》："除风热，开经络，导痰涎，行血气，解热痢。"

2. 古代医家对方的衍化发展

《本草纲目·第三十六卷本部》目中猝痛：烧荆木，取黄汁点之。（《肘后方》）。

《湖南药物志》治火眼：牡荆沥汁点眼。

　　□蛊者：燔扁（蝙）辐（蝠）以荊（荆）薪，即以食邪者。（《五十二病方》第二百八十七治方）（见图2-8-4）

【解析】

中蛊毒：用荆木材燃烧蝙蝠内服，即可泻除鼓胀邪气。

【方解】

蛊是由于虫毒结聚，气血耗伤，络脉瘀塞所致的胀满、积块的疾病；蝙蝠入药，名为伏翼，味辛咸，性寒，无毒。现在临床上蝙蝠内服用于久咳、疟疾、淋病、目翳等。该方具有平肝解毒，宣泄邪气，通降三焦，利水消肿的功效。

【方药文献研究】

1. 蝙蝠（伏翼）

《神农本草经》："主目瞑，明目，夜视有睛光。"

李当之《药录》："主女子生子余疾，带下病，无子。"

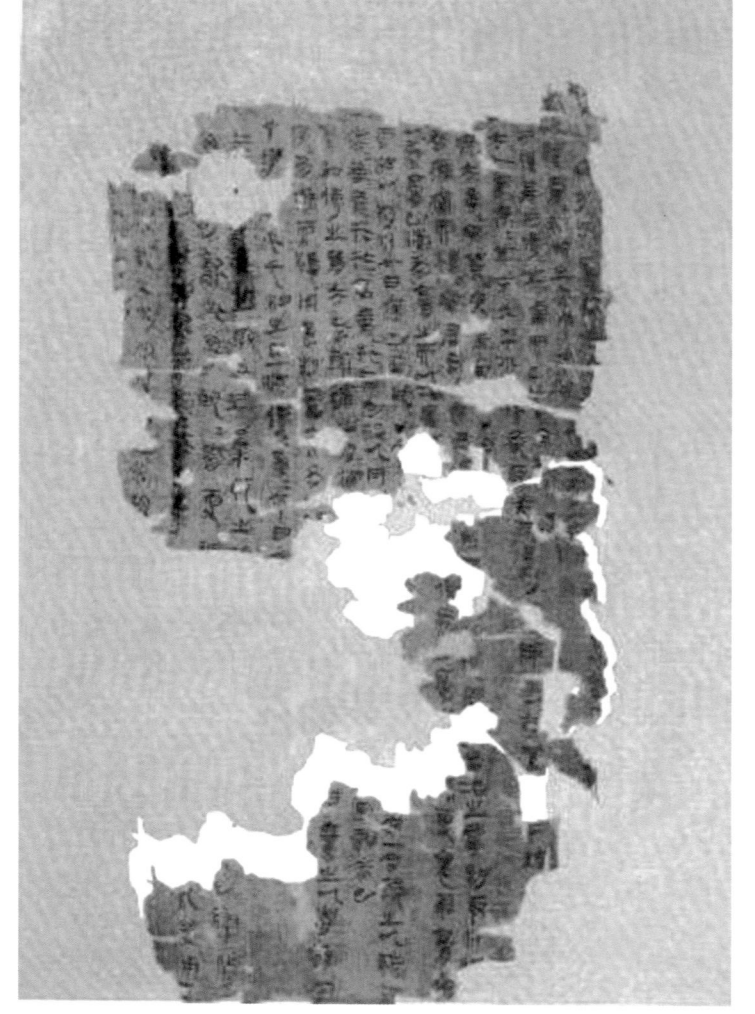

图2-8-4

《名医别录》："（目）痒痛，疗淋，利水道。"

《本草纲目》："治久咳上气，久疟，瘰病，金疮内漏，小儿魃病，惊风。"

《本草纲目·第四卷》："伏翼，主目痒疼，夜视有精光。血及胆滴目中，夜见物。"

《本草新编》："拨翳膜。"

《本草求原》："治病，干血气痛。"

《雷公炮制药性解·卷六》："主逐五淋，利水道，去翳明目，令人喜乐，媚好忘忧，久服延年。"

2. 古代医家对方的衍化发展

《神农本草经·卷二》《吴普》曰：伏翼，或生人家屋间。立夏后，阴干，治目冥，令人夜视有光（《艺文类聚》）。

《圣济总录·卷第一百二》治肝气实，胁下妨痛，筋脉酸疼，眼常昏浊，视物不明。秦皮汤方：秦皮（去粗皮）、羚羊角（镑各一两半），桔梗（炒）、细辛（去苗叶各半两），薏苡仁、伏翼（炙干各一两）。上六味。粗捣筛，每服五钱匕，水一盏半，大枣二枚劈破，煎至七分。入荆沥半合，再煎三两沸，食后临卧服。

《本草单方·卷十》滴眼令明。伏翼血及胆血，滴目，令人不睡，夜中见物。

《本草蒙筌·卷之十一》伏翼："夏月张获，制宗雷公。去胁爪外毛，留嘴脚肉翅。醇酒浸宿，漉起阴干。绞黄精汁旋涂，架文火上烘燥。任研丸散，每服酒吞。为使药加苋实营实，逐五淋而利水。点明双目，而拨翳云。久服延年无忧，令人喜乐媚好。目血点眼，夜视有光。"

《审视瑶函·卷五》青盲症：复明丸。冬青子（生用，一斤，陈酒共蜜拌蒸七次，晒七日，露七夜，焙干），元蝙蝠（活捉，一个），夜明砂（酒洗煮炒）、枸杞（捣焙）、熟地（酒浸，焙）、绿豆壳（炒，各一两），川黄连（微炒）、白术（制，各三钱），辰砂（两半，用一半共蝙蝠捣烂，余为衣）。上为细末，炼蜜为丸，辰砂为衣，如桐子大。每服五十丸，食后热酒送下。

《银海精微·卷上》小儿雀目：蝙蝠散：蝙蝠肝（一个），石膏（一两），黄丹、石决明（煅）、白蒺藜（炒，各二两），若无蝠肝用羊肝加夜明沙。上将前药研细末。每服二钱，米汤调下，无蝙蝠肝用羊肝一块切作四块，以药一二钱掺肝内，以麻缚定，用米汁水入罐内煮熟，次早取出羊肝药细嚼，以煮肝汁同食效，如体虚弱之人亦可服补药，为丸尤妙。

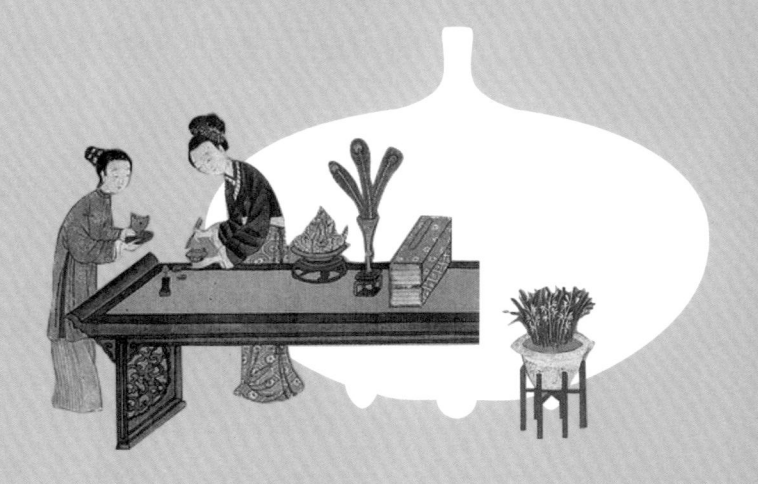

第九章　方药的创新性发展

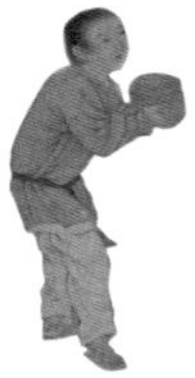

方药理论是伴随医学理论发展逐步形成的。马王堆医书中涉及方药学的著作有4种，包括《五十二病方》，现存医方283个；《养生方》，现存医方88个；《杂疗方》现存医方38个、《胎产书》现存医方21方。其中以《五十二病方》为代表，记载方剂最为丰富。这些方药中部分内容在其他文献中可以找到相似记录，但是大部分内容为首次发现。书中的部分方药还能在西汉后的医学文献中见到相似内容，方药的组成和用法还高度保留了马王堆医书中的样式。这说明，马王堆医书中的方药理论既有来源于之前已有的方药理论，也包括一部分原创的方药理论。这些方药理论也为后世方药理论创新发展提供了理论基础。通过对马王堆医书方药的整理与其他时期方药知识的对比，不难看出一些创新发展之处。

一、方药知识由简入繁

马王堆医书中的方剂组成有少至一味药物组成的方剂，如："伤痉者，伤，风入伤，身倍〈信（伸）〉而不能诎（屈）。治之：燔（熬）盐令黄，取一斗，裹以布，卒（淬）醇酒中，入即出，蔽以市，以尉（熨）头。热则举，适下。为□裹，更以尉（熨）寒，更燔（熬）盐以尉（熨）勿绝。一尉（熨）寒汗出多能诎（屈）倍〈信（伸）〉，止。尉（熨）时及巳（已）尉（熨）四日内，□□衣，毋见风。过四日自适。尉（熨）先食后食次（恣），毋（无）禁，毋（无）时。●令。"（【解析】，得了痉病的病人，由于受伤后，风邪从伤口处进入体内，引起病人颈项背部肌肉强直而不能弯曲。治疗的方法是：把盐放在锅里将其炒成黄色，炒黄后取一斗热盐用布包裹起来，趁热立即放入醇酒中，马上取出，再用布巾、围裙之类的物品覆盖头部进行温熨。如果感觉太烫，可将盐布包稍稍抬起；如感觉到舒适，即把盐布包向下按着温熨（此处有缺字，全句意义欠详）。如果盐布包温度变冷，可再次把盐炒热继续温熨。如此反复进行，不要停止。通过这种熨烫法，可以使患者通过充分发汗，而排出寒邪。大量汗出后，身体能够自由屈伸时，则可以停止熨法。在施用这种温熨法时和在已经温熨后的四日之内（此处缺二字，依下义义疑是"毋更"二字，即不要换）衣服，不要受风。过了四日之后就能感觉到自然舒适，温熨的时间在饭前饭后均可，没有任何禁忌，也不限于任何季节。此方灵验。）

有多至由七味药物组成的方剂。如《五十二病方》一百七十三治方："雎（疽）病：冶白蔹（蔹）、黄蓍（耆）、芍乐（药）、桂、畺（姜）、（椒）、朱（茱）臾（萸），凡七物。骨雎（疽）倍白蔹（蔹），肉雎（疽）倍黄蓍，肤雎（疽）倍芍药，其余各一，并以三指大寂（最一撮）一入音（杯）酒中，日五、六歙（饮）之，须巳（已），□。"（【解析】白蔹、黄芪、芍药、肉桂、干姜、花椒、吴茱萸。分别研末，可以取一份三指大撮的药末放到一杯酒里去，每日喝五六次。）

方剂药物选择有从专病专药理论指导下组成的方剂，如《五十二病方》一百一十九治方："一，石癃：三沸煮石韦若酒而歙（饮）之。"（【解析】石淋者，用石韦与酒同煮，煮沸后放凉再次煮沸，重复三次后服用）

方剂药物选择也有根据早期辨证思想指导而组成的方剂，如《养生方》中："一曰：取细辛、乾桓（薑）、菌桂、乌豪（喙），凡四物，各冶之。细辛四，乾桓（薑）、菌（桂）、乌豪（喙）各二，并之，三指最（撮）以爲後飯，益氣，有（又）令人免澤。"（【解析】取细辛、干姜、肉桂、乌头。四种药物单独加工成粉末。细辛四份、干姜、肉桂、乌头各两份，合在一起，饭后服用三指撮的量，这样可以益气，使人面部光泽。）

以上方药选择的变化提示此时期已是方剂学知识和辨证论治理论的萌芽时期；关于药物的配伍规律，除了增减药味来改变方剂的组成外，还采用了药量加减的办法，这反映了西汉时期药物应用已从单味药发展成多味药，体现了中医早期辨证论治、随症加减用药的临床特征。此时期方剂的应用不仅有对症治疗，而且向着方剂配伍理论发展。这可能是临床问题复杂性促使辨证论治理论发展的必然结果。

二、方药种类丰富易得

以《养生方》中为代表的方药内容则注重药物的药食同源性，所选药物具有药食同源性，这是对早期养生保健知识的一个详细论述，也是对养生保健理论可实践性的一个创新发展结果。《养生方》中补益方药为主，全书收方 88 首，仅次于《五十二病方》。这些方药大致可以分为两类：一是防止衰老的方剂，二是房事补益的方剂。方中不仅选用到了醴（米酒）这类酿造食物，还将黍米和稻米等食物也作为调养之品进行论述。这些食物主要为中医理论中具有补养脾胃功效的药物，例如稻米、黍米、干姜、乌喙、冬葵、青蒿、白苣、茯苓、稻米、颠棘、车前、秦椒、松脂、防葵、白茅根、戊厉、雄鸡、鸡子、牛肉、脂膏、猪膏、蟿蝐、肥豨、马膂肉、马脱、马酱、马骨、云母、石膏等。又因房事与中医理论中的肾最相关，所以房事养生方药也多为具有补益肾功效的药物，例如蛇床、牛膝、梓实、泽泻、细辛、蜱蛸、赤蛾、牡鼠肾、鸟卵、春鸟卵、牡鸟卵、鹿肚等。养生方还选择生活中常见的牲畜家禽及其制品入药，如鸡肉、牛肉、马肉、猪膏等，这使得养生更为简便。

三、方药剂型去繁求简

根据药物功效和病情需要，古代医家常将方药加工制作成不同形态的制剂。早在《黄帝内经》13 方中，就出现了汤、丸、散、膏、丹、酒等剂型。马王堆医书中所载的药物加工炮制方式丰富且简便。《五十二病方》收载了 15 种剂型，包括饼剂、补牙剂、搽剂、丹剂、膏剂、胶剂、浸剂、散剂、食疗剂、汤剂、丸剂、洗剂、熏剂、浴剂和熨剂等。《养生方》载有剂型包括散剂、酒剂、酒浆剂、醋剂、丸剂、膏剂、药糊剂、肉脯剂、洗剂，以酒剂、散剂等。《杂疗方》除天然药物制剂外，还有栓剂、药巾剂、散剂、丸剂、食疗剂、酒剂、洗剂、熨剂等。《胎产书》所涉剂型非常少，只有食疗剂和散剂。这些数量众多的剂型其制剂工艺都相对简单，便于操作，这更加有利于普通民众的制作与使用。另外，在制作药物的赋形剂选择上也多为简单易得的物品，在《养生方》中记载较多丸剂方药，制造丸药的赋形剂多为蜜或枣膏。在《五十二病方》中记载了较多外科外用药物，制作外用药物的赋形剂多为猪脂膏（猪油）。这些技术在后世方药学发展中也被广泛使用。如汉代《伤寒杂病论》等医书中保留了蜜作为丸药赋形剂的制作工艺，这些最能符合当时社会物力发展现状和物资储备状态，这样的理论也便于推广。除蜜和"枣脂"等赋形剂，《养生方》中还提到另外几种特殊的赋形剂，例如松脂"一曰：☑饭者，其乐（药）以乌□、莫石、二泽乌（泻）、（术）、酸枣□等，冶，即以松脂和，以为完（丸），后饭，少多自材（裁）"；动物血"男子用少而清，□【□□□□□□□□□□□□□】□雄二之血和完（丸），大如□枣，以为后饭，治一即□""男子用少而清雄二之血和丸，大如酸枣，以为后饭，治一即□"；鸟卵汁"八月取兔（菟）纑实阴干＝（乾，乾）析取其米，冶，以韦裹。到春，以牡乌卵汁畚（弁），完（丸）如鼠矢，阴干，□入八完（丸）叔（菽）酱中，以食"。这些赋形剂虽然特殊，但并非不易得到。

医学理论发展源自客观临床病证治疗的需求，从早期"药物与症状"对应关系的治疗理论逐渐发展而来。人们为解决复杂的临床问题，不得不开始探索新的选药用药理论方法，这种发展趋势可以通过马王堆医书看到雏形。这是马王堆医书展现出的创新性发展势态，是中医方药学理论不断发展而来的证据。

第十章　马王堆部分方药的创新性应用

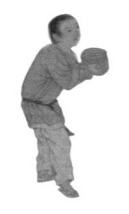

马王堆三号汉墓共出土珍贵文物 3 000 多件，其中医书有 14 种，有《五十二病方》《养生方》《杂疗方》《胎产书》等，共记载药物 406 种，分为植物药（木类、草类、谷类、菜类）、动物药（人部、兽类、禽类、鱼类、虫类）、器物药（衣着类、加工食品、日用品）、矿物药及待考药。马王堆医书中所载的方剂有 454 首，内容涉及内科、外科、妇科、儿科、五官科等。其中《五十二病方》所载方剂最多，在 52 种疾病下附治疗方剂，每一种疾病的方药少则一方、二方，多则二十余方，剂型多样、煎服讲究、精巧实用，书中记述了方剂的组成、制剂、煎服法、用法、禁忌以及方剂的治则治法、复方配伍、辨证论治、临床运用等，内容丰富翔实，经验独特实用。

马王堆医书中的许多治疗方式及处方被广泛应用。如《五十二病方》诸伤篇："□□膏、甘草各二，桂、姜、椒各一皆冶、以蜜为垸（丸），毁一垸（丸）音（杯）酒中，饮之，日壹饮，以□其。"方中药物组成为石膏、甘草、桂、姜、花椒、茱萸，治以通经活络、止痛生新，用于治疗因金刃、竹木等创伤或跌打摔伤一类的病症。在武威汉代医简中，亦有此类方，如治金创止㱊方："石膏（一分），姜（二分），甘草（一分），桂（一分）。凡四物皆冶合，和以方寸寸，酢浆饮之，日再夜一。良甚，勿传也。"由上可知，《五十二病方》的诸伤方与武威汉代医简中治金创止㱊方，在药物组成及功效上十分贴近，可见此治诸伤方流通时间较长、流通地域亦广。又如《五十二病方》雎病篇中，治雎基础方药物组成为：白荗、黄芪、芍药、桂、姜、椒、茱萸，其与《金匮要略》血痹虚劳病脉证并之第六中黄芪桂枝五物汤方（黄芪三两、芍药三两、桂枝三两、生姜六两、大枣十二枚）方药组成有四味相同，用于气血虚弱、血脉不通之病症。由上我们不难看出，马王堆医书不论是在辨治理论，还是药物、医方应用，都对其后医书体系的形成有着一定程度的影响。

马王堆医书真实反映了西汉以前的方药学发展水平，是我国方药学发展史上不可忽视的重要成就，具有巨大的研究价值。本章系统梳理了马王堆医书中部分方药的创新性应用，以期为马王堆医书研究提供学术参考和文献支撑，并助力马王堆医书的进一步创新性发展与创造性转化。

一、《五十二病方》第四治方

燔白鸡毛及人发（发），冶各等。百草末八亦冶而□□□□□□毁一坑（丸）温酒一音（杯）中而歓（饮）之。

【创新性应用】

1. 治疗鼻出血

用云南白药、百草霜（即锅底灰）、血余炭末（即头发烧焦后研成灰）等轻轻吹入鼻孔。

2. 治疗吐血、便血

百草霜、血余炭各100克，生大黄、白及各200克。将生大黄、白及粉碎过箩为极细末，与前两味混匀后装入瓶内备用。用法：治疗吐血、便血时，以生理盐水或凉开水100毫升或加入上药6克，配成药液混匀，为1次口服量，第一日服8次（又称八次疗法），每次间隔时间分别为：0.5小时、1小时、2小时、3小时、4小时、5小时、6小时。第二日每6小时服药1次。亦可根据病情及出血量大小适当延长或缩短服药时间，一般情况下，服至大便隐血检查连续3次均为阴性为止。

3. 蜂窝织炎

铜绿12克，官粉30克，轻粉9克，潮脑6克，血余炭15克，百草霜30克，公猪脂油120克。用法将上药共合一处，用铁锤砸碎（最好在青石板上砸），摊在布上敷患处，每日换1次，7日可愈。

4. 毒蛇咬伤

配制与用法：鳖（捣碎）3 个，百草约 2 克，头发（血余）一缕（烧）。用唾液调和。将咬伤处用白酒洗净，以上药敷之，包扎即可。

方解：百草霜性温，止血，化积，止泻，外用治疗疮；血余炭苦涩、性平，入肝、胃经，有止血、消瘀、利尿之功；唾液有消毒防腐之作用；鳖咸寒，行瘀通经，破癥消痕，接骨续筋，有小毒。

病例：1989 年 6 月 27 日，一匹 5 岁公马，放牧时被毒蛇咬伤，蹄冠上部严重肿胀，路洪彬用乙醇将伤口清洗后，使用上药及用法进行敷药包扎，3 日后进行换药，至第七日该马已可正常运送木料。后追访，痊愈。

二、《五十二病方》第十四治方

久伤者，荠（齑）杏霆（核）中人（仁），以职（膱）膏弁，封痏，虫即出。

●尝试。

【创新性应用】

1. 杏仁膏治疗老年皮肤瘙痒症

黄正元用杏仁膏治疗老年皮肤瘙痒症，疗效满意，现介绍如下。

方法：取杏仁、猪脂（未加盐的猪油）各等量，共捣烂如泥，用布包擦患处，冬季可将药略烤温后再擦。一日 4—6 次，一般用药后 3—5 日见效，半个月痊愈，忌饮酒及腥辣等刺激性食物。

病例：张某，男，73 岁。初诊于 1989 年 10 月。自述患皮肤奇痒已两年多，严重时用盐开水烫或抓破流血仍不能止痒。某医院查，诊为老年性皮肤瘙痒症。经中西药治疗，均未好转。检查：面部及全身皮肤枯燥，遍身是抓破的伤痕，四肢皮肤粗糙增厚，局部有皲裂，精神疲困，脉细数，舌红少苔，口唇干燥。用上方 5 日后，病情缓解，夜能安睡，继续用药半月而愈，皮肤变薄变软，触之润滑，随访至今 6 年未发。

2. 冻疮简治

芝麻 15 克，花椒 9 克，杏仁 10 个。锅内炒黄研末猪油调匀，涂患处。

3. 治疗皮癣

史学茂运用硫脑膏曾治愈 38 例皮癣病人，特介绍如下。

药物：硫黄 5 克，樟脑 2 克，大枫子仁 6 克，生杏仁 6 克，轻粉 2 克，猪油适量。使用方法：将硫黄、樟脑、轻粉共研细末后入大枫子仁、生杏仁、猪油，共捣呈糊状，搽患处，每日 2 次。其治疗的 38 例皮癣病人均用 3—5 日获痊愈。

病例：崔某某，男，运动员。1983 年 7 月初诊。病人阴囊周围、两大腿内侧散在皮癣，奇痒，搔则起白屑，逾时已 3 个月。给予上方涂搽，2 日痒止，3 日痊愈。随访一年未见复发。

4. 治疗哮喘咳嗽

咳嗽变异性哮喘的主要特点之一是只咳不喘，是病人比较容易忽视的疾病，给病人的健康带来很大的危害。现介绍一验方如下：核桃仁 250 克（炒黄研末），银杏仁 250 克（炒黄研末），冰糖 200 克，芝麻油 250 克，白糖 200 克，蜂蜜 250 克，猪油 250 克。放砂锅内熬成膏状，每日空腹 2 匙用温开水冲服，轻者 1—2 个月，重者 2—3 个月即愈。

三、《五十二病方》第二十三治方

> 伤胫（痉）者，择薤（薤）一把，以敦（淳）酒半斗者（煮）溃（沸），饮之，即温衣陕（夹）坐四旁，汗出到足，乃□。

【创新性应用】

1. 薤白单方

薤白在我国药源丰富，是一种非常有开发价值的药物。同时因其兼可食用，亦可开发成保健品、食品等。薤白单方可用于治疗咽喉肿痛、慢性支气管炎、噎反胃等，薤白提取物制成的脉净胶囊（成分是含硫化合物、PGA1、甾体皂苷等）已用于临床，治疗高脂血症，预防血栓的形成、动脉粥样硬化斑块的形成。中医临床上配成不同的方剂治疗慢性阻塞性肺疾病、喘息性支气管炎、哮喘、冠心病、心绞痛、肋间神经痛等疾病，还作为有效的抗癌辅助性药物，用于肺癌、胃癌、乳腺癌等，除此之外，可作成薤白粥进行食疗，如薤白 15 克、葱白 2 茎等煮熟，即可治疗冠心病、心绞痛、急慢性痢疾、肠炎。

2. 薤白复方

（1）配伍瓜蒌：瓜蒌清热涤痰，宽胸散结，润燥滑肠，配伍薤白，辛开为用，寓泄其中，竭尽开泄宣痹之能事，通阳散结，行气祛痰，治疗痰阻气结之诸症。瓜蒌薤白半夏汤加减治疗哮喘上焦风热、痰盛瘀阻证，用薤白 15 克配伍瓜蒌皮 15 克；治疗慢性胃炎，常用瓜蒌、薤白各 10 克通顺气机。瓜蒌薤白白酒汤加减治疗梅尼埃病，用薤白 10—15 克配伍瓜蒌 20—30 克；治疗急性胃肠炎，用薤白 30 克配伍瓜蒌 25 克行气清泄；治疗哮喘以瓜蒌 10 克配伍薤白 10 克共奏宣痹泄浊通阳之效。

（2）配伍杏仁：杏仁降气止咳平喘，润肠通便，配伍薤白调畅气机。薤白为 10 克，杏仁为 6 克，治疗气机不畅型月经不调、食管狭窄、失眠等病症。

（3）配伍陈皮：陈皮理气健脾，燥湿化痰，配伍薤白共奏行气化痰之功，治疗冠心病合并中风，常用薤白 15 克配伍陈皮 10 克。

（4）配伍赭石：赭石重镇降逆，凉血止血，配伍薤白增强通下之力，治疗术后早期炎性肠梗阻，以赭石 80—100 克配伍薤白 30 克。

（5）配伍桂枝：桂枝温通经脉，助阳化气，平冲降气，配伍薤白通阳行气。以薤白 1—3 克配伍桂枝 1—2 克，通阳平喘、泻垢止痢，治疗小儿毛细支气管炎合并肠炎；治疗冠心病心绞痛，以薤白 30 克配伍桂枝 30 克，开胸中之气结、通胸中之阳气。

（6）配伍五灵脂：五灵脂活血止痛，化瘀止血，配伍薤白共奏通阳行气、活血化瘀之功，治疗溃疡性结肠炎，用薤白 10 克配五灵脂 10 克。

四、《五十二病方》第四十三治方

　　禺（遇）人毒者，取糜（藨）芜本若□荠一□□□，冶产□□□宰（滓）傅宥（痏）。

【创新性应用】

1. 治疗老年腹腔脓肿

郑州市第九人民医院邵启峰采用腔内负压法联合自拟方排脓散治疗老年腹腔脓肿，自拟方排脓散由当归、白芍、茯苓、川芎、白术、泽泻、地黄、金银花、败酱草组成。纳入 62 例病人进行观察，结果显示腔内负压法联合自拟方排脓散治疗老年病人腹腔脓肿的临床疗效显著。

2. 防治药物流产不全

苏州市中西医结合医院吴晓春等清宫宁方防治药物流产不全疗效，效果满意。方法：使用随机平行对照方法，将 240 例门诊病人按就诊号抽签方法简单随机分为两组。对照组 120 例以米非司酮、米索前列醇口服进行干预。治疗组 120 例在西药治疗基础上加服清宫宁：当归 20 克，炙甘草 6 克，炙黄芪 20 克，赤芍 10 克，川芎 12 克，炮姜炭 3 克，益母草、紫花地丁、败酱草各 15 克，桃仁 10 克。水煎 200 毫升，每日 1 剂，分 2 次服，连续治疗 14 日为 1 个疗程。结果：清宫宁治疗组总有效率（99.2%）优于对照组有效率（91.7%）。

3. 治疗盆腔炎

河北省保定市第一医院郭琳茹等使用清热除湿化瘀汤治疗慢性盆腔炎效果显著。治疗方法：将 60 例湿热瘀阻兼气滞型慢性盆腔炎病人随机分成两组：治疗组采用清热除湿化瘀汤（败酱草、白花蛇舌草、薏苡仁、黄柏、黄芪、当归、川芎、香附）+甲硝唑维生素 B_6 片治疗；对照组采用甲硝唑维生素 B_6 片治疗。结果显示清热除湿化瘀汤具有调整免疫系统功能紊乱的作用，为临床治疗慢性盆腔炎的有效药物。

五、《五十二病方》第七十二方

取石大如卷（拳）二七，孰（熟）燔之，善伐米大半升，水八米，取石置中，石□□孰（熟）即歇（歇）之而巳（已）。

【创新性应用】

1. 乌头赤石脂丸

乌头赤石脂丸出自《金匮要略·胸痹心痛短气病》篇，由花椒、乌头、附子、干姜、赤石脂等药组成。目前临床应用主要有以下几种。

（1）类风湿关节炎：应用乌头赤石脂丸治疗类风湿关节炎，对阴寒痼结之证，疗效确切。附辛小红等运用该方治疗类风湿关节炎验案一则：病人，女，53岁。2018年11月24日初诊。主诉：关节疼痛10年余，加重2周。经某三甲医院确诊为类风湿关节炎10年余，确诊冠心病、心绞痛3年，因类风湿关节炎肢体关节疼痛，常服用非甾体抗炎药物、糖皮质激素类药物治疗，疗效欠佳，并见胃脘疼痛、纳差等不良反应，遂中断未服用上述药物。近立冬后2周以来，症见多处关节疼痛加重，痛处固定，活动尚可，动则痛加，并见心前区不时隐痛牵及背部，四肢不温，大便溏，易腹泻，小便清频，舌胖质淡苔薄白，脉沉细无力。中医诊断：痹证兼心痛（阴寒痼结证）。治以除寒通痹，拟方乌头赤石脂丸加味。处方：制川乌6克，赤石脂18克，花椒9克，炮附片12克，干姜15克，生晒参12克，苏木15克，蜂蜜30克，7剂。每日1剂，蜜水先煎川乌、附子1小时，继与余药共煎，早中晚饭后1小时服用。药后痹痛心痛皆减，此方前后共服21剂，疼痛大减，继以他方善后调治。

（2）病态窦房结综合征：傅强等用乌头赤石脂丸治疗病态窦房结综合征20例疗效确切。治疗方法：乌头赤石脂丸加减方。制川乌、花椒、干姜各10克，附子12克，赤石脂20克。心悸易发者加淮小麦、琥珀、龙骨、牡蛎；口干渴喜饮，多汗，舌红，脉细数加生地黄、麦冬、柏子仁、阿胶；畏寒肢冷，脉沉缓加桂枝、巴戟天；气短，面色少华，舌淡，脉弱加党参、黄芪、当归；胸闷痛加瓜蒌、郁金、香附；胸部剧痛如刺，舌边有瘀斑或舌质紫暗加桃仁、红花、川芎、丹参；胸脘闷胀，咽梗泛恶，舌苔黄腻，脉滑加竹沥、半夏、石菖蒲。每日1剂，水煎服，15日为1个疗程。治疗结果：治疗3个疗程后统计疗效，12例显效（窦性心律升至60次/分钟以上，症状消失，心电图有不同程度好转）；6例有效（窦性心律升至50次/分钟以上，症状减轻，心电图无明显好转）；2例无效（症状体征及心电图无变化，同治疗前）。总有效率为90％。

（3）坐骨神经痛：董恒星等用乌头赤石脂丸治疗坐骨神经痛60例疗效显著。治疗方法：乌头赤石脂丸加减方。制川乌、制草乌、花椒、附子、防风各10克，干姜、乌梢蛇各12克，赤石脂、薏苡仁各20克，细辛、甘草各6克。加减：气虚明显者加黄芪30克，党参15克；血虚明显者加当归15克，鸡血藤20克；湿邪明显者加防己20克；肾虚者加续断12克，五加皮10克；顽痛不已者加水蛭10克；局部麻木者加白附子10

克，白芥子 12 克。每日 1 剂，水煎服，15 日为 1 个疗程。治疗效果：痊愈（症状消失，经观察一年以上未复发者）43 例；基本痊愈（症状基本消失，过度疲劳后或在阴雨天偶有酸痛，但能自行康复）14 例；无效（同治疗前）3 例。服药最多者 65 剂，最少者 14 剂，平均服药 30 剂。

2. 赤石脂禹余粮汤

赤石脂禹余粮汤出自《伤寒论》，原方组成：赤石脂（碎）30 克，禹余粮（碎）30 克。上 2 味，加水 1.2 升，煮取 400 毫升，去滓，分 3 次温服。该方具有温涩固脱止泻之效，善治久泻、久痢。目前临床可用于脾肾阳虚型肝硬化腹水、放射性肠炎、胃源性腹泻的治疗。附陶峥辉验案一则：病人，男，59 岁。2017 年 9 月 14 日初诊。主诉：便溏腹痛 3 个月余。病人行乙状结肠癌手术后化疗 5 年余，局部复发后放射治疗 3 个月余。现症：大便稀溏，约每日 10 次，量不多，无明显黏液脓血，便时腹痛，泻后腹痛减轻，胁胀嗳气或脘腹闷胀不适，纳食少，倦怠乏力，情绪郁闷，舌苔薄白，脉弦。西医诊断：①乙状结肠癌术后化学治疗后、局部复发放射治疗后；②放射性肠炎。中医诊断：肠积。辨证：脾虚肝郁证。治宜疏肝健脾，涩肠止泻。方予赤石脂禹余粮汤合痛泻要方加味，处方：炒白术 15 克，白芍 15 克，党参 15 克，茯苓 15 克，薏苡仁 15 克，陈皮 10 克，防风 10 克，醋柴胡 10 克，赤石脂 30 克，禹余粮 30 克，升麻 10 克，白及 20 克，炙甘草 5 克。每日 1 剂，水煎，分 2 次口服，连服 10 剂，症状明显好转。守方再服 10 剂，大便每日 1 次，成形。随访 1 个月，无不适。

六、《五十二病方》第七十六治方

廮（癫）疾者，取犬尾〈屎（矢）〉及禾在圈垣上者，段冶，湮汲以歓（饮）之。

【创新性应用】

1. 治疗鸡眼

狗尾草异名莠、光明草、阿罗汉草、狗尾半支、犬尾草等，性味：凉、淡，无毒，具有除热、去温、消肿之功，主治：痈肿、疮癣、赤眼。吴耕农等用狗尾草治疗寻常疣与鸡眼临床效果佳。狗尾草治疗鸡眼方法：先以乙醇或碘酒清洁患处，再以手术刀切开皮肤，以切至有硬心为度，再取新鲜成熟带有种子的狗尾草若干根，取其茎部，榨取鲜汁，涂于硬心处，1—2 周后即可。

2. 急性湿疹

陈旭涛使用狗尾草治疗急性湿疹效果颇佳。治疗方法：取狗尾草鲜草500—6000 克，干草减半，洗净，放于大锅内加水，煮沸 10 分钟，取药水，用狗尾草蘸药水搽洗患处或全洗后不用清水清洗，自然干后穿衣；另用干品 6—12 克或鲜 30—60 克煎汤内服。每日内服 3 次，外洗 3 次。内服外洗均可。

3. 寻常疣

徐永华用狗尾草穿刺法治疗单纯性寻常疣 30 例效果显著，现介绍其方法如下。方法一：取新鲜成熟带有种子的狗尾草若干根，取其茎部，榨取鲜汁，涂于患处，大约 1 周后疣即可脱落，如未完全脱落，可再敷一次即可除去。或将狗尾草全草捣烂敷于患处，用胶布固定数小时，去除胶布和药物。大约一周后疣即可脱落，如未完全脱落，可再敷一次即可除去。方法二：狗尾草穿刺法治疗。治疗方法取新鲜狗尾草草茎约 1.5 厘米，用捻转平刺法从疣目的基底部贯穿疣体。注意事项：①选择有花穗的新鲜草茎。②必须贯穿于疣目基底部正中线，并将草茎两端暴露在疣目外部，各 1 毫米左右。③需将草茎保留在疣目的基底部 5—7 日，直至疣目自行脱落。④穿刺前需将穿刺部位用净水清洗，穿刺后在疣目未脱落前不能沾水浸渍，以防感染。

七、《五十二病方》第八十九治方

疣：取兰实□□□□去毒□□之，以铅傅疣。（见图 3 - 10 - 1）

【创新性应用】

1. 配伍黄连

二药均可祛湿，佩兰功在醒脾开胃化湿，黄连功在清热燥湿，两药相配，有清热化浊之功。治疗单纯性肥胖之胃热湿阻证，佩兰 25 克，黄连 20 克。治疗 2 型糖尿病之脾虚湿盛证，佩兰 25 克，黄连 9 克。治疗小儿轮状病毒肠炎之湿热中阻证，佩兰 3—6 克，黄连 3—6 克。

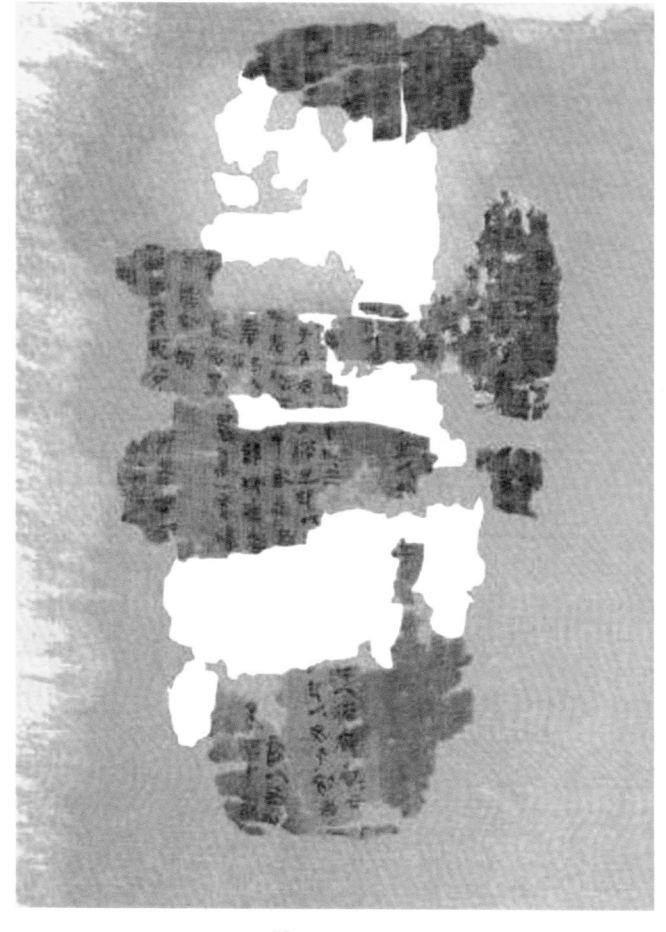

图 3-10-1

2. 配伍白术

治疗婴儿腹泻之脾虚湿盛证，用佩兰芳香化湿、醒脾开胃，与白术配伍健燥湿、化浊和中，能做到止泻而不留邪，佩兰每日为 0.2—0.7 克，白术每日 0.3—0.8 克。治疗 2 型糖尿病之痰湿中阻证，用佩兰芳香化湿、醒脾助运，与白术、苍术配伍祛湿化痰，醒脾助运，佩兰 12 克，白术 12 克，苍术 12 克。

3. 配伍银杏

治疗梅尼埃病，用佩兰芳香化湿、悦脾和中，配伍银杏化湿和中，祛痰开窍，共为散剂，其中佩兰、银杏各 14 克。

4. 配伍青蒿

治疗发热之湿温证，症见发热月余不解，昼轻夜剧，用药轻灵达变，鲜佩兰芳香化湿，醒脾开胃，发表解暑，配伍青蒿芳香清化逐秽，佩兰 9 克，青蒿 9 克。

5. 配伍藿香

佩兰化湿、解暑，气味芳香，其化湿和中之功与藿香相似，二药常相须为用，达醒脾开胃、芳香化浊、和胃止呕之功。治疗慢性胃炎之痰湿内阻证，佩兰 10—15 克，藿香 10—15 克。治疗 2 型糖尿病之湿重热轻证，藿香 20 克，佩兰 20 克。治疗因湿邪为患引起的三叉神经痛，血小板减少症、痤疮，冠心病、心功能不全，藿香 6 克，佩兰 6 克。治疗消化性溃疡伴 Hp 感染之脾胃湿热证，藿香 10 克，佩兰 10 克。治疗感冒、慢性肠炎、眩晕、妊娠恶阻之湿邪中阻证，佩兰 10 克，藿香 10 克。治疗湿温发热，鲜藿香 10 克，鲜佩兰 10 克。治疗婴幼儿轮状病毒性肠炎之风寒袭表内客肠胃证，佩兰 6 克，藿香 6 克。

6. 配伍荷叶

治疗暑病之暑热夹湿证，佩兰善芳香化浊，解暑尤良；配伍荷叶达清暑化浊，既清头目又升阳止泻之效，佩兰叶 10 克，荷叶 10 克。

7. 配伍苍术

治疗糖耐量低减之湿热内蕴兼气虚证，常用佩兰芳香化湿、醒脾助运，配伍苍术达健脾助运、芳香化湿之功，使胃健运，湿热清除，气机流畅，佩兰 12 克，苍术 15 克。

8. 配伍黄芪

治疗白塞病，重用黄芪扶助正气，量大效宏，配伍佩兰芳香化湿、醒脾开胃、辟秽解毒，二者统领诸药直达病所，其中黄芪 120 克，佩兰 60 克（连服 21 剂）。治疗久病入络之糖尿病性视网膜病变，在益气固本、通经活络的基础上，加用佩兰芳香化浊、醒脾和中，黄芪补脾益气、利水祛湿，二者配伍补气与宣化结合，佩兰为 30—60 克，黄芪 30—60 克。

9. 配伍泽兰

干预糖耐量减低，佩兰性芳香化湿、醒脾开胃，能利水道，泽兰活血祛瘀，并因其辛散之性而能醒脾，常与佩兰相须而用，佩兰 15 克，泽兰

10 克。

八、《五十二病方》 第九十一治方

人病马不闲（痫）者：□□□□□□□。治：以酸枣根三□□□□□□□氾以浴病者女子□男子□□□□□□□男子令女子浴之，即以 □□□□□□ 即以女子初有布燔□□□□□□寂（最—撮）者一梧（杯）酒中，歓（饮）病者□。

【创新性应用】

1. 心脏神经症

童海珊等使用酸枣根汤治疗心脏神经症，并进行临床观察：将 86 例心脏神经症病人随机分为对照组和观察组，每组 43 例。对照组给予心理疏导等基础治疗，观察组在上述治疗基础上口服酸枣根汤（酸枣根 60 克，丹参 30 克，麦冬 30 克，五味子 6 克，磁石 30 克）。比较两组病人治疗前后心理状态指标，以及临床疗效。结果显示治疗后，两组病人躯体化症状自评量表、抑郁自评量表、焦虑自评量表评分均较治疗前降低，且观察组改善情况优于对照组；观察组总有效率高于对照组。表明在心理疏导基础上口服酸枣根汤治疗心脏神经症可提高临床疗效，恢复病人的心理健康，提高生活质量。

2. 遗精

遗精有生理性与病态之别，生理现象的遗精，即所谓精满自溢，多见于成年未婚男子，或婚后夫妻分居者，一般不会出现明显症状，苔脉可正常病态的遗精则次数频数，遗精后多见头晕、精神萎靡、腰腿酸软、失眠等全身症状。病态遗精常常会给病人带来严重心理负担与病理影响，病人常苦不堪言。李新用酸枣根皮饮治疗遗精，效果颇佳，现介绍如下：

取酸枣根皮 30—50 克，加水约 600 毫升煮沸，取汁 300 毫升许，加红糖矫其涩味，每早晚分 2 次口服，7 日为 1 个疗程，一般 1—2 个疗程可获痊愈。酸枣根皮别名山枣根皮、山酸枣根皮，为鼠李科枣属植物酸枣的根皮，酸枣树系落叶灌木或小乔木，高 1—3 米，树皮灰褐色，有纵裂，

生于向阳或干燥的山坡、山谷、丘陵、平原及路旁，常形成灌木丛，生长
适应性很强，耐碱、耐旱、耐寒。《陕西中草药》记载："味涩、性温，涩
精止血。治淋浊、白带、滑精、出血。"

附典型病案：邓州十林孙姓病人，年 22 岁，患遗精，经西药治疗无
效，服中药 3 剂（不详）效差。于 1993 年 5 月 20 日求诊，症见头昏、面
色潮红、四肢乏力、精神欠佳、舌红脉细数，一昼夜遗泄 1—3 次，病已
半个月余。诊后嘱其禁房事；饮食调养，服酸枣根皮饮 1 个疗程，遗精痊
愈，追访至今未复发。

3. 烧伤

医者樊先瑞受民间用酸枣根皮治烧伤有效经验启发结合个人二十年临
床体会，组成一治烧伤验方，每治必效，现介绍如下。组成：酸枣根皮
100 克，紫草根皮 30 克。制法：酸枣根皮与紫草根皮，加水 1 000 毫升，
煎 30—60 分钟，去渣过滤，再煎浓缩成 100 毫升，备用。适应证：一度、
二度烧伤。用法：先清洗烧伤处，刺破水泡，以无菌棉球蘸药液涂患处，
隔 5—10 分钟再涂 1 次，可连续涂 3 次。一般以暴露伤口为宜，婴幼儿在
易污染处可敷以灭菌滑石粉纱布。按：初试单味酸枣根皮治烧伤，往往患
处灼痛难忍。后加紫草根皮，取其甘凉清润，又可缓和酸枣根皮之刺激，
效果理想。烧伤面积大、感染重者，则配合中西药内治。本法疗效可靠而
无任何副作用，在农村尤为适用，特献此方以推广之。

九、《五十二病方》第一百治方

湮汲水三什，以龙须一束并者（煮）□。

【创新性应用】

1. 流行性腮腺炎

安卫国使用灯心草灸角孙穴治疗流行性腮腺炎 100 例效果显著。

治疗方法：取粗而疏松之灯心草蘸香油点燃后点灸病侧角孙穴，听到
"啪"声即迅速脱离穴位。全部病例均为初诊日一次性灯灸，且除高热者
一次性服用 APC 或去痛片及预防性服用复方新诺明或土霉素外，不用任
何其他药物和疗法。

2. 带状疱疹

林凌峰等用灯心围灸法治疗带状疱疹疗效显著。

治疗方法：采用灯芯草围灸法治疗，选取皮损部位水疱群上、下、左、右、中间五处穴位的正常皮肤，局部常规消毒后，灯心草沾少许植物油，点燃后，垂直对准患处的周围及中间点快速按下，即可听到"啪"的声响皮肤如有溃破者可涂阿昔洛韦软膏，3 日治疗 1 次。典型病例：陈某某，男，51 岁，干部。于 2002 年 5 月 8 日初诊。现病史：于 1 周前外出旅游回来后始感右胁肋处瘙痒感，继则针刺样疼痛，逐渐加重，于 2 日前见有绿豆样簇状红色丘疹及水疱，约有巴掌样大，疱壁光亮伴周围红晕，灼热，疼痛剧烈，入夜尤甚不能寐。体温 37 ℃，舌质红、苔黄，脉弦滑数，二便通调。诊断为带状疱疹。取患处上、下、左、右、中间 5 点，采用灯心草沾植物油少许点灸法治疗。第 3 日来诊当晚疼痛明显减轻，夜卧能安。查体见水疱已干瘪部分已结痂。现已无疼痛感，嘱其休息，清淡饮食。第 6 日来复诊，已痊愈。

3. 婴幼儿疾病

黄允明使用灯心草灸治疗婴幼儿疾病疗效显著。

材料：选择灯心草一截约 3 厘米；茶油（没有茶油可以用芝麻油或紫苏子油）10—20 克；汤匙 1 把；蜡烛 1 条。操作方法：用拇指和食指捏住灯心草的一端，然后蘸一下已备好的茶油，用火点燃灯心草蘸油的一端，灯心草点燃后，用口吹灭，被点燃的前方保持灼热，然后迅速地对已选好的穴位灼一下。治疗选穴：选穴治病主要是根据针灸学方面的论述为基础，结合婴幼儿的特点，现将代表性的选穴列举如下。婴幼儿急救取穴：急取眉心、人中、承浆、合谷、中冲等穴。风寒感冒发热：风府、风池、合谷、大椎、十宣等穴。气管炎：天突、大椎、肺俞、合谷、十宣等穴。腮腺炎、牙痛等：大迎、颊车、合谷、十宣等穴。消化不良：肺俞、脾俞、胃俞、中脘等穴。腹痛（虫积）：脐轮、合谷、中脘等穴。

4. 口腔溃疡

张敬之等使用灯心草治疗顽固性口腔溃疡 120 例效果显著。治疗方法：采用中药外敷。取灯心草 50 克、冰片 5 克。将灯心草取原药材，捡净杂质，紧扎成一把，塞入瓦罐内，加热到 400 ℃使罐红，待冷取出，将灯心草碳与冰片研细，调成散剂，放置于有色玻璃瓶中密封备用。使用时以 1 克散剂、2 毫升利多卡因及 3 克凡士林的比例调成糊状，再根据溃疡面范围，用棉签均匀敷于患处，以覆盖溃疡面为宜，每日 3 次。连续治疗 2 周，有效率为 95％。

5. 呃逆

张舒雁用其治疗呃逆，取得满意的疗效。

治疗方法：用一张白纸将一撮灯心草（1—2 克）卷成"雪茄烟"样柱状物，点燃一端后凑近病人鼻孔（切勿太近以免灼伤皮肤），瞩病人尽量吸入灯心草燃烧产生的烟雾，然后屏气片刻呼气后再次吸入。屏气及呼气时可移开"烟卷"，吸气时再凑近。重复进行至"烟卷"燃尽。病案举例：某男，62 岁。病人因全腹疼痛 6 小时于 1999 年 2 月 11 日入院。拟诊胃溃疡穿孔、弥漫性腹膜炎。即行胃穿孔修补术加腹膜冲洗。术后第二日病人出现呃逆，约 6 次/分钟，予氯丙嗪 25 毫克穴位注射合谷（双）后 2 小时内未出现呃逆，2 小时后症状又作，约 3 次/分钟。2 月 19 日起呃逆加剧达 25 次/分钟，全身痉挛，予上法治疗无明显好转。遂予灯心草点燃吸入其烟，呃逆减少至 10—15 次/分钟，嘱其每日吸 2 次，每次 1—2 克。4 日后未再出现呃逆。呃逆一症多由脾胃不和，肝气不疏或肺气失宣，使胃气上逆动膈而成。因而健脾和胃、疏肝理气、宣通肺气为治疗呃逆的基本原则，灯心草味甘淡，性微寒，甘能和解缓急，淡能渗利通窍，故《本草衍义补遗》谓灯心草"治急喉痹，烧灰吹之甚捷"。受其启发，将灯心草点燃吸入其烟，取其方法简便，得效快捷之意。

十、《五十二病方》第一百一十三治方

干禾草若干，酒适量，皂荚若干，大枣若干，吴茱萸若干，蜀椒若干。熏蒸。

【创新性应用】

1. 加减化裁为吴茱萸汤

吴茱萸汤见于《伤寒论》，由吴茱萸、人参、生姜、大枣四味药物组成，与马王堆医书中第一百一十三治方具有相同的药物组成吴茱萸、大枣。吴茱萸汤的临床应用较为广泛，在大量文献中均有记载，现代《方剂

学》教材中，对吴茱萸汤主治多描述为治疗肝胃虚寒，浊阴上逆证。目前吴茱萸汤的临床应用主要集中在以下几个方面。

（1）消化系统疾病：吴茱萸汤是临床上治疗消化系统疾病的常用方，常单独或与其他中药复方联合用药，用于治疗胃炎、食管炎、食管癌及胃癌术后、小儿呕吐等。消化系统疾病主要归于肝胆脾胃不和，吴茱萸汤对脾胃虚寒、肝气不疏、气滞血瘀所致的疾病有较好疗效。

（2）心血管疾病：吴茱萸汤对心脑血管具有良好的治疗作用，包括高血压、脑动脉硬化、癫痫等心脑血管疾病等。方中吴茱萸性辛热，有小毒，具有散寒止痛的功效，配以臣药生姜温中散寒，既可提高温降之力，也可以制约君药的小毒。人参益气，加以大枣补脾，达到补而不滞的效果。故全方对于心脑血管等疾病具良好的疗效。和会静等探究分析吴茱萸汤对原发性高血压病人血压昼夜节律和血压变异性的影响，并设置硝苯地平控释片为对照药物，结果表明，吴茱萸汤组血压变异性低于对照药物组，差异有统计学意义，证明吴茱萸汤可有效改善原发性高血压病人血压昼夜节律，降低血压的变化。

（3）神经系统疾病：吴茱萸汤对神经系统疾病的治疗，一般表现在镇痛，而镇痛主要以治疗头痛为主。《素问·风论》将头痛称为"脑风""首风"等。李杲作为金元四大家之一从内伤、外感两方面辨治头痛，补充了少阴头痛、太阳头痛两种，为头痛分经论治理论的构成奠定了一定的基础。吴茱萸汤中的君药吴茱萸为治头痛之要药，因而该方在临床上常用于治疗各种类型的偏头痛及厥阴头痛等。

（4）泌尿生殖系统疾病：吴茱萸汤对痛经、带下、不孕不育、滑胎等在内的泌尿生殖系统疾病有突出疗效。吴茱萸汤以其温热之性常用于治疗寒凉引起的多种疾病。王斌使用柴胡桂枝合吴茱萸汤治疗肝经血虚寒凝、胞脉气血凝滞型月经病显示出良好的疗效。乔丽平观察分析吴茱萸汤合金铃子散加减治疗肝寒气滞型痛经的效果，结果证明该联合治疗临床疗效较好，可改善症状，有效缓解疼痛。

（5）眼科疾病：肝开窍于目，因而眼部疾病大多是由于肝气郁滞，肝火上炎等引起。中医还认为一些眼科疾病是由于久视劳伤心神，目中经络阻塞而致。吴茱萸汤在临床上常用于视疲劳、青光眼、视神经炎等的治疗。

2. 加减化裁为皂荚丸

皂荚丸见于《金匮要略》。《金匮要略·肺痿肺痈咳嗽上气病脉证治第七》："咳逆上气，时时吐浊，但坐不得眠，皂荚丸主之。"皂荚丸由皂荚、蜂蜜、大枣组成，方药味精简，杂糅于该篇数方之中，专治咳逆上气、时时吐浊。目前该方的临床应用主要为肺系疾病，如应用于慢性阻塞性肺疾病、支气管扩张、支气管哮喘等呼吸系统疾病。其要点当瞩意于"浊痰""胶痰"，临床表现为痰出不畅、端坐呼吸。豫北地区老中医刘善锁应用皂荚丸治疗痰浊阻肺、痰阻气逆及风寒讳肺证，以临床见舌根部有厚苔者为参照应用标准，治疗因痰浊壅盛而导致的气逆咳喘，但坐不得眠。岳旭东对临床常见的肺系疾病，把握其"痰浊壅肺"的病机重点，"咳喘痰多，痰黏稠成块，咯唾不爽，虽频吐稠痰而咳喘仍毫无缓解之势"的症状特点，应用皂荚丸进行治疗，临床收到确切疗效。

十一、《五十二病方》第一百一十五治方

以水一斗煮胶一升，米一升，孰（熟）而歠（啜）之。夕毋食。

【创新性应用】

1. 单味阿胶

（1）补气补血：临床实践发现，贫血病人在服用阿胶之后，贫血症状会得到非常明显的改善，这主要得益于阿胶的补血功能。对于重度贫血病人而言，服用阿胶可以极大地缓解贫血症状。阿胶味甘、性平，是一种公认的可以应用于补血的中药，特别适用于出血症的临床治疗。张仲景通过中药阿胶的配伍对脾虚气寒而引起的便血、吐血症状的病人进行治疗，能够起到非常良好的效果。

（2）保胎安胎：近两年来，随着二胎政策的放开，我国新出生人口逐渐增多，在生育观念逐渐改变的情况下，越来越多的人追求生育的质量。生育质量的保证除了在分娩时要采取相应的措施之外，还应当做好保胎安胎工作。阿胶具有温补的功效，可以作为一种有效的保胎安胎药物。相关文献资料记载，孕妇在养胎期间，血气一定要充足，否则胎儿的健康将会受到不同程度的影响。对于孕妇而言，在养胎期间，应当根据自身的实际

情况，合理摄入一定量的补血补气的阿胶，但摄入时应由专业人员指导，每次服用的量不宜过多，每日坚持按时按量服用，以起到良好的保胎安胎效果，还能防止孕妇因为误服药物而出现安全威胁。当然，阿胶也可以配合其他药物进行保胎安胎，以最大限度地发挥出阿胶在保胎安胎方面的作用。比如，身体较为虚弱的孕妇可以使用阿胶配合菟丝子、桑寄生、续断等中药药物，放入药煲中一起煎熬，待药汤浓稠时，取出服用。

（3）润肺滋阴：临床研究表明，中药阿胶在润肺、滋阴方面也具有十分重要的作用。一直以来，阿胶都被广泛地应用于阴虚肺燥病症的临床医疗中，无论是古代中医学，还是现代中医学，都将阿胶视为润肺滋阴的绝妙良药，认为阿胶能够在润肺滋阴方面起到非常显著的作用。

2. 复方阿胶

（1）由阿胶、党参、人参、熟地黄、黄芪、山楂、枸杞子、白术、蔗糖等组成复方阿胶浆，是一种中药复方制剂，可用于治疗肿瘤化疗相关性贫血、化疗后白细胞降低、化疗后血小板降低，还可治疗妊娠期贫血、肾性贫血等。如张宇航等观察了恶性肿瘤经化疗后复方阿胶浆对白细胞减少的治疗效果。治疗组和对照组近期有效率为 83.3％（治疗组）、53.3％（对照组），复方阿胶浆治疗前后白细胞、中性粒细胞数进行比较，差异有显著性；治疗后治疗组与对照组的白细胞和中性粒细胞数比较，有显著性差异。孙娟等也做了相关的研究，他们观察了 100 例恶性肿瘤病人服用复方阿胶浆治疗化疗后白细胞减少症的效果。其中无效 6 例，有效 21 例，显效 53 例，总有效率为 92.3％。效果令人满意。

（2）由黄连、黄芩、芍药、阿胶、鸡子黄 5 味药物组成黄连阿胶汤，因其简洁的配伍、显著的疗效，成为历代医家喜用的经方之一，该方可用于治疗原发性失眠、继发性失眠及抑郁症、焦虑症等精神类疾病。如徐宝石选取 118 例阴虚火旺型不寐病人，随机分为 2 组，其中观察组 60 例使用黄连阿胶汤治疗，对照组 58 例使用百乐眠胶囊治疗，疗程为 28 日，结果观察组有效率为 85％，对照组有效率为 55％，黄连阿胶汤治疗阴虚火旺型失眠疗效确切。刘朝阳将 80 例老年高血压合并失眠病人分为观察组和对照组各 40 例，年龄（68.2±6.7）岁，2 组病人均进行常规降压治疗，在此基础上，对照组采用脑立清丸治疗，观察组采用黄连阿胶汤联合五苓散治疗，2 周为 1 个疗程，治疗 4 个疗程，结果显示，两方合用可有效治疗阴虚火旺和心肾不交型失眠，维持血压稳定，提高其生活质量。

十二、《五十二病方》第一百一十八治方

血瘊：煮（荆），三温之而歠（饮）之。

【创新性应用】

1. 喘息性慢性支气管炎及小儿咳喘

牡荆自古入药，民间流传及祖国医书记载，有祛风、祛痰、止喘等作用。近年资料报告对治疗喘息性慢性支气管炎及小儿咳喘病疗效显著。王业震在田正鉴主任医师的指导下对 296 例慢性支气管炎病人，进行随机、双盲双模拟实验组，以牡荆油胶丸为对照组用药，评价牡荆油乳用于缓解慢性支气管炎急性发作期/慢性支气管炎慢性迁延期（痰浊阻肺证）咳嗽、咯痰症状的有效性和安全性，结果显示牡荆油乳能缓解病人咳嗽、咯痰症状及中医症候群，其机制为松弛平滑肌，解除平滑肌的痉挛，抗炎、抗组胺或乙酰胆碱、碱化黏液，降低黏液黏度，β-拟交感效应，可以直接刺激纤毛摆动，加速黏液转送，增强纤毛清除黏液功能，安全性较好。

2. 变应性鼻炎

北京医科大学郑鸿祥等使用牡荆油胶丸治疗变应性鼻炎，纳入 80 名常年型变应性鼻炎初诊病人进行观察，其中女 37 人、男 43 人，20—60 岁，1—10 年病史，重症 14 人、中症 28 人、轻症 38 人，连续服用牡荆油胶丸 3 个月，每日 3 次，每次 2 粒；逐日记症状日记，观察鼻镜检查、鼻激发试验、血清 IgE、鼻黏膜表层部嗜碱性细胞变化、疗效评定按奥田法。结果显示牡荆油组总有效率 46.3％，且无副作用。

3. 糜烂型足癣

厦门市中医院吕海鹏使用牡荆洗剂治疗糜烂型足癣，疗程 2 周，结果显示牡荆组的真菌清除率为 76.1％，治愈率高。该药治疗糜烂型足癣的临床效果好，且具有良好的安全性。

十三、《五十二病方》第一百二十治方

膏瘊〈瘊〉：澡石大若李樺，巳（已）食歠（饮）之。

不已（已），复之。

【创新性应用】

1. 胸部迸伤

胸部迸伤俗称"岔气"或"闪气"，属中医的内伤。赵洪岳等用海浮石治疗胸部迸伤25例疗效满意。治疗方法：海浮石研细末，每次10克，每日3次，温开水送服。2日1个疗程。临床资料：25例病人，其中男性24人，女性1人，年龄最大者69岁，最小者19岁，病程2小时至10余日。主要症状：突然胸部胀闷疼痛或刺痛，位置不固定，在呼吸、咳嗽及转侧疼痛加剧，病人一般不敢深呼吸。体征：按压患侧有胀痛或刺痛感，心肺正常胸片及心电图无异常（有原发病者除外）。治疗结果：25例中1个疗程治愈者17人，2个疗程治愈者6人，3个疗程治愈者2人。

2. 治疗闪腰岔气

胶南市第六人民医院侯方祥等应用海浮石治疗闪腰岔气病人36例，疗效满意。使用方法：取海浮石60克研细微炒，用黄酒或白酒冲服，每次10克，每日3次，连服6次。治疗效果：36例病人中，临床痊愈32例占94.5%，好转4例占5.5%，总有效率100%。海浮石性味咸寒，入肺、肾经。功能消肿化痰、软坚散结、清石通淋。海浮石含矽酸60%—80%，及钾、钠、镁、锰、铁、碘等，并夹杂矾土、石灰。该药价格低廉，药源广，易于被群众接受。按中医理论"病则不通，通则不痛"，在临床上治疗闪腰岔气收到满意效果。

3. 治疗乳腺、甲状腺结节

软坚汤为名医施今墨老先生的经验方，组成为瓦楞子（醋煅）30克，海浮石（醋煅）12克，杭白芍（醋炒）30克，柴胡（醋炒）9克，陈皮9克，枳壳9克，桔梗6克，香附9克，水煎服，功效是软坚散结、消积化癥，可用于治疗乳腺增生结节、甲状腺结节、肝脏良恶性肿瘤等，对肝经循行部位的肿块、癥瘕有较好的治疗作用，具有广泛的临床应用。附典型病案：郝某，女，32岁。2017年8月29日初诊。主诉：经前乳房胀痛1年。病人自1年前开始月经来潮前即出现乳房胀痛，持续3—7日，待月经结束后可缓解，未特殊重视。1个月前超声检查发现双侧乳腺增生，右侧乳腺外上象限2个低回声结节（1.2厘米×1.2厘米×0.4厘米，0.5厘米×0.5 厘米×0.4 厘米），病人平素月经规律，月经量偏少，痛经（＋）。脾气急躁，二便调，眠欠佳，舌淡暗苔薄白，脉弦。中医诊断为乳癖病。辨证为肝气郁滞，血痰阻，治以疏肝活血，软坚散结，全方如下：醋柴胡12 克，陈皮9 克，瓦楞子30 克，海浮石12 克，香附10 克，白芍15 克，法半夏9 克，茯苓10 克，桂枝10 克，炙甘草5 克，莪术20 克，三棱10克，当归10 克，夏枯草15 克，瓜蒌15 克，蒲公英30 克。服用3 周后病人月经来潮，诉自觉痛经较前有所减轻，月经量有增加，继续服用本方3个月，经期停服。2018 年1 月8 日复诊，复查乳腺超声：右侧乳腺仅可见1 个低回声结节（0.5 厘米×0.6 厘米×0.5 厘米）。

十四、《五十二病方》第一百二十二治方

女子瘅，煮隐夫木，歆（饮）之。居一日，盗〈盗（盗）〉阳□，羹之。

【创新性应用】

1. 治消化道异物

梁群益用韭叶花生油吞食经治10 例吞食异物企图自杀者，疗效显著现介绍如下。10 例吞食异物者均系男性，华龄18—40 岁。除2 例为塑料异物外，余均为金属异物。一次吞食金属异物最多者5 件，异物总延长为25 厘米；异物个体最长者7 厘米。经X 线检查，发现停留在食管上段的1例，在胃内的4 例，十二指肠1 例，肠管内4 例。全组均出现腹痛、胸痛，少数有恶心、呕吐，或吐血们液。10 例均采用非叶花生油吞食，食后异物于12 小时内便出者6 例，24 小时便出2 例，1 例吞食2 次，在第2次食后8 小时内便出，另1 例何时排出不详。总疗效达100％。

2. 家畜外伤

韭叶散是民间秘方，用以主治各种外伤。杨国亮将该方应用于兽医临床，治疗各种家畜新鲜创、断角、化脓创及外伤出血等患畜138 例，均获良好效果。方剂组成及功能：陈石灰100 克，鲜韭菜100 克。捣烂如泥，放阴凉处半月，风干。加冰片5 克，百草霜10 克。研极细，过100—120目筛，装瓶。高压灭菌备用。本品具有消炎解毒，收敛止血防腐生肌的功能。治疗耕牛断角：局部用0.1％高锰酸钾溶液彻底清洗，然后将韭叶散

用桐油调成泥状填满断角内，外缠绷带固定，避免油膏脱落，待其自然凝固，3分钟内流血停止，15日后固定良好，未见其他反应。治疗新鲜创：首先用生理盐水冲洗创面，外敷韭叶散。轻症1—3次，重者4—5次，每隔3日换药1次。全部治愈。

十五、《五十二病方》第一百二十六治方

溺□沧者方：取 □□□□□□ 其 □□□□。先取雖（鹊）巢下蒿。

【创新性应用】

1. 青蒿配伍

（1）用于解热：丘健明用青蒿、生地黄等组方治疗肺结核午后发热60例。结果显效50例，有效6例，无效4例，总有效率93.3％。

（2）用于术后感染：廖华用青蒿、甘草、黄连组方治疗腹腔感染术后40例，全部治愈，总有效率100％。

（3）用于类风湿：杨建平用青蒿、追地风等组方治疗类风湿关节炎65例，显效25例，有效34例，无效6例，总有效率90.8％。

（4）用于肾炎：卢岚用虫草和青蒿素治疗狼疮性肾炎31例，有效4例，显效26例，无效1例，总有效率97％。

（5）用于皮肤病：冯文字等用青蒿油外搽治疗神经性皮炎30例，有效28例，无效2例，总有效率93％。

（6）用于红斑狼疮：贾惠临等用地肤子、青蒿等组方治疗盘状红斑狼疮24例，并用口服氯喹对照治疗21例，总有效率为87.5％和71.4％，两组比较治疗组优于对照组。

（7）用于疟疾：从20世纪70年代初，全国10个省市、自治区用青蒿制剂和青蒿素制剂治疗恶性疟、间日疟，经6 000余例临床验证，青蒿素是一种高效、速效、低毒的抗疟药。优于氯喹和现有其他抗疟药物，特别是在救治脑型疟和抗氯喹恶性疟方面达到了国际新水平。

2. 青蒿鳖甲汤

青蒿鳖甲汤出自清代吴鞠通的《温病条辨》，由青蒿、鳖甲、知母、牡丹皮、生地黄 5 味药组成，具有养阴透热之功效，常用于阴虚内热证的治疗。青蒿鳖甲汤在临床上应用广泛，包括内、外、妇、儿各科，最常见其用于治疗癌症发热、各种炎症、手术后发热、风湿免疫病、血液病、更年期综合征。如周军等运用青蒿鳖甲汤加减治疗癌性发热 54 例，其中显效 30 例、有效 16 例、无效 8 例，有效率为 85％，可以认为青蒿鳖甲汤加减治疗癌性发热疗效较佳。毛峥嵘曾运用青蒿鳖甲汤治疗病毒性心肌炎后遗症取得良好效果。陆定波采用青蒿鳖甲汤治疗肝炎肝硬化 34 例，取得满意疗效。黄薇运用青蒿鳖甲汤治疗慢性重型肝炎持续发热取得满意效果。

十六、《五十二病方》第一百三十三方治方

破卵音（杯）酨中，歓（饮）之。

【创新性应用】

1. 神经性皮炎

神经性皮炎是一种以皮肤苔藓样变及剧烈瘙痒为特征的常见慢性皮肤病。鞠敏霞等临床应用醋蛋液治疗，疗效满意，现介绍如下。治疗：将数枚鸡蛋浸于醋罐内密封，半个月后取出，将鸡蛋打破，把蛋清蛋黄搅匀储于瓶内备用。每日多次涂擦于患部，稍干后再涂。功效：醋蛋液有清热、解毒、散瘀的功效。护理：神经性皮炎与神经精神因素有明显关系，因此在护理中要做好病人的心理护理，疏导病人的情绪，戒急戒躁。同时注意病人的皮肤护理，穿着松软透气的棉质衣服，避免化纤成分。

2. 除老年斑

取 180 毫升老陈醋装入大口瓶中，然后将 1 个洗净的生鸡蛋放入浸泡。2 日以后，蛋壳被软化，用针在鸡蛋顶端扎一个孔，把蛋清流出来装在小瓶放在冰箱里，每日取一点蛋清涂在斑处，5—10 分钟后洗掉。坚持用一段时间，斑点就会变淡。

3. 治疗扁平疣

陈立珍用白醋泡鸡蛋治疗扁平疣效果明显。方法如下：质量上乘的白醋 200 毫升，盛于玻璃杯内，放入生鸡蛋 1 枚，泡 2—3 周，待生鸡蛋外壳软化，鸡蛋膨胀后取出，挑破软化膜后，取出蛋黄，将蛋清盛于清洁容

器内，用无菌棉棒蘸蛋清外涂扁平疣体，每日 2 次。

4. 哮喘病

李振良运用药醋治疗哮喘病。方法如下：米醋煮鸡蛋，取鸡蛋若干，米醋适量。用米醋煮鸡蛋，蛋熟后去壳再煮 5 分钟，每服 1 个，日服 2 次。具有益肺养阴功效，适用于季节性哮喘。

5. 治腹泻

何笔生用醋煮鸡蛋止腹泻。治疗方法：用米醋煮鸡蛋，蛋熟服食。每日 1 次，每次 2 枚，2—3 次即愈。

6. 防治高血压

陈平用醋蛋治疗高血压。方法如下：取一小碗，装新鲜上鸡蛋 2 枚，用老陈醋泡至 12 小时，醋以刚好淹没鸡蛋为宜。蛋壳变软后，早晨空腹连醋、蛋壳、蛋黄、蛋清一起食之。每日 1 次，7 日为 1 个疗程，连用 2—3 个疗程即可。

7. 治疗手足皲裂症

方治国用醋精浸泡鸡蛋治疗手（足）皲裂症疗效佳。

制备及用法：将完整生鸡蛋 2—3 个放在一瓶子内用市售醋精 500 克浸泡，盖好，存放 6—7 日，此时蛋壳全部被腐蚀掉，蛋清及卵黄已凝固，取出后放一瓶内装好使用。每次洗手后擦用，每日 2—3 次，初擦时皮肤裂口处有灼痛感，2—3 日后消失。

十七、《五十二病方》第一百八十七治方

煮麦孰（熟），以汁泡（洗）之，□□□膏卬□。

【创新性应用】

1. 养心敛汗

小麦其味甘，性微寒，无毒，入心、脾、肾经。有养心益脾、除烦止渴之功。禹建春等以养心安神、疏理肝气为法，组成甘麦逍遥汤治疗强迫性神经症 58 例，有效率 90％以上。小麦能补益气血，调养心神。汗为心之液，心气虚则肢冷自汗；阴血虚则心悸少眠，睡中盗汗。自汗者以浮小麦配玉屏风散，甚者加龙骨、牡蛎，以益心气而敛汗。盗汗者以浮小麦配

生地黄、五味子、龙骨。牡蛎养阴敛汗。湿热盗汗，也可以浮小麦与茵陈、龙胆相伍以清利湿热以止汗。

2. 健脾消食

麦芽含淀粉酶、转化糖酶、维生素 C、蛋白分解酶、蛋白质、脂肪酶、脂肪、可溶性淀粉、卵磷脂、糊精、麦芽糖、葡萄糖等，故能帮助食物消化，尤能帮助淀粉类食物消化。对米、薯、芋等物停滞，及小儿乳汁不化之症，用麦芽治疗疗效显著。

3. 降糖降酯

在小麦制粉工艺中提取的胚芽，具有低糖、高蛋白质、高纤维素，不饱和脂肪酸，多种维生素及微量元素，特别还含有合成胰岛素必需的丝氨酸、缬氨酸、亮氨酸及锌元素等。有报道，以小麦胚芽辅治 2 型糖尿病 53 例，显效率 39.6%，有效率 98.1%。由于小麦富含膳食纤维，对肠道内容物的水合作用、脂质的乳化作用、消化酶的消化作用，调节过剩营养素的消化吸收，特别是葡萄糖的吸收，可抑制血糖的升高，同时还可促进胰岛素的分泌，有益于治疗糖尿病。王建中用麦芽、猪胰治疗糖尿病 12 例，获得治愈。用法为麦芽 30 克，生猪胰 150 克，加水 1 000—1 200 毫升，煎成 600—800 毫升，当茶温服，每次 200 毫升，渴时即饮。本法以麦芽助消化，猪胰补胰滋阴，两药合用，有补胰敛阴液、消阳热之功。补中有滋，消中寓敛，故而疗效显著。

4. 回乳解毒

明代医家兰茂在《滇南本草》中说麦芽能："妇人奶乳不收，乳汁不止。"麦芽回乳，尽人皆知。有医家以麦芽治疗高泌乳素血症近 40 例，均有较好疗效。据观察，剂量越大，效果越佳。方法为炒麦芽 30—120 克，水煎服，早、晚空腹各服 1 次。

甘草小麦大枣汤：甘草小麦大枣汤出自张仲景《金匮要略》，由甘草、小麦、大枣组成，三药合用，组方巧妙，甘润平补，养心调肝，共奏养心安神、和中缓急之功。方中小麦和肝阴之客热而养心液，具有消烦利溲止汗之功，故以为君；甘草泻心火而和胃，故以为臣；大枣调胃，而利其上壅之燥，故以为佐。目前临床可用于房性心律失常、失眠、梅核气、中风后遗症等的治疗。附阎芹典型验案一则：病人，女，58 岁。2 年前因家中琐事致情绪抑郁，表情淡漠，心神恍惚。刻下心悸，头晕头昏，夜寐欠佳，倦怠无力，懒言少食，舌淡嫩，脉细。治宜益气养血，养心安神。24小时动态心电图提示房性早搏123个，短阵房性心动过速，由7次房性早搏组成。选方甘草小麦大枣汤加减。处方：小麦30克，大枣15克，炙甘草15克，生黄芪30克，党参20克，当归10克，柴胡2克，炙升麻2克，炒酸枣仁30克。诉服上方7剂后，心悸、头昏、乏力基本消失，身体觉舒，脉舌同前。中药原方继服7剂巩固疗效。又如治疗失眠典型病案：病人，女，42岁。3个月前因精神刺激后寐差，夜寐3—4小时，易醒，醒后不宜入眠，喜太息，伴胸胁胀痛，脘腹痞胀，纳差大便干结，舌苔薄白，脉弦。治宜疏肝理气、和胃安神。选方：甘草小麦大枣汤合柴胡疏肝散。处方：陈皮、柴胡各6克，川芎、香附、枳壳、芍药各12克，小麦30克，合欢皮10克，炒酸枣仁12克，煅龙骨20克，大枣15克，炙甘草3克。服药7剂后自觉心情好转，夜寐4小时，胸胁胀痛消失。原方加首乌藤30克，继服14剂。服药后诸症消失。

十八、《五十二病方》第二百三十治方

取陈葵茎，燔冶之，以虞（豦）职（膱）膏敠（敠）弁，以傅痈。

【创新性应用】

1. 治疗慢性肾病

李寿山用清化益肾汤治疗慢性肾炎，清化益肾汤由生黄芪30—50克，白术10—15克，冬葵子30—50克，土茯苓30—50克，益母草10—15克，当归10—15克，丹参15—30克，浙贝母10—15克，益智15—20克，白茅根30—50克组成，其中冬葵子、土茯苓、浙贝母、白茅根清热利湿解毒，为祛邪之主药。慢性肾盂肾炎用通淋汤治疗效果明显，通淋汤由凤眼草10—15克，败酱草30—50克，金钱草10—30克，白茅根30—50克，萹蓄15—25克，冬葵子15—30克，生地黄20—30组成，方中萹蓄、冬葵子为清利通淋，该方为治疗慢性肾盂肾炎急性发作时的基础良方。益肾汤由黄芪30克，黄精15克，山茱萸15克，山药30克，菟丝子15克，金樱子15克，茯苓15克，泽泻15克，猪苓15克，冬葵子15克，丹参15

克，桃仁 15 克，炮穿山甲 10 克组成，方中茯苓、泽泻、猪苓、冬葵子合用，利水不伤阴，络通则水有出路。该方对糖尿病、肾病、水肿顽固难退者效果显著。

2. 治疗泌尿系结石

王瑞芬用三金排石汤（金钱草、鸡内金、莪术、三棱、海金砂、甘草、黄芪、冬葵子、王不留行、延胡索、牛膝、续断、滑石、车前子、泽泻），并配合运动和饮水疗法治疗泌尿系结石，疗效显著。范翠玉等采用温肾排石汤（金钱草、淫羊藿、肉苁蓉、巴戟天、海金沙、石见穿、冬葵子、鸡内金、石韦、车前子、穿山甲）温补肾阳，清热利湿，通淋排石治疗泌尿系结石。吴裕忠用排石汤加味（金钱草、海金沙、补骨脂、鸡内金、石韦、冬葵子等）治疗泌尿系结石。王贯中等采用排石汤（桂枝、木通、冬葵子、丹参、莪术、琥珀、鸡内金等）治疗泌尿系结石 100 例。结果：总有效率 89％。张渝平等用肾石汤（金钱草、车前草、六一散、海金砂、石苇、冬葵子、桃仁、地龙等）治疗泌尿系结石 30 例，全部有效。

3. 治疗尿路感染

徐大龙等用加味石苇散为主（萹蓄、石韦、牛膝、蒲公英、冬葵子等）治疗尿路感染，效果明显。

4. 野冬葵治疗腰腿痛

刘桂花等使用野冬葵治疗腰腿痛 1221 例。治疗方法：①补骨脂 50 克，威灵仙 40 克，加散粮食酒 500 毫升浸泡 1 周备用；②杜仲 30 克，牛膝、黄芪各 50 克，赤芍 20 克；寒痛加制附子 30 克；外伤、瘀血痛加桃仁 20 克；其他可随症加减。上药煎成浓汁，再把野冬葵子 500 克加入浓缩汁，用文火缩汁。煎熬汁净为止，使浓缩汁完全渗透于野冬葵子中。然后把野冬葵子焙干研成细末 10—18 克一包，备用。服法：每次 1 包，每日 2 次，以上药酒 10 毫升左右送下。7 日为 1 个疗程。用于各种非器质性病变的腰腿痛、身痛、不明原因的肌肉酸痛等，风湿性关节炎、类风湿关节炎也有治疗效果。服用时一定忌茶。1 个疗程即有明显效果，一般 2—3 个疗程痊愈。

十九、《五十二病方》第二百六十三治方

冶陈葵，以□□☑。

【创新性应用】

1. 泌尿系结石

尿路结石属于中医学"石淋"范畴。其病因乃《诸病源候论》云："肾虚而膀胱热故也。"由无形之邪，炼液成石，终成有形之邪。因"其内有湿热留滞，固不可移"，当急去之。虽有阴伤络损或阳虚，须滋阴止血或强肾温阳，但利水通淋之剂不能减。岳美中治疗该病每用金钱草为主药，剂量轻者30克，重可达者210克，其余常用海金砂15—45克，六一散18—24克，冬葵子9—15克以利水通淋。

2. 外吹乳痈

外吹乳痈乃产后哺乳期妇女的常见病，可分乳汁壅积期、酿脓期、成脓期。如在乳汁壅积期给予及时治疗，就可肿消乳通。如治疗不及时，郁而化热，则酿成脓液。洪鼎侨等用通乳方治疗外吹乳痈疗效显著，通乳方由鹿角片9克，王不留行、路路通、冬葵子各12克，通草、炮穿山甲各10克，生甘草5克组成。加减：乳汁壅积、郁久化热者，上方去鹿角片，加蒲公英20克，连翘12克，忍冬藤30克，并可酌加漏芦。用法：上药日1剂，水煎分服，用药3—10剂，纳入276例病人进行观察，经治疗后病人乳房红肿结块均能消除，且排乳通畅，无一例转外科手术治疗。

3. 缺乳症

广东省湛江市第二人民医院陈宙等用冬葵滋乳汤治疗缺乳症，共纳入96例缺乳症病人观察，按照治疗方法不同划分为两组，对照组40例病人采用传统按摩方法，观察组56例病人采用按摩结合冬葵滋乳汤治疗，冬葵滋乳汤由丝瓜络1枚为引，路路通（捣碎）3枚，炒穿山甲（捣碎）6克，炒王不留12克，玄参12克，知母12克，当归15克，生黄芪30克，炒冬葵子（研碎）30克组成。连续治疗6日。结果显示观察组病人的治疗有效率（89.3％）高于对照组（72.5％），表明在按摩乳房基础上结合采用冬葵滋乳汤治疗，可刺激乳汁分泌，疗效显著。

二十、《疗射工毒方》

小儿阴囊忽虚热腫痛，——一曰：取丘（蚯）引（蚓）

之矢，〔一〕烝（蒸），以尉（熨）之。

【创新性应用】

1. 癫痫

高良等对 38 例复杂部分性发作癫痫病人服用细胞破壁蚕龙胶囊（白僵蚕、地龙、当归等），每粒 0.5 克，每次 3 粒，每日 3 次，4 周为 1 疗程，3 个疗程后总有效率 86.84%，脑电图改善总有效率 84.21%，显著优于对照组；细胞破壁蚕龙胶囊对 42 例全身强直-阵挛性癫痫病人采用上述同样剂量、同样疗程的治疗方法，总有效率 85.7%，脑电图总有效率 40.5%，也显著优于对照组。

2. 慢性支气管炎、支气管哮喘

程世和等给 38 例慢性喘息性支气管炎急性发作期病人服用自拟含地龙方药（地龙、细辛、杏仁等），随症加减，连续 1 周，总有效率 92.1%；给 50 例支气管哮喘急性发作期病人服用地龙细辛止喘颗粒配合吸入舒利迭治疗，2 周后总有效率 90%，显著优于对照组。余国英等给予 30 例老年支气管哮喘病人服用自拟地龙汤（地龙、麻黄、丹参等）1 个月，期间给予常规支持和抗感染治疗，总有效率 93.33%。

3. 高血压

范子扬等对 31 例原发性高血压病人采取单纯服用地龙胶囊（0.25 克/粒，10 粒/日，分 2 次早晚服用）治疗，疗程 30 日，治疗后收缩压下降总有效率 74.2%，舒张压下降总有效率 67.7%。

4. 血栓性疾病、微循环障碍

赖光强等对 30 例急性脑梗死病人在基础治疗外加用地龙胶囊（单味地龙黄酒炮制）口服，每次 4 克，每日 3 次，疗程 3 个月。治疗 2 周后，与对照组比较，病人血浆纤维蛋白原含量开始显著下降，到第 8 周后维持在一定水平；同时明显降低病人颈动脉内膜-中膜厚度并减少斑块形成。杨言府等在 45 例急性脑梗死病人西医常规治疗基础上给予疏血通注射液（水蛭、地龙）6 毫升/日，稀释静脉滴注，疗程 14 日，总有效率 88.9%，血液流变学指标也显著改善；赵新春等对 55 例椎-基底动脉供血不足性眩晕病人给予疏血通注射液（4 毫升/日，稀释后静脉滴注）联合西比灵治疗，连续 2 周，总有效率 92.73%，颅内两侧椎动脉及基底动脉平均血流速度显著提高，优于对照组；倪卫东等对 36 例冠心病心绞痛病人在常规治疗基础上加疏血通注射液 8 毫升/日，稀释静滴，共 2 周，总有效率 84.3％，显著优于对照组。王春梅等将 112 例不稳定型心绞痛病人随机分为基础用药组和基础用药加用疏血通注射液组（6 毫升/次，稀释静滴），10 日后，2 组病人血浆一氧化氮量、一氧化氮合成酶活性均显著提高，血浆内皮素含量明显下降，且对内皮素的影响，疏血通组显著优于基础用药组；血液流变学指标 2 组均明显改善，疏血通组也显著优于基础治疗组。田芳等将 38 例糖尿病病人在常规治疗基础上静注前列腺素和疏血通注射液 6 毫升/日，连续 15 日，病人下肢动脉阻抗血流图波幅、每搏流入容积、每分流入容积等指标均显著改善，总有效率 87％。刘兰香等对 33 例视网膜中央静脉阻塞病人给予疏血通注射液（6 毫升/日，稀释后静脉滴注）联合卵磷脂络合碘治疗，连续 2 周，视网膜出血状况得以改善，总有效率 85.71％。

5. 脂肪肝、肝硬化

郭朋给 60 例脂肪肝病人服用复方地龙胶囊（鲜地龙、黄芪、川芎等），每次 2 粒，每日 3 次，连续 90 日，总有效率 91.7％。王志华对 34 例慢性乙型肝炎后肝硬化 Child-PughC 级且血浆白蛋白<28 克/升病人在基础治疗症状缓解出院时改服鳖甲地龙河车散（鳖甲、地龙、紫河车），每次 5 克，每日 2 次，连续 1 年。治疗半年后病人血浆白蛋白水平显著升高，甲胎蛋白水平明显降低，且治疗组在治疗 3 个月后至 1 年内需住院治疗的比率也明显降低，以上指标均优于对照组；44 例 Child-PughB 级肝硬化腹水病人给予鳖甲地龙河车散治疗，3 个月后血浆白蛋白水平、正常率和凝血酶原活动度>70％的比例显著增加，Pugh 分级由 B 级恢复至 A 级成功率明显上升，治疗 5 年内需再住院次数、癌变率及病死率显著下降，5 年内无腹水且肝功能正常率显著提高，以上指标均优于对照组。

6. 肾炎

向少伟等对 38 例慢性肾小球肾炎病人在常规治疗基础上给予疏血通注射液（4—6 毫升/日，稀释后静滴）联合黄芪注射液治疗，2 周为 1 个疗程，共 2 个疗程，疗程间歇 3—5 日。总有效率 86.84％，病人血肌酐、尿素氮、内生肌酐清除率、尿 β2 微球蛋白、24 小时尿蛋白定量和 1 小时尿红细胞计数等肾功能指标均显著改善，且优于对照组。艾民等对 60 例慢性肾衰竭病人在常规治疗基础上给予疏血通注射液（6 毫升/日，稀释后静脉滴注）联合大黄粉治疗，3 周为 1 个疗程，维持治疗 2 个月。病人症状显著改善，多项肾功能指标得以恢复。

图书在版编目（ＣＩＰ）数据

马王堆方剂 / 肖碧跃，何宜荣主编. -- 长沙 ：湖南科学技术出版社，2024. 11. --（让马王堆医学文化活起来丛书 / 何清湖总主编）. -- ISBN 978-7-5710-3027-8

Ⅰ. R289

中国国家版本馆 CIP 数据核字第 2024XB7401 号

马王堆方剂

总 主 编：何清湖

副总主编：陈小平

主 　编：肖碧跃 　何宜荣

出 版 人：潘晓山

责任编辑：李 　忠 　杨 　颖

出版发行：湖南科学技术出版社

社 　　址：长沙市芙蓉中路一段 416 号泊富国际金融中心

网 　　址：http://www.hnstp.com

湖南科学技术出版社天猫旗舰店网址：

　　　　　http://hnkjcbs.tmall.com

邮购联系：0731-84375808

印 　　刷：长沙艺铖印刷包装有限公司

　　　　　（印装质量问题请直接与本厂联系）

厂 　　址：长沙市宁乡高新区金洲南路 350 号亮之星工业园

邮 　　编：410604

版 　　次：2024 年 11 月第 1 版

印 　　次：2024 年 11 月第 1 次印刷

开 　　本：710mm×1000mm　1/16

印 　　张：16.25

字 　　数：245 千字

书 　　号：ISBN 978-7-5710-3027-8

定 　　价：68.00 元